Jane
**McLelland**

# Cómo **matar de hambre**
# al **cáncer**

Una historia real de valor y supervivencia

Traducción de Jorge Rus Sánchez

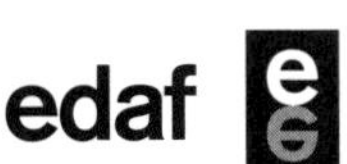

www.edaf.net

MADRID - MÉXICO - BUENOS AIRES - SANTIAGO
2025

Título original: *How to Starve Cancer... without starving yourself,* por Jane McLelland
© 2018: Jane McLelland

© 2021. De esta edición Editorial EDAF, S.L.U., por acuerdo con Agenor Publishing WIF 7TG, representados por International Editor's Co. Literary Agency, Barcelona
© 2020. De la traducción, Jorge Rus Sánchez
Diseño de la cubierta: Marta Elza
Maquetación y diseño de interior: Diseño y Control Gráfico, S.L.

Todos los derechos reservados.

Editorial Edaf, S.L.U.
Jorge Juan, 68,
28009 Madrid, España
Teléf.: (34) 91 435 82 60
www.edaf.net
edaf@edaf.net

Ediciones Algaba, S.A. de C.V.
Calle 21, Poniente 3323 - Entre la 33 sur y la 35 sur
Colonia Belisario Domínguez
Puebla 72180, México
Telf.: 52 22 22 11 13 87
jaime.breton@edaf.com.mx

Ediciones y Distribuciones Edaf, SRL
Calle Chile, 2222, PB
1227 Buenos Aires (Argentina)
fernando@edafarg.net

Edaf Chile, S.A.
Coyancura, 2270, oficina 914, Providencia
Santiago - Chile
comercialedafchile@edafchile.cl



*5.ª edición, julio 2025*

ISBN: 978-84-414-4081-4
Depósito legal: M-5163-2021

PRINTED IN SPAIN            IMPRESO EN ESPAÑA

COFÁS

Papel 100% procedente de bosques gestionados de acuerdo a criterios de sostenibilidad

Para mi sufrido esposo, Andrew.
Y para Jamie y Sam,
los hermosos rayos de luz de mi vida.

## Importante advertencia y descargo de responsabilidad

Este libro NO es ni pretende dar consejo médico. Las historias de este libro reflejan las experiencias del autor y el recuerdo de una serie de acontecimientos. Este libro lo que busca es ampliar el debate actual sobre el tratamiento del cáncer.

La autora y la editorial no se hacen responsables de ninguna lesión o daño personal que pueda surgir a raíz de una inadecuada puesta en práctica de cualquiera de los tratamientos descritos en este libro, o por no buscar el debido asesoramiento médico. La autora es fisioterapeuta y nutricionista, no médico. Lo que puede funcionar para una persona es posible que no funcione para otra. El tratamiento eficaz para un tipo de cáncer es posible que no funcione para otro.

*La Administración de Alimentos y Fármacos (FDA) de los Estados Unidos, El Instituto Nacional para la Salud y la Excelencia Clínica (NICE) del Reino Unido, y la Agencia Reguladora de Medicamentos para la Salud (MHRA) del Reino Unido no aprueban el uso de ninguno de estos medicamentos «off-label» para el tratamiento del cáncer.*

Los medicamentos que son empleados para una dolencia o propósito distinto para el cual han recibido autorización se conocen con el nombre de medicamentos «off-label».

Solo usted y su médico podéis decidir si estos medicamentos son adecuados para en su caso. Los estudios con este tipo de medicamentos para el tratamiento del cáncer están todavía en una fase muy temprana. El uso de cualquiera de estos medicamentos debe considerarse experimental y el consumo de aquellos que se mencionan en este libro o de cualquier otro debe ser abordado con extremo cuidado y responsabilidad, así como con el pleno conocimiento y aprobación de un profesional médico. Las recomendaciones que aquí se ofrecen han sido cuidadosamente estudiadas por la autora y la editorial, así como cuidadosamente revisadas y reproducidas para su mejor entendimiento. La información contenida en este libro no pretende en modo alguno sustituir los consejos y la atención proporcionados por cualquier profesional médico.

Estos medicamentos y otras modalidades de tratamiento no han sido probados de manera concluyente en grandes ensayos clínicos aleatorios, teniendo en cuenta como referencia el tiempo necesario antes de que una terapia sea adoptada como tratamiento convencional. Por este motivo, su médico no va proponerle ninguno de estos tratamientos y es posible que tenga que su seguro se vea afectado.

# ÍNDICE

# AGRADECIMIENTOS

Yo no estaría aquí hoy si no fuera por los «generales» de esta revolución, los muchos «Otto Warburg» que siguen defendiendo las teorías metabólicas, epigenéticas e infecciosas del cáncer. Todos ellos han sido hostigados, ridiculizados y perseguidos por sus creencias por ir en contra del dogma que sostiene que el cáncer es únicamente el resultado de una serie de mutaciones genéticas aleatorias; que la enfermedad es una mera cuestión de «mala suerte» y que poco puede hacerse para evitarlo.

Escribir este libro no ha resultado tarea fácil. Lo había intentado varias veces en el pasado y nunca había llegado más allá de unas pocas páginas antes de que el dolor emocional me obligara a abandonar. Además, escribir sobre los tratamientos médicos sin contar mi propia historia tiene poco sentido. Por eso me he visto obligada a dejar a un lado mis sentimientos personales para poder contar la historia de cómo di con mi cóctel metabólico, un descubrimiento que podría ayudar a muchísimas personas a matar de hambre a su cáncer, a pararlo en seco. Cuantos más ensayos clínicos se hagan sobre mis hallazgos, más probable es que acaben revelándose como la cura para esta enfermedad. A veces la respuesta está escondida a la vista de todos, y para poder dar con ella lo único que hace falta es abrir los ojos y observar la situación desde una perspectiva diferente.

Este no sería un libro completo sin la ayuda de mis seguidores; mi «equipo» de mi grupo de Facebook que no han dejado de enviarme mensajes de aliento. Ya sabéis a quiénes me refiero, gracias a todos por estar a mi lado, por creer en mí y por ayudarme a sacar esto a la luz. Gracias en especial a varios miembros de mi equipo de Facebook: a Jill Bishop, Jennifer Steil, Jenny de Montfort, Matt Shoard y Gaynor Sheahan, quienes me han ofrecido valiosos comentarios sobre el manuscrito. Vuestro entusiasmo me hizo seguir adelante todas aquellas veces en los que la tarea parecía demasiado grande y me sentía abrumada por la investigación.

Por otro lado, mi grupo de Facebook no existiría de no ser por la Care Oncology Clinic y la repentina avalancha de información sobre antiguos medicamentos descartados y olvidados, pero potencialmente eficaces cuando se combinan en el cóctel adecuado.

Un enorme agradecimiento a mis mentores Gregory Stoloff y al doctor Robin Bannister, fundadores de la Care Oncology Clinic y a todos los médicos que trabajan con ellos, no solo por su fe en mí, sino por su trabajo incansable, a pesar de la hostilidad por parte de muchos de sus colegas oncólogos. Gracias también al doctor Pan Pantziarka y a todos los que trabajan en el proyecto «ReDo» para la reutilización de antiguos medicamentos en el tratamiento del cáncer, el cual busca situar estos medicamentos baratos y olvidados de nuevo en la primera línea en la lucha contra el cáncer. No quiero olvidarme de los muchos científicos e investigadores anónimos que aportan las pruebas para los tratamientos. Esa es nuestra munición y nuestro armamento. Estamos en deuda con vuestro trabajo, os debo la vida.

Muchísimas gracias al ya fallecido Wayne Martin y a la doctora Betty Rhodes, mis héroes personales; ambos me hicieron consciente del potencial del dipiridamol, un antiguo medicamento. Un enorme agradecimiento a mi gurú, el doctor Etienne Callebout, quien me recetó este medicamento, así como muchos otros suplementos. Eres un verdadero adalid de los pacientes.

Gracias a mi oncóloga, la profesora «T», que me recetó el cóctel de etodolaco y lovastatina, y al doctor Julian Kenyon, quien me recetó metformina y me administró vitamina C intravenosa e infusiones de ozono. Al difunto doctor Patrick Kingsley por la irradiación de sangre con luz ultravioleta y las infusiones de vitamina C intravenosa, así como por infundirme una fe inconmensurable en mí misma. Quiero darle las gracias también a la doctora Wendy Denning, quien sigue sin perderme de vista y suministrándome hormonas naturales, además de vitamina C por vía intravenosa cuando lo necesito.

A mi amigo Travis Christofferson, autor del excelente libro *Cáncer: la sorprendente verdad*, junto al que espero poder cambiar los viejos dogmas enraizados con palabras y hechos.

A Robin Daly y todo los que trabajan en *Yes To Life*, una fabulosa organización benéfica y fuente de información que recauda fondos para ayudar a que cada vez más personas puedan realizar el programa de la Care Oncology Clinic, así como otros programas integrativos contra el cáncer. Gracias también a Chris Woollams por su web de información sobre el cáncer.

A todos los que trabajan en la fundación *Life Extension Foundation*, y para la revista *Townsend Letter Magazine* para médicos y pacientes.

A todos los médicos de medicina integrativa y funcional que están ayudando a cambiar el actual enfoque médico, ya obsoleto. Vosotros dais esperanza y ayudáis a muchas personas cuando tratáis el origen de la enfermedad, en lugar de simplemente tratar los síntomas. Pioneros. Os rindo homenaje a todos.

Muchas gracias a Daniella Blechner, de la editorial *Conscious Dreams Publishing*, por su paciencia y ayuda, y encargarse de que este libro finalmente se convierta en una realidad. Gracias también a Oksana Kosovan, mi maquetista.

Un agradecimiento especial a las siguientes personas maravillosas, por apoyarme generosamente: Sarah Day, Sarah Youngman, Lisa Kuhwald, Vincent de Jong, Arthur Wolf, Arthur Bruno, Jo Rhind, Karishma Patel, Anne Sofie Bolden Salicath, Gary Quinn, Jessica Bourne, Samara Durhgham Ali-Ahmed, Cheryse Skiles, Karen Fisher, Patricia Pesquera Menéndez, Alwena Edwards, Delphine y James Gilbey, Heather Holman y a todos mis fabulosos amigos navegantes. Todos vosotros me habéis animado y ayudado a que este libro salga a la luz. Gracias a todos.

El mío ha sido un viaje profundamente personal y, en ocasiones, íntimo, pero para lograr un verdadero impacto y un cambio real, me di cuenta de que tendría que contar mi historia en su totalidad; los altibajos, la alegría, la agonía. Sin embargo, no estaba satisfecha solo con escribir mis memorias. Después de años de investigación, no era suficiente, me di cuenta de que había elaborado una estrategia para matar de hambre al cáncer. Así que al final de mis memorias he revelado mi fórmula para matar el cáncer, y eso a pesar de no ser médico. ¡Qué descaro! De modo que, con una gran dosis de coraje y tras respirar hondo, aquí está.

# PREFACIO

## por el doctor George W. Yu

*Profesor clínico de cirugía urológica y cáncer pélvico en el George Washington University Medical Center*

*socio de Aegis Medical and Research Associates, y presidente de la fundación George W. Yu Foundation for Nutrition & Health*

Leí el libro de Jane en un solo día y tomé diez páginas de apuntes. Aporta muchísima información y, aun así, se lee como una novela. Está muy bien organizado y contiene excelentes referencias para presentar el tema de «matar de hambre a las células cancerosas» como parte de un cambio de paradigma que se aleja de los protocolos tradicionales para tratar el cáncer.

*Cómo matar de hambre al cáncer* es una lectura obligatoria para todas aquellas personas valientes que padecen cáncer progresivo y quieren recibir algo mejor que un simple ultimátum; pacientes que tratan de navegar por aguas desconocidas con algo más que esperanza. Este libro les inspirará a tomar el control de su destino. También es de lectura obligada para que los médicos puedan entender a sus pacientes, quienes se afanan por encontrar respuestas, ayuda, consideración y empatía de nosotros, sus médicos, tal y como hizo Jane con sus doctores.

El libro de Jane se centra en «medicamentos reconvertidos» (medicamentos para otras enfermedades) que han arrojado unos resultados impresionantes tanto clínicos como en la investigación del cáncer.

En 1971, el padre de la oncología estadounidense, Sidney Farber, explicó en el Congreso de los Estados Unidos: «Para lograr grandes avances en la cura del cáncer no es necesario que hallemos la solución completa a todos los problemas de la investigación básica. La historia de la medicina está repleta de ejemplos de curas obtenidas años, décadas e incluso siglos antes de que se entendiera el mecanismo de acción de estas curas». ¡De esto es de lo que tratan los medicamentos reutilizados y los medicamentos *off-label*!

El metabolismo de una célula cancerosa está constantemente adaptándose y puede cubrir sus necesidades primero mediante la fermentación de azúcares, luego pasar a usar glutamina y, finalmente, incluso utilizar cetonas para crecer y sobrevivir. El éxito depende de un tratamiento multimodal con un «cóctel» utilizado de forma «secuencial y pulsada» al igual que nuestros tratamientos para el VIH y el sida. Como cirujano oncólogo y cirujano de cáncer urológico desde hace treinta y cinco años, he incorporado muchos de estos medicamentos junto con la restricción calórica intermitente y la quimioterapia «mejorada metabólicamente» con un éxito gradual y cada vez mayor.

Jane es una mujer valiente que sufrió dos cánceres agresivos con diseminación metastásica. Ella usó su gran pasión por la investigación para descubrir tratamientos médicos por su cuenta, paso a paso, error tras error, hasta finalmente vencerlo y sobrevivir. Todos los que desarrollemos un cáncer pasaremos por mucho de lo que ella experimentó; su éxito debería animarnos a hallar sabiduría cuando los caminos tradicionales auguran resultados fatales.

### Doctor George W. Yu

*«No basta con ser recordado por los logros, el conocimiento o la riqueza. Uno no marca la diferencia a menos que haga que la vida de las personas sea diferente».*

Conversación con Joseph Schumpeter y Adolph Drucker
en *El mundo según Peter Drucker*, 1998

*«Más aún, la marca del verdadero logro y la verdad es cambiar la vida de la gente común que nunca sabrá quién eres».*

George W. Yu, doctor en Medicina

# INTRODUCCIÓN

Se suponía que yo iba a morir. Eso es lo que esperaban mis médicos cuando en 1999 me dieron la noticia de que mi cáncer de cuello de útero se había extendido a mis pulmones. Estaba en fase 4; no hay fase 5. Las estadísticas me daban aproximadamente doce semanas de vida.

Pocas cosas hay tan motivadoras como el espectro de una muerte segura e inminente. Yo no estaba preparada de ninguna manera para abandonar este planeta. Era joven, tan solo treinta y cinco años, estaba enamorada, quería tener hijos desesperadamente, tenía ambiciones profesionales... No podía aceptar que no hubiera otro tratamiento que la quimioterapia y la radiación convencionales. Me negué a aceptar que no tenía futuro.

Decidida a encontrar una cura, me lancé a investigar. Estaba segura de que los médicos estaban pasando algo por alto. Como fisioterapeuta colegiada, tenía una formación científica que me permitía desenterrar y asimilar información rápidamente. Me di cuenta de que el cáncer se comporta como un parásito. Las células cancerosas de mi cuerpo me robaban nutrientes, sangre e inmunidad, y las usaban como armas en mi contra. Los parásitos prosperan y se reproducen sin cesar hasta que agotan su fuente de alimento o matan a su huésped. Cuando se trata de cáncer, suele ser lo último.

Pero, ¿qué podía hacer para matar al cáncer privándole de estos nutrientes sin morirme yo de hambre? Esta fue la pregunta que me propuse responder, usándome a mí misma como conejillo de indias. Que yo sepa, nadie había hecho esto antes. Nadie había ideado todavía un conjunto de terapias a base de medicamentos antiguos y seguros y compuestos naturales que atacasen el metabolismo anormal del cáncer, así como su genética, es decir, que atacasen las células desde todas las direcciones.

He descubierto que el cáncer tiene varias fuentes de alimentación: glucosa, glutamina, ácidos grasos y cetonas. También utiliza ácidos grasos saturados para viajar por el cuerpo. Sabía que tendría que privar a mis células cancerosas de todo esto si quería matarlas, especialmente en una fase avanzada de la enfermedad. Necesitaría un gran arsenal de armas, pero tendría que reducir al mínimo el daño que me hicieran a mí.

Comencé una dieta para matar de hambre al cáncer. Para ello eliminé el azúcar y otros alimentos que le encantan al cáncer. Cuando eso no fue suficiente, agregué suplementos poderosos. En última instancia, fue una combinación de medicamentos antiguos comunes que se usan con poca frecuencia, la dieta y los suplementos lo que hizo desaparecer a mis células cancerosas. Cuando usé todas estas armas *conjuntamente*, trabajaron sinérgicamente, y sus efectos contra el cáncer se intensificaron. ¡Zas! Mi cáncer entró en remisión.

Desde 2004 no ha vuelto a dar señales.

Por fin, el concepto de «matar de hambre al cáncer» se ha situado al frente de la nueva línea de investigación del cáncer, confirmando así mis teorías. Varios estudios han demostrado la eficacia de las dietas para combatir el cáncer. En 2015 me emocionó descubrir que una clínica en Londres había comenzado a estudiar una combinación de medicamentos casi idéntica al cóctel que había inventado yo. Además, sus resultados son impresionantes. Una clínica en Estambul también está utilizando una combinación de métodos para matar de hambre al cáncer, de nuevo con resultados sobresalientes. Las empresas farmacéuticas ahora se están volviendo locas para desarrollar medicamentos metabólicos para atacar el cáncer.

No obstante, las soluciones ya existen y cuestan tan solo unos céntimos al día. Los medicamentos que tomé se recetan ampliamente para otras dolencias. Entre estos están la metformina, frecuentemente recetada para la diabetes; las estatinas, a menudo utilizadas para tratar el colesterol alto; el dipiridamol, administrado a pacientes que han sufrido accidentes cerebrovasculares; y un fármaco antiinflamatorio (el etodolaco, un derivado de la aspirina). En 2007, durante tres meses, tomé un medicamento llamado cimetidina, que está disponible sin receta en muchos países para tratar las úlceras de estómago, pero yo lo tomé por sus efectos sobre el sistema inmunológico. Tomar mi cóctel de medicamentos durante unos meses fue suficiente para detener mi cáncer en sus intentos por apoderarse de mi cuerpo.

Todos estos medicamentos son baratos y no están sujetos a patente, razón por la cual la industria farmacéutica los ha ignorado en gran medida, a pesar de que los estudios respaldan su eficacia contra el cáncer. Con demasiada frecuencia, las empresas farmacéuticas están más interesadas en ganar dinero que en curar a las personas. ¿Os acordáis de la década de 1980, cuando un diagnóstico de VIH equivalía a una sentencia de muerte? Ahora, la mayoría de las infecciones por VIH se pueden controlar con un cóctel de medicamentos. Las personas VIH positivas pueden llevar una vida sana con una esperanza de vida casi normal. Este, creo yo, también podría ser el futuro del cáncer.

Hace mucho tiempo que viene haciendo falta una transformación importante en el mundo de la oncología. Se prevé que para el año 2030 el número de personas a las que se les diagnosticará cáncer habrá aumentado en un setenta por ciento. Si queremos detener esta situación cada vez más trágica, que marcará una época excelente para la industria farmacéutica, necesitamos con urgencia un nuevo enfoque. En general, vivimos más tiempo, pero no de manera más saludable. Esto tiene que cambiar. Asumir la responsabilidad personal de nuestro propio bienestar es una obligación.

En la actualidad hay varios ensayos en curso que utilizan antiguos medicamentos olvidados para tratar una variedad de cánceres. Lamentablemente, en la mayoría de ellos tan solo se prueba un medicamento junto con los tratamientos ortodoxos, por lo que los avances son lentísimos. Gracias a muchos de estos medicamentos, las escurridizas células madre cancerosas (las células iniciadoras que no se ven afectadas por la quimioterapia ni la radioterapia) pueden ser alcanzadas y eliminadas. Esto significa que en combinación con otros tratamientos —administrados en dosis menos tóxicas— estos medicamentos ofrecen la emocionante posibilidad de convertir el cáncer en una enfermedad crónica a largo plazo o hacer que remita definitivamente (¡es decir, una cura!).

Esta es la historia de cómo superé todos los pronósticos y forjé un camino único en algún lugar entre la medicina complementaria y la ortodoxa, no solo liberándome del cáncer, sino recuperando una salud vibrante por el camino. A lo largo de mi viaje descubrí algunas sencillas verdades que, a la postre, me condujeron hasta mi enfoque para vencer al cáncer, matarlo de hambre, detener su propagación y, *después*, acabar con él.

Me aferré obstinadamente a la vida como un Yorkshire terrier que se niega a soltar una zapatilla vieja. Ahora, quiero enseñarte cómo tú también puedes sacar los dientes. Si te han dicho que hay nada más que pueda hacerse, estoy aquí para informarte de que casi seguro que eso no es cierto.

*Te deseo una vida sana, feliz y «rebelde».*

# 10 PASOS

## para matar de hambre al cáncer

*Primero, la historia...*

En 1924 Otto Warburg descubrió que todas las células cancerosas tienen el metabolismo alterado —en 1931 recibió el Premio Nobel de Medicina por su descubrimiento de la naturaleza y el modo de acción de la enzima respiratoria. La forma en que las células cancerosas utilizan los nutrientes para obtener energía es regresiva. Warburg observó que las mitocondrias (las centrales eléctricas) de las células malignas dejan de funcionar correctamente y la energía se produce en el citoplasma celular, retrocediendo a cómo funcionaba la célula cuando la atmósfera era anaeróbica o carecía de oxígeno. En realidad, Warburg solo tenía razón en parte. La célula cancerosa también puede optar por otras rutas para mantener sus necesidades energéticas, incluida la vía normal de la fosforilación oxidativa.

Este metabolismo anormal requiere de grandes cantidades de glucosa y glutamina (un aminoácido) y también aumenta el metabolismo de los lípidos (grasas). Por increíble que parezca, hasta el año 2011 los investigadores no reconocieron esto y aceptaron el efecto Warburg como un sello distintivo del cáncer. Peor aún, la teoría somática (genes) todavía es aceptada por la profesión médica como el único causante del cáncer. Por otro lado, los médicos integrativos nunca se han olvidado de Warburg.

En la década de 1950 surgió el campo de la oncología con el uso de la quimioterapia y la radioterapia, que tenían como objetivo el gen de la célula y el ciclo celular. Este enfoque genético se reforzó aún más cuando se descubrió en la década de 1960 que el gen p53 estaba implicado en muchos cánceres. Lo que no se reconoció fue que el p53 afectaba al metabolismo, aumentando así la glucólisis (la transformación del azúcar en energía) y la glutaminólisis (la descomposición de la glutamina en energía) al igual que muchas de las principales mutaciones genéticas (por ejemplo, la BRAF o la c-MYC). Estos cambios metabólicos desencadenan a su vez más cambios genéticos.

El cáncer consta de un componente genético, un componente metabólico y una señalización celular anormal. Actualmente, la oncología convencional trata únicamente el componente genético, se centra simplemente en la división celular anormal y en los objetivos genéticos mutados, aunque recientemente se han aprobado medicamentos para atacar los puntos de control inmunológico con un pequeño grado de éxito a corto plazo.

Lo que parece no acabar de entenderse es que el tratamiento del metabolismo combinado con estos enfoques genéticos mejorará cualquier otra terapia contra el cáncer, a menudo revirtiendo la «resistencia a los medicamentos»; un fenómeno común en el que los genes han mutado y se han vuelto resistentes a la quimioterapia o la inmunoterapia.

La investigación sobre el núcleo celular, la doble hélice del ADN (vista como el «código de la vida») y la decodificación del genoma a través del proyecto del Atlas del Genoma Cáncer (TCGA, según sus siglas en inglés) tenía como objetivo revelar todas las respuestas. Sin embargo, lo que observaron fue un desastre aleatorio. No había una respuesta genética al cáncer. No obstante, se descubrió que el metabolismo alterado, el aumento de la absorción de glucosa y/o glutamina eran comunes a todos los cánceres.

Matar al cáncer de hambre se ha convertido en el tema «candente» en la investigación y el desarrollo de fármacos, a pesar de que ya existen soluciones baratas, sin patente y muy eficaces. Yo los descubrí por mi cuenta entre 1999 y 2003, sin ayuda del campo de la medicina. Sencillamente, nunca me los ofrecieron. En cambio, tuve que persuadir a varios médicos, complementarios y ortodoxos, para que me los recetaran.

Dado que los medicamentos que descubrí no tienen patente, no hay ningún incentivo financiero para que las grandes compañías farmacéuticas los investiguen, de modo que continúan siendo ignorados. Incluso hay un intento de suprimir estos medicamentos antiguos porque representan una amenaza económica para estas grandes corporaciones y las organizaciones benéficas contra el cáncer.

Con la aparición de mejores métodos de detección (resonancia magnética, tomografías por emisión de positrones), que han demostrado que la quimioterapia y la radioterapia reducen los tumores rápidamente, la corriente principal sigue centrándose en la teoría somática. Es una decisión apresurada, alimentada por el pánico y la necesidad de resultados rápidos. En la loca carrera por deshacerse del tumor, el paciente es tratado con un exceso de quimioterapia, radioterapia o terapia dirigida. Este enfoque está condenado al fracaso —lo único que consigue es que el paciente sea más resistente al tratamiento futuro. Centrarse en el ADN no afecta a la «célula madre» cancerosa. El cáncer regresa con más fuerza y agresividad que antes. El tumor muta y, finalmente, se vuelve resistente a estos tratamientos «dirigidos».

Por otro lado, el tratamiento del metabolismo del cáncer, junto con tratamientos focalizados, llegará hasta la célula madre y ofrecerá una verdadera oportunidad de cura. Sin embargo, estos tratamientos son mucho más lentos y se demoran durante muchos meses. Tanto el paciente como el oncólogo necesitarán tener paciencia.

* * * * *

En la década de 1970 surgieron dos campos distintos, el alternativo y el convencional. La guerra entre los dos se ha ido intensificando gradualmente hasta llegar a un punto en el que cada bando dice que el otro está equivocado. Ahora, esta guerra se encuentra en un punto álgido, y ha dejado al pobre paciente en medio. ¿A quién debería escuchar y qué debería hacer? Lo único que el paciente quiere es mejorar. Resulta confuso y aterrador.

De hecho, ninguno de los dos enfoques es el ideal. Los pacientes suelen recibir un tratamiento excesivo y se envenenan con demasiada quimioterapia. Además, si se usan sin supervisión, las dietas recomendadas rara vez funcionan a menos que sean muy extremas, y la mayoría de los pacientes tienen dificultades para seguirlas.

Lo que yo descubrí es que el todo es más grande que la suma de sus partes. En otras palabras, que combinar enfoques metabólicos y genéticos duplica con creces la eficacia de cada uno de ellos. Trabajan en sinergia, magnificando los efectos de cada uno.

Entonces, ¿qué hacer cuando a ti o a un ser querido le diagnostican cáncer? En primer lugar, ármate de conocimiento. Busca la comunidad y la solidaridad que necesitas no solo para superar el cáncer, sino también para mejorar tu salud. Y recuerda, no importa lo que te diga la medicina convencional, hay mucho más por hacer.

## 1. Únete a mi revolución

En mi grupo de Facebook «Jane McLelland Off Label Drugs For Cancer» (un nombre pegadizo) hay cantidad de discusiones y chats sobre distintos medicamentos *off-label*. Yo animo a leer artículos científicos revisados por pares y, naturalmente, historias de experiencias personales, que siempre son fuente de inspiración.

*www.facebook.com/groups/off.label.drugsforcancer*

Visita también y suscríbete a las alertas por email en *www.howtostarvecancer.com*. Tus datos personales nunca serán compartidos.

## 2. Visita el centro médico Care Oncology Clinic

Esta clínica innovadora ha tratado ya a más de mil pacientes con su combinación de medicamentos *off-label* a base de metformina, atorvastatina, doxiciclina y mebendazol. Todos estos medicamentos, sus beneficios y los que yo usé son analizados tanto en este libro como en mi web.

## 3. Búscate un médico de medicina integrativa o funcional

Deberías incorporar cuanto antes la terapia complementaria a tu tratamiento. El médico adecuado puede comprobar tu nivel de micronutrientes, trabajar problemas intestinales (intestino permeable, disbiosis), así como recomendar suplementos y vitamina C intravenosa u otros tratamientos si es necesario.

## 4. Trabaja junto a un nutricionista

Debes buscar un nutricionista que tenga experiencia en ayuno intermitente, en la dieta cetogénica, la de bajo índice glucémico, así como la macrobiótica o de proteína reducida (por ejemplo, la dieta Paleo). Este deberá adaptar la ingesta de nutrientes a tus necesidades personales, asegurándose de que la dieta no sea innecesariamente compleja o extrema, ya que los medicamentos ayudan en esto. Aunque no hay nutricionistas oncológicos capacitados en este momento, tu propio conocimiento del combustible que prefiere tu cáncer (la proporción glutamina-glucosa-lípidos) te ayudará a escoger los alimentos y te ayudará a matar de hambre a tu cáncer. Por ejemplo, prácticamente todos los cánceres responden a una ingesta reducida de glucosa, los cánceres alimentados por glutamina requieren una ingesta menor de proteínas y los cánceres estimulados por las grasas (por ejemplo, el de próstata y el melanoma) deben evitar las dietas cetogénicas. Reducir las grasas saturadas también es importante para cualquier tipo de cáncer.

## 4. Informa a tu oncólogo

Visita *www.howtostarvecancer.com* a mi grupo de Facebook, descárgate los artículos relevantes y muéstraselos a tu oncólogo. Es vital que mantengas a tu oncólogo de tu parte. Enfatiza el hecho de que deseas combinar el enfoque genético y el metabólico. ¡Necesitas un colaborador, no un dictador! Desgraciadamente, la mayoría de los oncólogos en la actualidad no están a favor de los tratamientos combinados, por una gran cantidad de razones. Busca uno que lo haga (consulta mi web *www.howtostarvecancer.com* para obtener una lista actualizada; a algunos oncólogos que al principio se muestran reacios luego se les puede convencer).

## 6. Haz ejercicio

Estudios recientes realizados por la comunidad diabética muestran que un ejercicio adecuado puede mejorar drásticamente la terapia contra el cáncer. Es posible que el secreto no resida en la cantidad de ejercicio que se hace, sino en *cuándo* se hace. Una caminata rápida entre quince y veinte minutos después de comer extrae glucosa de la sangre y la redirige a los músculos. Esto es muy eficaz para matar de hambre al microambiente de las células cancerosas.

## 7. Haz un seguimiento de tu nivel de glucosa en sangre

Debes controlar tu nivel de glucosa en sangre para saber cómo metabolizas los carbohidratos, al igual que les recomiendan hacer a los diabéticos. Mide tus marcadores de antígenos y lleva un seguimiento de ellos.

## 8. Sueño y reducción del estrés

La cantidad adecuada de horas de sueño en el momento adecuado, combinada con una reducción del estrés, reforzará tu inmunidad y, al mismo tiempo, reducirá la resistencia al cortisol y la insulina. El yoga, la meditación, el ejercicio, e incluso los betabloqueantes, como el propranolol (un bloqueador del crecimiento del cáncer muy eficaz) pueden ayudarte a mejorar tus posibilidades de vencer al cáncer.

## 9. Mantente hidratado

Una buena hidratación es importante para reducir la concentración de glucosa en sangre. Los niveles elevados de sal cambian el potencial osmótico de tu sangre, favoreciendo así el crecimiento de patógenos. Esto provoca inflamación alrededor de la célula cancerosa (el «terreno»), y la inflamación favorece el crecimiento del cáncer.

## 10. No te rindas

Continúa con una buena dieta de bajo índice glucémico, los suplementos y los medicamentos *off-label* e incorpora mucho aceite de oliva (una grasa segura, a pesar de su contenido de omega-6). Evita el alcohol hasta que el cáncer esté bajo control y los marcadores sean estables y normales; entonces podrás permitirte una copa de vino o un licor (no cerveza) a la semana con prudencia. Se estricto a la hora de evitar el tabaco y los carcinógenos, sobre todo aquellos que afectan al equilibrio hormonal. Es imperativo que controles tu glucosa en sangre, así como tus niveles de triglicéridos. Los suplementos específicos, el ejercicio físico y los medicamentos mantendrán bajos los niveles de insulina y glucosa. Se puede vivir con cáncer, aunque es posible que tengas que seguir un tratamiento a largo plazo (como vivir con diabetes).

El principal obstáculo para lograr los diez pasos anteriores es que tu diagnóstico de cáncer tiene que provenir de un oncólogo y, actualmente, la mayoría de ellos no respalda el tratamiento combinado metabólico y genético. He sido testigo de cómo algunos oncólogos sabotean los resultados cuando el paciente muestra una mejoría saludable al aumentar la dosis de quimioterapia, matando al paciente de manera eficaz. Algunos se niegan en redondo a proporcionar el tratamiento tradicional si el paciente quiere incluir medicamentos *off-label* en su programa. O bien el oncólogo propone un ensayo donde los criterios de inclusión suponen que el paciente debe suspender todos los medicamentos metabólicos. He sido testigo de cómo muchos pacientes con una enfermedad descontrolada se estabilizan gracias a los medicamentos de la Care Oncology Clinic, pero luego se ven obligados a dejarlos para poder participar en un ensayo y rápidamente empeoran. Los tratamientos combinados funcionan. Cuando los datos de la Care Oncology Clinic se publiquen mostrarán un éxito a un nivel sin precedentes.

Hasta que el enfoque metabólico sea aceptado como una forma de tratamiento convencional, ármate de conocimientos y busca la ayuda que necesitas. Sí, es un camino difícil, pero al igual que yo, tú también puedes hacerlo.

Mi objetivo es que mi historia y mis descubrimientos sirvan de inspiración y convenzan a muchas personas de que realmente hay más esperanzas de las que creen.

*Actúa. No seas pasivo. No hacer nada no es una opción.*

*Mata de hambre a tu cáncer. Impide que se extienda. Acaba con él.*

*Saluda a tu nuevo «yo».*

*Está en la naturaleza de la revolución, el derrocamiento de un orden existente, que en sus inicios esté involucrado un número muy pequeño de personas.*

*El proceso, de hecho, comienza con una persona y una idea, una idea que convence a una segunda, luego a una tercera y a una cuarta, y va cobrando fuerza hasta que la idea se contradice con éxito, y es absorbida dentro de la sabiduría convencional o, de hecho, pone el mundo patas arriba.*

*Una revolución requiere no solo de municiones, sino también de armas y hombres dispuestos a usarlas y a morir en el combate.*
*En una revolución intelectual, debe haber ideas y defensores dispuestos a desafiar a toda una profesión, al propio «establishment», dispuestos a perder su reputación y carrera en aras de difundir la idea a través de hechos y palabras.*

Jude Wanniski, *The Way the World Works*,
Touchstones Books 1978

Únete a mi revolución. Difunde el mensaje.
En mi página web podrá encontrar artículos de investigación, *podcasts*,
entrevistas y blogs de supervivientes
*www.howtostarvecancer.com*

Discusiones animadas, artículos médicos revisados por pares para descargar,
pacientes inspiradores (mi familia de Facebook)
*www.facebook.com/groups/off.label.drugsforcancer*

# Primera Parte

# El DESCUBRIMIENTO de mi PROTOCOLO METABÓLICO

# Capítulo 1
# MARACAS

«¡Vamos, despierta!». Escuché las palabras débilmente mientras trataba de abrir los ojos. Había tenido otra noche agitada, agobiada por las pesadillas. Justo cuando por fin había conseguido dormirme profundamente alguien me empujaba para que me despertara.

«Son las seis en punto. Tienes que levantarte. Tenemos que llegar a la costa a las ocho». Mi esposo Andrew me dio otro cariñoso empujón.

«Está bien, ya voy», mentí. Entonces recordé por qué tenía que levantarme. ¡Iba a participar en una regata! Sonreí en la oscuridad. Emocionada, pero todavía atontada, aparté las sábanas y me dirigí al baño.

La última vez que había navegado con el equipo —en un imprudente intento de llevar una vida «normal»— todavía no había terminado mis seis meses de quimioterapia. No estaba lo suficientemente en forma. Durante la primera regata estuve a punto de vomitar por todo el *spinnaker* y sentía mis brazos como si fueran de plomo mientras lo guardaba en su bolsa de tela. Esta vez, esperaba sentirme mejor. Necesitaba desesperadamente sentirme mejor.

Nueve meses antes, en el verano de 1999, me habían diagnosticado cáncer en fase IV. Casi cinco años después de que me diagnosticaran el cáncer primario en el cuello uterino, se había extendido a mis pulmones. Mi enfermedad y las implacables sesiones de quimioterapia me habían llevado a pasar el invierno hibernando, luchando por superar cada día. Ahora estaba emergiendo con la primavera; tenía que hacer un esfuerzo consciente para combatir la extenuación que me dejaba sin fuerzas. Había decidido que un poco de ejercicio podría ayudar a combatir la fatiga.

Cogí mis bolsas *ziplock* con mis suplementos de la cocina, todos ellos extractos botánicos excepto una aspirina en baja dosis, me dirigí hacia la puerta, y los guardé en el fondo de un bolsillo. Andrew estaba esperando al volante del coche y me deslicé agradecida en el asiento del pasajero. Se tarda una hora y media en llegar a Lymington. Quizás podría echar un sueñecito durante el camino.

Tomar suplementos durante la quimioterapia había sido difícil. Había ignorado el consejo de mi oncólogo de no tomar nada y había investigado por mi cuenta. Algunos suplementos, como el té verde EGCG y la curcumina, que se encuentra en la cúrcuma, mejoran la eficacia de la quimioterapia. Ahora que había terminado con esas horribles infusiones, la cantidad de suplementos que estaba tomando se había disparado. Quería toda la ayuda que pudiera conseguir, y los suplementos podrían marcar la diferencia.

Cuando llegamos, la tripulación estaba reunida en el muelle. Mi amigo Louay llevaba un montón de camisetas. Los doce miembros del equipo recibieron una con su apodo en la espalda.

Mi marido abrió la suya, adornada con su apodo: «SPOTTER» (observador). Gracias a su peculiar habilidad para los barcos, era capaz de distinguir inmediatamente desde la distancia la marca, el modelo y el tamaño del motor de cualquier bote, así como quién lo había construido, cuándo y cómo de bien (bostezo). Me reí y me pregunté nerviosamente cuál me habría reservado Louay.

«Jane, esta es para ti», dijo con una sonrisa. Al darle la vuelta a la camiseta, lo vi: «MARACAS». Me reí. «¡Maldita sea! Pensé que no te habías dado cuenta de las pastillas».

Louay me miró con cara de incredulidad. «Tienes que estar de broma. Todos hemos visto esas pequeñas bolsas que llevas a todas partes. ¿Y esa porquería verde que bebes? Si estabas tratando de ocultarlo, lo has hecho fatal».

Vaya… no había sido tan discreta como pensaba. Esas pastillas y la bebida verde, lo que me gustaba llamar mi «sopa primordial», eran mi salvavidas. Quería mantener mi enfermedad en secreto, una pesadilla privada. Era injusto arrastrar a alguien más a eso. Estaba aterrorizada por mi futuro, el cual, según los médicos, sería extremadamente corto. ¡Qué tonta pensar que podría ocultar algo a doce compañeros de tripulación en un barco de quince metros! No había secretos, no importa lo mucho que lo intentara.

Mezclar la bebida diaria (espirulina, chlorella y todo tipo de arbustos pulverizados) y organizar las bolsitas diarias de suplementos requería cierto tiempo, pero era un pequeño precio a pagar por salir de casa y vivir un poco. Estaba sobreviviendo. *Por favor, Dios,* oré en silencio, *no dejes que mi vida sea así para siempre.* Resultaba muy difícil mantenerse optimista y positiva con toda aquella incertidumbre.

Odiaba llamar la atención sobre mis problemas. No soportaba la idea de que mis compañeros de equipo me trataran como una inválida, como alguien de quien sentir lástima. Quería seguir siendo Jane, su dura y extravagante compañera de travesías. Quería que bromearan conmigo como siempre habían hecho, no que me preguntaran ansiosamente cómo me sentía. Entiendo que algunas personas se enorgullezcan de su calvicie de quimioterapia y sus medias de compresión para el linfedema (las cicatrices de sus cirugías son como insignias de honor). No es mi caso. Simplemente, no podía verlo de esa manera. Mi linfedema leve de la pierna derecha, causado por una cirugía extensa para extirpar mis ganglios linfáticos, permanecía oculto debajo de faldas y pantalones largos.

Afortunadamente, a menos que lo señalara, la mayoría de la gente ni siquiera se daba cuenta. Y cuando se me calló el pelo debido a toda la quimioterapia, no usé bufanda ni sombrero. Era demasiado obvio. Quería tener un aspecto lo más normal posible, de manera que, a pesar de que el picor era insoportable, usaba pelucas. En parte porque quería negarme incluso a mí misma que algo iba mal y en parte porque incluso yo misma me sorprendí al ver mi mejilla sin vello en el espejo del baño. Me quedé sin aliento. Ni siquiera después de varios meses se me hacía más fácil observar mi reflejo.

En cuanto se me empezó a caer el pelo (a grandes puñados), salí corriendo y compré algunas pelucas decentes en Selfridges. Compré tres a la vez, en tres estilos diferentes. Cuando quería sentirme glamurosa, podía usar la peluca larga y ondulada. ¿Deportiva? La de corte Bob. ¿Para cada día? La de pelo liso de longitud media. «¿Qué esposa te gustaría ver hoy?», le preguntaba a Andrew por la mañana cuando me vestía. Aquello ciertamente dejó confusos a los trabajadores que estaban ampliando nuestro ático cuando bajé las escaleras con el pelo corto un día y el pelo largo al día siguiente.

Usaba la peluca más corta para navegar porque era más fácil calzarla debajo de la gorra. Navegar era mi pasión. Me ayudaba a mantener la cordura cuando me encontraba peligrosamente cerca de la desesperación. Estar tan rodeada por un equipo de amigos cercanos, reírse de las historias de los demás y competir en intensas regatas resultaba de gran ayuda, aunque solo fuera por un breve período de tiempo. La actividad y la amistad apartaban de mi cabeza el dolor, la desfiguración y la pérdida de quien yo había sido. Y la muerte. Estaba desesperada por creer que esta no sería mi última temporada compitiendo en el barco.

Aunque estaba completamente agotada por mis tratamientos, tenía muchas ganas de fingir que no pasaba nada fuera de lo común. Todo era como de costumbre. Me obligué a seguir navegando, aunque las mañanas en que había regata no quería más que sumergirme debajo de las sábanas. Una vez a bordo con el equipo insistía en pasar a la acción, a pesar de las preocupaciones de algunos compañeros de tripulación de que no estaba en condiciones. Al echar la vista atrás, me doy cuenta de que tal vez fuera egoísta y ralentizara al equipo. Yo tardaba mucho más en subirme a la barandilla y mantener el barco nivelado.

Cuando navegábamos contra el viento, yo bajaba a guardar el enorme *spinnaker*, generalmente sola. Puede resultar algo incómodo meter una vela del tamaño de una cancha de tenis en un espacio de unos pocos centímetros, sobre todo cuando el barco cambia constantemente de dirección y se inclina en un ángulo de cuarenta y cinco grados. Resultaba agotador incluso cuando no te encontrabas mal, sobre todo si se había mojado. Cuando llegábamos a la baliza superior y virábamos para ir a sotavento, yo era el «*trimmer*», y me encargaba de comprobar constantemente el *spinnaker*, y ajustarlo para que navegáramos lo más rápido posible.

Me encantaba la sensación de esfuerzo, el viento en la cara, el ozono y el escozor de la espuma cuando el barco surcaba el agua con un suave balanceo. Ese juego de ajedrez en el agua, resolver las direcciones cambiantes del viento y las mareas calmaba mis preocupaciones. La táctica y la estrategia eran más del campo de Andrew, pero todos los que estábamos a bordo teníamos que ser conscientes de dónde estábamos y lo que teníamos que hacer para avanzar y permanecer allí, así como estar preparados para cualquier maniobra repentina.

La navegación lleva en mi sangre desde hace generaciones. Mi padre tenía algunos barcos en Guernsey, donde crecí. Uno de mis primeros recuerdos es navegar en un pequeño yate de unos 8 metros con mi hermana mayor, Suzie. La mayoría de las veces navegábamos por las otras islas del Canal, principalmente Herm y Sark, pero algunos veranos nos acercábamos hasta Saint-Malo, en la región de Bretaña, en la costa noroeste de Francia. Fue una infancia de ensueño, que tengo asociada a mares resplandecientes y playas de islas impresionantes.

Incluso en medio de la frenética actividad durante una regata había momentos de tranquilidad y calma, únicamente con el relajante sonido de las olas como telón de fondo. A menudo me perdía en mis pensamientos, tratando de recuperar ese sentimiento de felicidad pura y libre de estrés de mi juventud que hacía tanto había perdido. La idea de que mi amor por la navegación, el mar y la vida misma pudiera llegar pronto a un final prematuro me causaba una extraña sensación de gratitud teñida de tristeza.

Durante mi adolescencia estaba desesperada por participar más activamente en las regatas de yates. Navegar con mi padre resultaba enormemente frustrante porque él era muy anticuado y nunca me dejaba tocar ningún cabrestante o cabo (a fin de cuentas, aún era una niña). Al final me di por vencida, trabajé durante las vacaciones, ahorré y me compré una tabla de *windsurf*. Me encantaba el reto de aprender esta nueva habilidad y me convertí en una entusiasta del *surf*, nunca salía de la playa en verano. Sin embargo, el espíritu competitivo dentro de mí todavía seguía queriendo competir con barcos.

La oportunidad llegó en forma de un encantador velero llamado *Assuage* (conocido cariñosamente como *Sausage* [salchicha] por nuestros rivales). El *Assuage* era un Swan de unos 12 metros de eslora, un barco conocido por su diseño sólido, pero aerodinámico, la combinación perfecta de velocidad y seguridad. Había llegado a Guernsey a principios de la década de 1990 para competir en el Campeonato de Europa de Vela Swan y necesitaba un miembro más para la tripulación. Así que proveché la oportunidad. Una vez me enrolé a bordo, ¡no se iban a deshacer de mí!

Navegar en el *Assuage* era muy divertido. Durante años, dediqué mis fines de semana y vacaciones a las regatas por la costa sur de Inglaterra. También tuve la suerte de navegar en Antigua, Mallorca y Cerdeña, así como de competir en muchas regatas en alta mar hasta Francia, incluso en la famosa regata Fastnet Race. Mi tío se había ahogado durante esa regata en la gran tormenta de 1979, por lo que yo siempre había sido reacia a participar. Para cuando me convencí a mí misma, nuestro equipo había acumulado una impresionante lista de trofeos. Aquello seguía siendo un pasatiempo, pero suponía un contraste total con mi trabajo diario como fisioterapeuta con los enfermos graves.

Al principio había trabajado en neurología. Pasé gran parte de mi tiempo rehabilitando a personas que habían sufrido traumatismos craneales y accidentes cerebrovasculares. Les ayudaba a aprender a usar el cuerpo de nuevo, a mover las manos y las piernas. Aquello era muy exigente físicamente. Después, me especialicé en ortopedia y lesiones deportivas. Muchos atletas de alto nivel se volvieron dependientes de mis conocimientos.

A pesar de haber navegado con Andrew durante muchos años en el *Assuage*, tardamos varios años en estar juntos. A él no le agradaba mi novio y a mí no me agradaba su novia, así que apenas habíamos socializado. Habíamos tomado algunas decisiones equivocadas, pero al final ambos cortamos con nuestra pareja. Un año más tarde estábamos besuqueándonos a las puertas del Cherbourg Yacht Club, después de un día de borrachera para celebrar la victoria tras una dura regata en alta mar.

La gente suele pensar que navegar es un pasatiempo sumamente saludable, pero nada más lejos de la realidad. Es verdad, hacemos ejercicio y disfrutamos de aire fresco, pero también consumíamos grandes cantidades de barras de chocolate y carbohidratos durante las regatas, y luego bebíamos grandes cantidades de ron con Coca-C la por las noches. Lo malo superaba con creces a lo bueno. El mantra de nuestra tripulación era «Comer es hacer trampa». Salir del bar para comer algo decente estaba mal visto. Ahora me estremece incluso el hecho de pensarlo. Es evidente que he cometido más de unos pocos errores significativos a la hora de elegir mi estilo de vida. Echando la vista atrás a mis días de estudiante de fisioterapia, cuando creo que pudo haber comenzado el cáncer, me doy cuenta de que mi dieta era terrible. Una buena comida consistía en un montón de puré de patatas, queso fundido y tocino. ¿Verduras? ¿Qué verduras? Idiota...

Ahora que tenía un cáncer terminal, el miedo a la muerte que atormentaba cada aliento que tomaba podía desaparecer brevemente en medio de la acción, pero entonces, con regular y espantosa fuerza, la realidad de mi diagnóstico volvía y me golpeaba de lleno en la cara. Era como si la Parca estuviera detrás de mí todo el tiempo, un espectro omnipresente, respirando en mi cuello, esperando el momento adecuado para atacar.

Cuando el equipo comenzó a planificar los eventos de vela para la próxima temporada, lo primero que pensé fue, ¿seguiré aquí para entonces? Me entristecía inmensamente pensar en el futuro, un futuro en el que el mundo seguiría como antes de que yo estuviera.

En ese momento decidí tomarme mi dieta en serio. Atrás quedaron los llamados «bocadillos energéticos» y las bebidas azucaradas. La tripulación se acostumbró a que llevara bocadillos extraños a bordo y nunca cuestionó mis elecciones bajas en carbohidratos. Navegar era para mí más que una frívola diversión. Podía renunciar a todos esos alimentos azucarados fácilmente. Lo único que anhelaba era retomar, aunque fuera mínimamente, mi vida anterior, y si eso significaba un cambio completo de dieta y consumir un puñado de suplementos, era un pequeño precio que estaba dispuesta a pagar.

Así que ahí estaba yo aquel resplandeciente día de abril del año 2000, menos de un año después de mi diagnóstico de cáncer secundario y terminal. A pesar de haber terminado recientemente la quimioterapia, todavía tenía en mi brazo el catéter PICC que subía por una vena hasta el pecho. Lo había mantenido en su lugar para infusiones intravenosas de vitamina C. Estaba completamente vendado para evitar daños, pero, aun así, ¡no era el mejor atuendo para una regata! Con mi camiseta de Maracas debajo de varias capas de impermeables, dejé el muelle con mis compañeros de tripulación y me dirigí a la línea de salida. El sol brillaba y había viento constante de quince a dieciocho nudos. Perfecto.

En la primera bordada, nos encontramos navegando contra el viento en un duelo cerrado con otro barco. Una rápida virada provocó una desbandada de un lado al otro del barco. Durante una maniobra de virada, la tripulación debe cruzar el barco, en condiciones de viento, lo más rápido posible. Esto significaba pasar la cabeza por debajo de la barandilla y correr por la cubierta para sentarme sobre la barandilla del otro lado.

Allí apretados, resultaba difícil salir de mi posición. Con las prisas, calculé mal la distancia y sentí que rozaba la barandilla con mi gorra. Como si lo viera a cámara lenta, mis manos se estiraron para agarrarla, pero ya había sido arrastrada por el viento, por el costado del barco, todavía sujeta a mi peluca. «¡No!», grité, mirando consternada mientras se alejaban flotando por el estrecho de Solent. «¡Maldita sea!», dije, mirando mis hermosos cabellos desaparecer como una rata que se ahoga bajo las olas.

Andrew me miró con una expresión que equivalía a preguntarme si debíamos volver. Bueno, tan solo por un milisegundo. Todos queríamos ganar y volver atrás habría resultado desastroso. Nunca fue una opción. «¡Déjalo!», grité.

Todos los demás me miraban atónitos. Era la primera vez que alguien me veía calva. El viento frío pasó por mis oídos. De repente, me sentí vulnerable, expuesta. Me llevé las manos al cuero cabelludo, tratando de tapar su desnudez. Estaba abochornada. Un compañero de tripulación vio mi mirada de horror, se quitó la gorra y me la dio sin pensarlo dos veces.

«¡Bueno, vuelve a la barandilla! ¡Tenemos una regata que ganar!», gritó esbozando una sonrisa. ¡Cómo le quería... a él y a todo el equipo! No les importaba mi calvicie ni mi enfermedad. Me iban a seguir tratando igual que siempre. De hecho, teníamos una regata que ganar. ¡Aquello no era un agradable paseo por el río tomando *gin-tonics*! Momentos después estábamos todos de nuevo en la otra barandilla, riendo a carcajadas.

Me han llamado muchas cosas, pero «Maracas» fue el apodo que se me quedó a lo largo de los muchos años de regatas a bordo del *Assuage*. Allá donde fuera iba sonando como un sonajero, ya que tenía que tomarlas varias veces al día. Aquello implicaba mucha planificación (¡y yo soy la primera en admitir que la organización no es mi punto fuerte!), pero lo logré.

Al repasar ahora esa larga lista de suplementos, me doy cuenta de que contenía varios errores, duplicaciones, suplementos innecesarios y, a veces, incluso algunos que favorecen el cáncer. Había comenzado a luchar, pero todavía tenía mucho que aprender. Los fuertes vientos y las escarpadas olas no eran nada comparados con el turbulento viaje que tenía por delante.

# Capítulo 2
## UNA LIGERA MOLESTIA

Me diagnosticaron cáncer por primera vez en 1994. Eso hace que suene como un evento repentino, pero no lo fue. Ningún cáncer aparece de la noche a la mañana. Durante años había estado viendo a un especialista por cambios anormales en el cuello uterino.

El cáncer de cuello uterino es totalmente prevenible y tratable si se detecta a tiempo y se le presta la atención adecuada. Yo confiaba en el ginecólogo para que hiciera su trabajo y, naturalmente, había asumido que me estaba tratando correctamente. Me habían hecho una colposcopia unos años antes, en 1989, cuando se encontraron algunas células levemente anormales. Después de varias visitas al hospital y años de que me dijeran repetidamente que no había más anormalidades, pensé que mis preocupaciones habían terminado y asumí que el problema se había erradicado para siempre.

Pero estaba equivocada. Un nuevo frotis realizado en la consulta de mi médico de cabecera reveló que el problema había reaparecido en forma de «discariosis grave», señal de que era necesario un tratamiento adicional.

Sin embargo, el ginecólogo del hospital me dijo que mi biopsia, realizada dentro de las cuatro semanas posteriores, no había mostrado tales anomalías. Sorprendida por esta contradicción, me pregunté en quién debía confiar, en los resultados del médico de cabecera o en los del hospital. Mi instinto fue confiar en el hospital y en el especialista, ya que una biopsia seguramente era más fiable que un frotis.

Mi médico de cabecera me dijo que en algunos casos el tejido anormal vuelve a la normalidad. «Puede que seas una de las afortunadas», dijo. Quizás lo fuera. Me preguntó si quería que me remitieran a otro hospital, pero este hospital del sur de Londres era uno de los principales hospitales universitarios. Un familiar mío se había formado allí como médico. Sin duda alguna era uno de los mejores..., así que no me moví, incapaz de adivinar el destino al que me estaba confiando.

Como cualquier persona diagnosticada con una enfermedad potencialmente grave, estaba desesperada por creer que mi cuerpo era capaz de curarse por sí mismo. ¿Era posible que hubiera revertido los cambios anormales por mi cuenta sin ninguna intervención quirúrgica?

Me estremezco al pensar en aquellas visitas al hospital del sur de Londres. Fue durante mi última visita cuando comencé a sospechar del comportamiento del especialista y de su trato indiferente y excesivamente informal. Cada vez que lo veía, me recetaba tabletas de progestina para los síntomas de «manchado», pero yo no tenía ni idea de que se trataba de una forma sintética de progesterona que aumentaba mi riesgo de cáncer de mama y puede que también empeorara el cáncer de cuello uterino[1]. No solo eso, también aumentaba el riesgo de sufrir coágulos de sangre y enfermedades cardiovasculares, por lo que la progestina pudo haber echado leña al fuego. El especialista los repartía como si fueran caramelos.

En pocas palabras, no estaba haciendo su trabajo correctamente. Un hecho que se confirmaría cuatro años más tarde, en 1998, cuando más de mil de sus pacientes fueron contactadas a nivel nacional. Todas las mujeres citadas ya presentaban anomalías moderadas o graves detectadas mediante una citología estándar. A cada una de ellas se les envió una carta en la que se indicaba que había «serias preocupaciones» en cuanto a los resultados del examen. A las mujeres se les dio «luz verde» para desarrollar cáncer. Yo no sabía nada de esto en aquel momento, pero me fui preocupando cada vez más conforme mis visitas al médico a lo largo de ese año iban revelando un empeoramiento de los síntomas.

En mi última visita, le rogué al médico que me hiciera una histeroscopia, un examen del útero que podría revelar por qué seguía teniendo manchado. Él respondió sin siquiera mirarme: «Estoy hasta arriba. Tendrá que esperar hasta después de Navidades para eso».

---

[1] Fournier A., Berrino F. y Clavel-Chapelon F. «Unequal risks for breast cancer associated with different hormone replacement therapies: results from the E3N cohort study». *Breast Cancer Research and Treatment*. (2008);107(1):103-111. La progestina aumentaba significativamente el riesgo, mientras que la progesterona no.

¿En serio? Aún era septiembre. En cierto modo, dudaba de que no pudiera hacerme un hueco entre septiembre y enero. Aquello no sonaba bien.

«Pero estoy perdiendo peso. Créame, lo agradezco mucho, pero pierdo en lugares donde nunca antes lo había perdido. Estoy muy preocupada. Sencillamente, tengo que solucionar esto. No va a mejor».

Como acababa de empezar a salir con Andrew, al principio me había convencido a mí misma de que era el primer arrebato de amor el que me hacía perder peso. Sin embargo, el patrón de pérdida de peso era diferente. *Nunca* había perdido peso de la parte interna de los muslos. La imagen de supermodelo con un espacio entre la parte superior de los muslos me había eludido hasta entonces sin importar lo mucho que ejercitara la parte interna del muslo. Y, sin embargo, esta grasa habitualmente imposible de eliminar ahora desaparecía ante mis ojos.

Sin levantar la vista, prosiguió: «En serio, se está usted preocupando por nada. Estoy seguro de que podemos solucionarlo con más progestina».

«¡Pero eso no me está ayudando!», protesté.

¿Estaba el NHS (sistema nacional de salud británico, según sus siglas en inglés) tan mal que tenía que esperar hasta el próximo año? ¿Y si tuviera cáncer? Ya había recibido tratamiento para los primeros cambios en las células cancerosas y ahora tenía otros síntomas clásicos, no solo el sangrado que iba a peor, sino también la pérdida de peso. ¿No era aquello urgente?

Me dedicó una leve sonrisa sin ningún indicio de compasión. «El sangrado entre períodos es muy común. No obstante, le daré otra cita ambulatoria para dentro de dos meses».

¿Dos meses? ¿Solo para otra charla? Aquello era totalmente inaceptable.

Años más tarde, tras la llamada a sus pacientes y la investigación subsiguiente, me enteré de que este médico normalmente realizaba una biopsia a tan solo el sesenta y cuatro por ciento de sus pacientes con cambios en el cuello uterino, frente a una pauta mínima nacional del noventa por ciento. Estas mujeres habían acudido a su clínica con anomalías, y todas necesitaban más pruebas para descartar un cáncer. Una revisión de sus colposcopias también halló que habían sido mal realizadas. Del sesenta y cuatro por ciento al que le hizo una biopsia, había extirpado muy poco tejido como para hacer un diagnóstico válido. No es de extrañar que mi problema hubiera vuelto a aparecer. La investigación reveló que hasta diecinueve mujeres con cáncer avanzado habían sido diagnosticadas o tratadas incorrectamente. Y la tasa de cáncer entre sus pacientes era de un treinta y cuatro por ciento superior al promedio.

Yo desconocía todo esto en aquel momento, pero se me ocurrió una desagradable idea. Me preguntaba si habría médicos que permitieran que el cáncer progresara a propósito. La borré de mi mente. Seguramente, no. ¿No estaban todos los médicos interesados en que los pacientes estuvieran bien? ¿Acaso no hacían el juramento hipocrático? Sin embargo, ¿y si un médico hubiera cometido un grave error al tratar a un paciente, y en lugar de reconocerlo y arriesgarse a ser demandado y perder su licencia, enterrase la cabeza en la arena insistiendo con un tratamiento inadecuado? Los pacientes muertos no demandan. ¿Podría haber médicos que no estuvieran brindando a sus pacientes la atención médica que necesitaban, sabiendo que tenían una enfermedad que amenazaba su vida? Descarté aquel pensamiento. No tenía sentido.

No obstante, su aparente indiferencia hacia mis súplicas fue suficiente para que me decidiera a ir por lo privado. Ya había tenido bastante. Sabía que había un problema y no se lo estaba tomando lo suficientemente en serio. Mi salud estaba en juego.

Volé de regreso a Guernsey con estos pensamientos sombríos y estas preocupaciones fastidiándome, pero me convencí de que, probablemente, él tuviera razón. Yo era por naturaleza una persona propensa a preocuparse y no había ninguna razón para estar tan asustada. Las pruebas en el hospital hasta ahora habían sido claras, ¿no? Pero, ¿por qué no había hecho más biopsias? ¿Y si hubiera hecho la biopsia en la zona equivocada? La incompetencia sería fácil de encubrir para cualquier ginecólogo. ¿Quién lo sabría? Era su palabra contra la del paciente. Los tribunales siempre se ponían del lado del experto.

Volví a trabajar en mi clínica y concerté una cita con un ginecólogo privado de la zona. Debía resolver el problema a pesar de que el ginecólogo del hospital me había sugerido que no había nada de qué preocuparse. Aparte de todo esto, tenía un nuevo novio, y el sangrado era cualquier cosa menos atractivo. Resultaba vergonzoso e inconveniente.

Cuando el especialista de Londres se enteró de que había solicitado una derivación a un médico de la privada en Guernsey cambió totalmente de opinión. En su carta de derivación, insistió en que el tratamiento era urgente y que se debía realizar una histeroscopia de inmediato. Era como si lo hubiera escrito otra persona. Nunca me había dicho nada parecido. Ni siquiera me había hecho una biopsia durante casi un año.

¿Por qué este repentino cambio? Aunque todo era muy sospechoso, no tuve más remedio que confiar en el sistema. ¿Qué otra cosa podía hacer?

La histeroscopia se llevó a cabo un jueves por la tarde y recuerdo que me desperté y me vi rodeada de muchos médicos mirándome con cara de preocupación. Me dije a mí misma que, probablemente, sería algo normal después de la anestesia.

Al día siguiente, Andrew voló para visitarme. Tenía del fin de semana para olvidarme por completo. Estaba segura de que para el lunes los resultados de la operación revelarían poco más que cambios menores que, como mucho, podrían necesitar otra colposcopia. No tenía ninguna razón para creer lo contrario.

Hacía una hermosa y fresca tarde de otoño mientras esperaba a Andrew en la sala de llegadas con una sonrisa incontenible en mi rostro. Estaba segura de que él era el indicado para mí. Tenía tantas ganas de pasar el fin de semana con él, caminar por los acantilados, navegar en el barco de mi padre, salir y visitar amigos. Los vuelos y las facturas telefónicas entre Guernsey y Londres nos costaban a los dos una pequeña fortuna, pero no nos importaba. Era dinero bien gastado.

Uno de mis antiguos novios al principio se había mostrado carismático y encantador. Pensé que era una especie de guardián, pero luego empezó a salir todas las noches y lo que había empezado como amenazas verbales se convirtió gradualmente en algo físico. Siempre estaba muy arrepentido al día siguiente y prometía compensarlo, pero las cosas empeoraron.

Yo odio la confrontación, pero no estaba dispuesta a dejar que me maltrataran. Así que me enfrenté a él, lo cual solo exacerbó la situación. Una noche me dijo que no me fuera nunca, me agarró por el cuello y lo que sucedió a continuación lo describiré como el «incidente de la ventana». Afortunadamente, salí ilesa, pero conmocionada hasta la médula. ¿Qué no me fuera nunca? Habíamos *terminado*. Al día siguiente hice las maletas y regresé a la seguridad de mi hogar en la isla. No pensé que mi ex se atrevería a venir y amenazarme rodeada de mi familia.

Andrew, su polo opuesto, era exactamente lo que yo necesitaba. Él era tranquilo, amable y reflexivo, y se podía confiar en él. Además, no tenía un mal físico y era un marinero de primera. Era una combinación irresistible. Él ya había mencionado la idea de una relación duradera y había dejado claro que estaba a favor. Sin discusiones, sin violencia, las cosas iban mejorando.

Después de instalarme en Guernsey, encontré un gran trabajo en una consulta de fisioterapia privada. Era una clínica muy concurrida y ganaba mucho dinero. Además, Guernsey era hermoso. A diez minutos en coche desde mi trabajo estaba el puerto deportivo, donde podía subirme a un barco y salir a navegar por la noche.

¿Dónde me llevaría mi relación con Andrew? ¿Tendría que renunciar a mi paraíso de Guernsey para vivir en Londres? Si tuviéramos hijos, ¿tendría que criarlos en Inglaterra o estaría dispuesto a vivir en Guernsey? Le daba vueltas en mi cabeza mientras caminaba por la sala de llegadas. Mis esperanzas y sueños, los dos, construyendo un futuro juntos.

Y ahí estaba él, corriendo para darme un fuerte y cálido abrazo. «Hola, cariño», dijo mientras le cogía de la mano y lo llevaba hasta el coche. Era un breve trayecto hasta la casa alquilada que compartía con otra chica. Durante el camino me preguntó tímidamente sobre mi operación el día anterior.

«En realidad, no quiero hablar de eso. ¿Podemos simplemente olvidarnos del tema y salir a cenar? No hay nada que yo pueda hacer respecto al resultado, así que no pensemos en ello ni por un momento».

Pero no iba a ser posible. Nos detuvimos frente a la entrada y cuando miré hacia la casa vi a mi compañera de piso Carol-Ann bajando los escalones para reunirse conmigo. Antes incluso de que yo saliera del coche, me soltó: «¡Jane, tu médico de cabecera te ha estado buscando! Estuvo aquí hace media hora».

¿Cómo? ¿A las siete de la tarde? ¿Un viernes? Miré a Andrew con horror. Ambos sabíamos que aquello no era una buena señal.

«Tengo que llamarle», le dije, con voz temblorosa. Corrí escaleras arriba, cerré la puerta de mi habitación y marqué. El médico insistió en que tenía que venir a verme. «No, por favor, dígamelo ahora», le rogué. «Sé que son malas noticias, de lo contrario no habría venido hasta aquí para verme. No puedo esperar, necesito escucharlo». Así que a regañadientes me lo dijo. Habló con el ginecólogo que me acababa de operar. Necesitaría una histerectomía. Era cáncer. Dijo que ya habían conseguido programar una operación para el martes siguiente en el Hammersmith Hospital. El cirujano había pedido un favor a uno de sus amigos en Londres para que lo hiciera cuanto antes. Me pregunté si creerían que debía de ser lo bastante agresivo para haber avanzado tan rápido sin que nadie se diera cuenta. ¿O es que lo habían pasado por alto? Estaba demasiado abrumada por el diagnóstico para preguntar.

Me daba vueltas la cabeza. Traté de atender sus palabras, pero sentía como si estuviera escuchando la conversación de otra persona. Aquello no podía estar sucediendo.

Colgué el teléfono, me quedé mirándolo durante un minuto y, a continuación, comencé a sollozar incontrolablemente. Mi mundo se había derrumbado. Tenía treinta años, y tenía cáncer. Todavía no había tenido hijos y ahora parecía que nunca los tendría.

Debí de quedarme en mi habitación durante más de una hora. Cuando finalmente bajé las escaleras, logré a balbucear una única palabra: «cáncer». Eso ya lo habían adivinado. El maquillaje descorrido y mis ojos rojos e hinchados contaron la historia. Andrew me abrazó y sugirió que tomáramos un poco de aire fresco.

Envueltos en ropa de abrigo, condujimos hasta un sendero costero y nos sentamos a la luz de la luna en un banco con vistas a los acantilados y al mar. Yo estaba en *shock*. Andrew también. La brillante y feliz nueva relación de repente no era tan brillante. Llevábamos juntos solo dos meses. ¿Sobreviviría nuestra incipiente relación a este inesperado desafío? Estaba profundamente angustiada por el diagnóstico y lo que esto significaba para los dos.

Era joven. Sobreviviría. Estaba segura de ello. Me habían dicho que el cáncer de cuello uterino, si se detecta pronto, es perfectamente curable. Bueno, solo podía esperar que todavía estuviera en una fase temprana.

Pero nunca concebiría a mis propios hijos. ¿Quizás alguien podría hacerlo por mí? Había oído hablar de la gestación subrogada. Todavía tendría mis ovarios. La cuestión de la muerte solo se me pasó por la cabeza brevemente. Tenía muchas otras preocupaciones. ¿En qué medida afectaría la operación a mi vida sexual? ¿Aún podría tener mis propios hijos biológicos usando mis óvulos? Ni siquiera quería discutir estas cosas con Andrew. Me daba pavor que ahora pudiera darle la espalda a la relación. Ya parecía como si un velo invisible hubiera caído entre nosotros. Este diagnóstico iba a cambiarlo todo.

Andrew apenas decía nada. Yo era incapaz de adivinar sus pensamientos, estaba demasiado consumida por los míos. Él no lo había visto venir. No tenía experiencia en lidiar con tal situación y se sentía completamente fuera de lugar. Si hubiéramos estado navegando y el mástil se hubiera caído o el timón se hubiera partido, él habría sido el primero en saber qué hacer. ¿Pero lidiar con una mujer angustiada de treinta años a punto de perder su útero por cáncer?

Mientras yo estaba obsesionada con mi infertilidad, él estaba preocupado por lo grave que podría ser. Fue reconfortante que no quisiera perderme, pero me pregunté si tal vez estaría actuando por un instinto de autoprotección que le impedía acercarse más a mí. Si él empezase a excluirme, mi situación sería mucho peor. Una deprimente sensación de aislamiento empezó a apoderarse sobre mí.

Solo unas horas después de mi diagnóstico, me di cuenta de que los efectos del cáncer se extienden mucho más allá de la enfermedad física. Intenté tranquilizarlo diciéndole que no sentía que me estuviera muriendo, pero me di cuenta de que él no estaba tan convencido de ello. Un diagnóstico de cáncer significa diferentes cosas para diferentes personas. Algunos lo toman mucho mejor que otros, pero este diagnóstico tenía implicaciones para los dos. Era evidente que arruinaría nuestra relación sexual a corto plazo, y yo no tenía ni idea de a largo plazo.

El ginecólogo del hospital del sur de Londres me había dicho solo unas semanas antes que no había nada de qué preocuparse. Siempre me había asegurado que el cáncer de cuello uterino crecía muy lentamente. Yo me había mostrado proactiva, me había hecho una colposcopia, así como varias revisiones. De modo que seguramente lo hubieran detectado en una fase temprana. Ignoré la inquietante duda en el fondo de mi mente de que pudiera haber estado creciendo durante años y tal vez él no había hecho bien su trabajo durante todo este tiempo.

Mientras estábamos sentados mirando hacia el mar, me convencí de que, de alguna manera, todo saldría bien, de que al final saldría victoriosa, incluso si ello suponía alterar mis planes. Quizás pudiera salvar mis ovarios, tal vez congelarlos. Luego, tal vez podría encontrar a una madre subrogante para tener a mi hijo. Tenía que someterme a una operación importante la semana siguiente, pero era joven, podía enfrentarme a esto.

La muerte no era mi preocupación más inmediata. Era tener hijos lo que me importaba. Siempre había soñado con un hogar feliz lleno de risas de niños. De algún modo, no importa lo difícil que resultara, tenía que encontrar la manera de hacer realidad ese sueño.

El resto del fin de semana transcurrió de manera diferente. Cancelamos los planes para vernos con los amigos y nos fuimos a navegar. Andrew y yo hicimos algunos arreglos prácticos, pero la pasión en nuestra relación se había desvanecido. En su lugar había miedo y preocupación. Mis sentimientos iban desde la incredulidad y la ira hasta una tristeza infinita. Todo parecía tan injusto… justo cuando pensaba que había llegado el momento de «vivir felices y comer perdices».

Sabía que tenía que darles la noticia a mis padres. Se quedarían destrozados, sobre todo porque no se habían quedado nada satisfechos con la forma en la que me habían tratado en aquel hospital del sur de Londres. No podía soportar contárselo en persona, así que al final decidí hacerlo por teléfono. Me di cuenta de que mi madre estaba muy angustiada. No obstante, de inmediato se ofreció a viajar a Londres conmigo ese lunes para ayudarme a prepararme para la operación del martes. Nuestra relación había sido difícil en ocasiones, como pueden ser las relaciones madre-hija, pero agradecí su apoyo. No quería rechazar su compañía, aunque sabía que sería una experiencia extremadamente dura para ella.

A mi madre le habían diagnosticado cáncer de mama en fase temprana un par de años antes, pero se había callado el tratamiento para sí misma, y nos había dicho que era solo una ligera «molestia». No se nos daba muy bien lo de compartir nuestros sentimientos, pero yo sabía que a ella le afectaría profundamente tanto mi diagnóstico como la pérdida de fertilidad. Tenía muchas esperanzas de convertirse en abuela y se sentía decepcionada por el hecho de que yo hubiera seguido cancelando compromisos (dos para ser precisos). Nunca le hablé del incidente de la «ventana».

Mis conocimientos sobre el cáncer eran muy básicos, tan solo lo que me habían enseñado como estudiante de fisioterapia, pero parecía obvio que las primeras decisiones eran cruciales. También había algunos médicos y cirujanos mejores que otros. Ya había aprendido esto a un alto precio. Me preocupaba que mi elección pudiera determinar si sobrevivía o no.

Me empujaban hacia la cirugía sin tiempo para pensar o comprobar los antecedentes de mi cirujano. Cuando a uno le diagnostican un cáncer agresivo y de rápido crecimiento es importante poder tomar las decisiones correctas rápidamente, pero yo no tuve oportunidad de dedicarle tiempo a investigar. ¿Era tan agresivo que no podía esperar una semana? Toda aquella urgencia me hizo preguntarme cómo de malo podría ser. Lo único con lo que contaba era un simple ordenador, pero en 1994 no había acceso a Internet. Era imposible investigar sobre posibles formas de salvar mis ovarios o prepararme para aquella importante operación.

Cuando llegué al hospital el lunes siguiente, el cirujano se mostró bastante amable. Yo tenía una larga lista de preguntas para él, entre ellas la cuestión de salvar mis ovarios. Estaba desesperada por salvarlos. Quería saber qué pasaría si el cáncer era peor de lo que todos pensaban.

Me dijo que en el caso de que el cáncer se hubiera extendido a algún ganglio linfático necesitaría quimioterapia y radioterapia. Sin embargo, no ofreció sugerencia alguna sobre cómo salvar mis ovarios, aunque él sabía que esos tratamientos, sobre todo la radioterapia en la pelvis, podían dejarlos inservibles. Le pregunté si tal vez pudiera congelar tejido ovárico de mis ovarios si, al abrir, considerara que iba a necesitar más tratamientos. Me miró y asintió sabiamente ¿Eso era un sí? Supuse que lo era. Rápidamente pasó a comentar la operación y sus riesgos.

Al día siguiente, me desperté aturdida tras una operación de siete horas. En cuanto vi al cirujano, le pregunté exactamente qué había hecho. «¿Ha congelado el tejido ovárico?», Fue mi primera pregunta. Necesitaba que me lo confirmara para poder quedarme tranquila. Fue una sorpresa saber que no lo había hecho. Quizás pensó que el cáncer no era tan grave. Sin embargo, cuando llegaron los resultados de la histología, estos mostraron que el cáncer se había extendido a muchos de mis ganglios linfáticos.

Mientras me decía esto, yo estaba temblando con una mezcla de miedo, furia y decepción. No había duda de que lo siguiente sería la quimioterapia y la radioterapia, y esto acabaría con la función ovárica para siempre. ¿Por qué no había congelado a uno de ellos como yo le había pedido? ¿Cómo era posible que hubiera ignorado mi petición?

Mientras yacía allí, me di cuenta de que no todo estaba completamente perdido. Disponía de una ventana de unas pocas semanas antes de comenzar con la quimioterapia. Vería si aún podía encontrar un especialista en fertilidad, alguien que me ayudara a salvar mis opciones de ser madre. El tiempo era esencial y se esfumaba rápidamente.

La operación había sido compleja y pasaron dos semanas antes de que pudieran darme el alta. Mientras aún estaba ingresada, mi cirujano me recomendó que visitara a un conocido especialista en fertilidad en la planta baja del Hammersmith Hospital. Mis esperanzas se vieron frustradas al instante. No creía que nadie fuera capaz de salvar mis ovarios y, en cualquier caso, opinaba que la subrogación sería demasiado cruel y emocionalmente dura para la madre subrogante. Le había pedido a mi hermana Suzie que me acompañara y, a pesar de ofrecerme noblemente su propio útero, el especialista en fertilidad me dijo sin rodeos que no se podía hacer nada. Era la dureza de su tono lo que resultaba tan impactante. Me sentía tan abatida que apenas pude salir de su consulta. Volví tambaleándome a mi habitación, sostenida por Andrew y Suzie, destrozada por el dolor. Mis hijos se habían ido para siempre y yo no podía recuperarlos.

La infertilidad me resultaba una tortura. Allá donde mirase, en la calle o en la televisión, veía bebés, niños y familias felices. Todos los anuncios parecían estar relacionados con pañales o fórmulas lácteas para bebés. A menos que me alejara de la civilización, me enfrentaba constantemente a mi pérdida. No había escapatoria. El dolor de la infertilidad era como un cuchillo hundido en mi pecho. Todos los días, cuando Andrew iba a trabajar, me acostaba en la cama y lloraba de desesperación y dolor por los hijos que nunca tendría. Mis esperanzas y sueños para el futuro estaban hechos jirones. Me sentía vacía, destrozada. Sentía que ya había muerto.

La ira se fue acumulando dentro de mí. Me sentí violada por el primer ginecólogo, luego reprendida por el especialista del Hammersmith, despojada de mi feminidad, así como de la familia que siempre había deseado. Quería demandarles, pero resultaba imposible si quería curarme. La sola tarea requeriría de mí todo lo que tenía. Permitir que las emociones aflorasen tampoco ayudaría, al igual que la ira y la profunda tristeza que sentía. Además, sabía que el estrés podía empeorar las cosas.

«La quimioterapia solo durará un par de meses, para sensibilizar las células cancerosas a la radioterapia», había dicho mi oncólogo.

«Entonces, si sensibiliza el tratamiento de radioterapia, ¿por qué hay un intervalo de un mes entre los dos tratamientos? ¿Por qué no dan los tratamientos más juntos?», pregunté, confundida. Para mí no tenía sentido.

Bueno, es posible que tenga razón, pero por ahora no tenemos pruebas. No se han realizado ensayos usándolos juntos». Seguramente fuera mejor combinarlos, lo contrario parecía ilógico.

A pesar de que fue un ciclo corto de quimioterapia, perdí la mayor parte de mi pelo y tenía muchas náuseas. No podía estar segura de que hubiera apagado mis ovarios, pero sabía sin ninguna duda que la intensa radioterapia que venía después lo haría.

Cuando los primeros rayos de radioterapia pasaron a través de mí, eliminando efectivamente cualquier posibilidad de que mis ovarios volvieran a funcionar, lloré en la mesa de radioterapia. Los radioterapeutas se arremolinaban, sin saber qué decir para ayudar, ofreciendo pañuelos. «¿Se encuentra bien?», me preguntaron. Por supuesto que no. Quería, gritar y chillar. «¿Sabéis lo que habéis hecho? ¡Asesinos! ¡Habéis matado a mis futuros hijos!». Evidentemente, solo estaban haciendo su trabajo. No era culpa suya. En lugar de eso, me quedé allí en silencio, con las lágrimas cayendo por mis mejillas.

Mis hormonas se desplomaron hasta cero. No me habían advertido de eso. En un instante pasé de ser una mujer apasionada y hormonal de treinta años a una menopausia instantánea. Pocos entenderán cómo es eso. Ya es bastante duro para muchas mujeres cuando sus niveles de estrógeno disminuyen de forma natural con la edad, pero que una mujer joven y sugerente perdiera sus hormonas de la noche a la mañana era, cuanto menos, traumático. Sin previo aviso, mi cuerpo se acaloraba en los momentos más embarazosos. Todas las noches estaba tan empapada en sudor que tenía que quitarme de encima las sábanas y correr hacia la ducha.

Los ovarios no solo producen hormonas femeninas, sino también una pequeña cantidad de testosterona. Debido a mi carácter tan deportivo, creo que tenía más cantidad de la que me correspondía. Sin mi mezcla normal, mi estado de ánimo era bajo, mi deseo sexual era comprensiblemente nulo y mi piel estaba pálida y seca. A largo plazo, mi cabello podría volverse más fino y corría el riesgo de sufrir osteoporosis y enfermedades cardíacas. Con tristeza, asumí que, dado que nadie me había ofrecido terapia hormonal, eso significaba que debía evitarla. Quizás las hormonas habían jugado un papel a la hora de activar el cáncer. El cáncer de mama de mi madre había sido potenciado por los estrógenos. Al menos ya no tenía el periodo, pero esto no servía para compensar todo lo que había perdido. Mi estado de ánimo ahora estaba permanentemente bajo. Ya no tenía ganas de vivir; no había modo. Nada. Las hormonas juegan un papel importante en la definición de quién eres como persona. Sin ellas, quedaba poco de «mí».

Cuando me miraba al espejo, ya no me reconocía. Me parecía vagamente a la antigua Jane, pero la persona que me devolvía la mirada tenía un aspecto diferente. Y me sentía diferente. Estaba casi calva y había ganado unos diez kilos gracias a los esteroides, varios ciclos de antibióticos y el consuelo que me proporcionaba la comida. ¿Dónde estaba la chica alegre y despreocupada a la que le gustaba navegar y hacer *surf*? ¿Se había ido para siempre? Mi relación con Andrew se convirtió en un caos. Nos hallábamos en una situación completamente inesperada para la que ninguno de los dos estaba preparado. Yo sabía que a él le estaba resultando difícil acercarse a mí. Aunque lo comprendía, le resultaba increíblemente doloroso aceptarlo. Me decía cosas que me parecían poco comprensivas y dolorosas, como «¿Vas a estar siempre resentida y enfadada?». Bueno, pues si te pones así, sí, lo estaré. Me molestaba que pareciera incapaz de comprender o empatizar, o de darme el tiempo que necesitaba para superar el terrible diagnóstico. Echando la vista atrás, me doy cuenta de que debí de sufrir una especie de trastorno de estrés postraumático.

A mí no me parecía que mi mal humor estuviera injustificado en absoluto. Tenía todo el derecho a estar molesta, furiosa, devorada por el dolor. Aquello tuvo un efecto desastroso en nosotros como pareja. No podíamos hablar del futuro, no podíamos hacer planes. No teníamos ni idea de lo que nos esperaba. Las conversaciones eran forzadas y superficiales. Al cabo de unos meses, nuestra relación comenzó a enfriarse y a romperse lentamente. Estábamos teniendo verdaderas dificultades. Para Andrew, el concepto de paternidad no era primordial. No iba ligado a su ser, como lo era la maternidad para mí.

Gracias a la cirugía, el sexo no era lo que había sido. Necesariamente hubo algunos meses de abstinencia y cuando finalmente se reanudó la acción, resultó una agonía. Resultaba increíblemente deprimente, pero yo trataba de poner buena cara. No quería que él supiera lo doloroso que era realmente. Afortunadamente, él era un amante cariñoso y considerado, pero yo no tenía idea de si volvería a ser «normal», sin dolor y placentero. Los médicos me aseguraron que las cosas mejorarían lentamente, pero este aspecto de nuestra relación me creaba una enorme inseguridad. ¿Por qué iba a querer nadie permanecer conmigo?

En el pasado, nunca había tenido problemas para conseguir y conservar novios. Había estado comprometida dos veces. Nunca había estado desesperada por sentirme amada y necesitada. Las relaciones se habían desarrollado según mis términos. Pero ahora, todo eso parecía haber cambiado. Había dejado de ser un buen «partido». En lugar de eso, me encontraba entre los desechos, rechazada por el sexo opuesto. Sentía desesperación ante lo mucho que el cáncer se imponía en cada faceta de mi vida. Era abrumador tener que lidiar no solo con la enfermedad, sino también con las complicaciones emocionales y económicas que la acompañan. Mentía sobre cómo me sentía para mantener felices a amigos y familiares. Escuchaba y permitía que otros tuvieran voz en mis tratamientos. Constantemente me preocupaba por mostrarme entera delante de todos, ponerme esa máscara, fingir que estaba bien cuando lo único que quería hacer era llorar y dar marcha atrás en el tiempo.

Mi relación con Andrew se volvió tan difícil que, con gran desgana y pesar, decidí que necesitábamos estar un tiempo separados. Era consciente de que me estaba volviendo demasiado exigente y asfixiante con conversaciones sobre niños y el futuro. Él no era capaz de ver lo mucho que me esforzaba por tener esperanzas y no estaba preparado para esas discusiones. A pesar de que mi instinto me decía que me quedase, sabía que tenía que recuperarme, encontrar la manera de ser fuerte y demostrar que podía arreglármelas por mi cuenta. Dependía demasiado de él. Debía darse cuenta de que todavía me quería a su debido tiempo. Me dolió profundamente, pero una vez más me vi dejando una relación, huyendo, reservando un vuelo de regreso a Guernsey, mi isla santuario. Le dije que me iría a casa con mis padres y que volvería al trabajo. Sin embargo, tampoco quería que mis padres vieran el alcance de mi dolor y desesperación. Alquilé una cabaña por mi cuenta, resistiéndome a su ayuda, a pesar de que los tratamientos me habían debilitado y cansado.

Estar sola no hizo más que hundir aún más mi estado de ánimo. Me sentía enormemente aislada e incomprendida. Para aumentar mi desdicha, mi rodilla, antaño dañada por un accidente de esquí, ahora me dolía tanto que apenas podía caminar. Y la otra pierna mostraba signos de linfedema temprano debido a todos los ganglios linfáticos que habían sido extirpados durante la cirugía, una afección crónica que causa hinchazón en los tejidos corporales. Estaba hecha un caos inflamatorio, un caos hormonal; mi cuerpo era poco más que un montón de escombros lleno de cicatrices.

Mi mundo entero se había desmoronado. Sabía que no volvería a estar completamente bien. Me sentía perdida, en un cuerpo que ya no reconocía, con pensamientos que nunca antes habían tenido. Estaba consumida por el dolor, no solo por la devastadora pérdida de mis futuros bebés, sino también por la pérdida de mí misma. Yo solo quería morir.

En mi punto más bajo, me encontré hablando por teléfono con los samaritanos. Una vez colgué el teléfono, me sentí avergonzada. ¿Cómo había llegado a esto? ¿Estaba pensando realmente en suicidarme? Nunca podría hacer pasar a mi familia y amigos por ese tipo de dolor.

No. Me eché a mí misma una reprimenda. La autocompasión no era una forma de mejorar. ¿Dónde estaba la Jane luchadora? ¿La mujer que había sido antes del cáncer? ¿De verdad iba a dejar que esto me matara? ¿Ganaría ese especialista incompetente? Necesitaba encontrar algo que me diera alegría. Necesitaba darle a mi vida sentido y plenitud.

Traté brevemente de volver a trabajar como fisioterapeuta, un trabajo que me encantaba. Sin embargo, ahora los pacientes que se quejaban de los problemas más triviales, sencillamente, me irritaban. Mi compasión se había desvanecido. Estúpidamente había pensado que el trabajo podría ayudarme a distraerme, pero ¿cómo podría sentirme comprensiva con un esguince de tobillo cuando estaba lidiando con un cáncer? Era inútil.

Dejé de fumar y en su lugar me concentré en vender *BATHrobics*, un divertido libro de ejercicios para hacer en la bañera que había creado antes de enfermar, y que hasta entonces se había vendido bien en las librerías y a través del catálogo de la revista *Innovations Catalogue*. El libro pasó a ser un rotafolio que se pegaba a un lado de la bañera mediante una ventosa de goma. Este diseño novedoso y práctico resultó muy popular. Dediqué mis energías a promocionarlo y aumentar las ventas. Irónicamente, acababa de empezar a escribir un nuevo ritual de ejercicios para madres embarazadas cuando caí enferma. Tomé la decisión de terminarlo y publicarlo antes de fin de año, aunque me resultó una tortura. Estaba decidida a encontrar la manera de ser madre y juré que algún día le regalaría un ejemplar de *BATHrobics for Pregnancy* a la madre subrogante que llevara a mi bebé. Yo lo haría posible. Era la única forma en que podía manejar el dolor.

No obstante, todavía seguía habiendo poca alegría en mi vida. Afortunadamente, mi pasión por la navegación y el mar acudió al rescate. Salía a navegar por las tardes en Guernsey y viajaba de regreso al Reino Unido los fines de semana para competir con el *Assuage*. Poco a poco sentía que iba recuperando mi fuerza interior. Me estaba poniendo más en forma. Por fin, un médico me recetó algunas hormonas para reemplazar las que había perdido. Empecé a sentirme más como la antigua yo. Andrew comenzó a ver que, debajo de la criatura afligida que tenía ante sí, yo seguía siendo la misma persona, la mujer que amaba. Un día después de salir a navegar, me invitó a cenar. «Va a hacer falta un tiempo para tenerte recuperada y a tope de energía», dijo. «Pero estoy aquí, a tu lado, para ayudarte con todo esto. Yo creo en ti y te amo. Quiero que regreses a Londres y vivas conmigo».

Lloré de alivio. ¡Gracias a Dios! Tenía muchísimas ganas de olvidar el cáncer, de seguir adelante con mi vida, reparar mi cuerpo roto y reparar lo que había perdido. No obstante, la cuestión de mi fertilidad excedía mi capacidad de reparación y el tema de los niños aún seguía pendiente entre nosotros.

Seguía llorando, por mi cuenta, cuando nadie miraba. Cuando iba a las revisiones, era difícil ocultar mis sentimientos y mi dolor. Los médicos estaban comprensiblemente preocupados por mi salud mental. Me ofrecieron *Prozac,* pero me negué. Ningún antidepresivo me devolvería mi fertilidad o curaría mi linfedema. Así que, en lugar de eso, me enviaron a terapia. Yo tenía dudas de que aquello me fuera a ayudar, pero estaba dispuesta a intentarlo.

La terapeuta escuchaba mis problemas, ofreciendo como consuelo algún que otro cliché, pero su principal tarea a lo largo de aquellas sesiones fue la de suministrar un sinfín de pañuelo mientras mi dolor salía a borbotones. Fue muy amable, pero no aportó soluciones prácticas. Andrew, quien me acompañó un par de veces, fue gran parte de la solución. En última instancia, la terapia agravó mis problemas, sobre todo porque Andrew era inamovible con respecto a tener hijos. Yo sabía que a él le preocupaba la posibilidad de acabar siendo un padre soltero. Aun así, sabía que estaba a mi lado, sólido como una roca.

La subrogación requería que estuviéramos casados y él también parecía reacio a este asunto. Su falta de compromiso me estaba matando. ¿Era en el fondo un romántico que solo necesitaba hacer las cosas a su propio ritmo? Mi situación exigía el consuelo de saberlo. Luché con mi voz interior, que a veces me decía que me alejara. Mi yo anterior no habría tenido ningún problema con esto, pero la infertilidad y el cáncer hacían que las decisiones fueran mucho más complicadas. Quería terminar con esto, seguir adelante y volver donde estábamos al principio, si es que eso era posible.

De lo que no me había dado cuenta era de que los médicos habían sido mucho más sinceros con él que conmigo. Ante mí se habían mostrado optimistas y positivos, y me habían dado la impresión de que sobreviviría, mientras que a Andrew y a mi familia les contaron una historia muy diferente. Resulta que esto no es infrecuente en los pacientes con cáncer. A menudo son los últimos en enterarse de la gravedad de su situación.

El punto de inflexión llegó una noche cuando Andrew y yo estábamos en casa. Acabábamos de ver una película, estaba cansada y a punto de levantarme del sofá e ir a la cama cuando se volvió hacia mí y me detuvo.

«He estado pensando mucho en lo de tener hijos. Lamento que me haya resultado tan difícil hablarlo hasta ahora, pero he decidido que estoy listo», dijo.

«¡¿Cómo?! ¿En serio? ¿De verdad quieres hijos? ¿No lo dices solo para animarme?» «¡Créeme, no he dejado de pensar en ello! Siempre he querido tener hijos. Sé que aún no te han dado el visto bueno y todavía sigo preocupado por ti. Me tenía que poner en el peor de los casos, pero creo que puedo encargarme de ser padre yo solo si sucede de nuevo». Lo rodeé con mis brazos y le juré que no iba a morir. De ninguna manera. Esto era lo que había estado esperando. ¡Planeábamos un futuro! El alivio fue inmenso. Nos quedamos despiertos hasta tarde discutiendo las opciones. Andrew pensaba que la adopción sería la mejor opción, aunque yo estaba mucho más a favor de la gestación subrogada. En su opinión, debíamos abordar este problema juntos y, si optábamos por la subrogación, de alguna manera, le parecía egoísta que nuestro hijo tuviera sus genes y no los míos

De lo que no se daba cuenta era de que elegirlo a él *implicaba* elegir sus genes, que lo que hacía de Andrew *Andrew* era parte de la ecuación. Si yo eligiera a una madre biológica, ¿no estaría yo, en efecto, seleccionando los dos conjuntos de genes del bebé? El niño aún sería mi creación.

Aun así, sabía que el proceso de gestación subrogada no sería fácil. ¿Quién se iba a hacer cargo de una mujer que hubiera pasado por un cáncer?

No quería descartar ninguna opción, por limitadas que fueran, así que escribí cartas y esperé. Me puse en contacto con las agencias de adopción y, a pesar de las preocupaciones de Andrew, escribí a COTS (Childlessness Overcome Through Surrogacy), la organización de subrogación fundada por Kim Cotton en 1988. Yo esperaba tener que pelear con las agencias, ya que imaginaba que probablemente me rechazarían por motivos de salud.

No me equivoqué. Pronto llegó una negativa de una agencia de adopción, afirmando que necesitaba estar libre de cáncer durante al menos cinco años antes de poder ser considerada como candidata. Esta era exactamente la respuesta que esperaba.

En cinco años cumpliría treinta y cinco, demasiado mayor para los estrictos criterios de las agencias. Una vez más, el tiempo no estaba de mi lado. A mí me parecía joven, muchas mujeres se estaban convirtiendo en madres a los cuarenta, pero es lo que había. De hecho, Andrew tenía muchas más posibilidades de adoptar como hombre soltero que nosotros como pareja casada.

Si bien se disculpaba, la carta continuaba argumentando que el niño, además de lo que ya había pasado, podría sufrir una pérdida emocional todavía mayor en caso de que yo muriera. Entendía este punto de vista y me di cuenta de que tenía poco sentido impugnar esta decisión. Aun así, no pude evitar volver a mirar las fotos de los niños, con sus caritas mirando a la cámara, tan desesperados por alguien que les diera amor. Se me rompía el corazón. Yo podría haberles ofrecido un hogar estable, seguro y lleno de amor. Nunca llegaría a ninguna parte con sus rígidas normas y actitudes ciegas. Enfadada, tiré la carta a la basura.

Con la adopción fuera de la ecuación, convencí a Andrew de que concentrara sus energías en la subrogación. Todavía le preocupaba que fuera un arreglo injusto, pero a falta de otras opciones estaba conmigo. La subrogación, esperaba, finalmente proporcionaría las piezas que faltaban en mi vida. Y así comenzó la ardua tarea de encontrar una madre subrogante adecuada y quizás también una donante de óvulos. COTS era una agencia joven y tardamos mucho tiempo en ser incluidos en su listado de solicitantes.

En general, la gente veía estos arreglos no solo como algo extraño, sino también arriesgado. Los artículos de prensa sesgados y sensacionalistas no ayudaban. Una historia que leí era acerca de una madre subrogante que se había quedado con el bebé. Esto era algo que también nos preocupaba. ¿Hasta qué punto puedes confiar en alguien en estas circunstancias? El artículo sugería que el problema apareció al sentirse ignorada, lo que la llevó a pensar que el bebé no era lo suficientemente deseado. No parecía tener nada que ver con un vínculo emocional entre la madre y el bebé. A partir de aquel informe, se empezaron a realizar más comprobaciones de antecedentes de las subrogantes, por lo que encontrar mujeres preparadas para asumir un acto tan extraordinario de altruismo y que las evaluaran adecuadamente para verificar sus buenas intenciones llevaba su tiempo. Si alguna vez llegaba a encontrar a una madre subrogante la mimaría hasta la saciedad.

Sabía que debía esperar la mágica cifra de cinco años hasta recibir el «visto bueno» antes de comenzar este proceso, pero no había nada malo en averiguar cómo hacerlo mientras tanto. Ya había reunido información por mi cuenta sin decírselo a Andrew. Necesitaba desesperadamente una pizca de esperanza.

COTS finalmente envió una lista de posibles sustitutas con sus perfiles: dónde vivían, su edad, peso, educación, trabajo, pasatiempos, etc. Un jueves por la noche estaba hojeando algunos de los perfiles y leyendo el boletín de COTS, cuando sonó el teléfono.

Era mi padre. Él nunca llamaba, siempre lo hacía mi madre. Sabía que algo grave debía haber sucedido. Con la voz quebrada, me dijo que el cáncer de mama de mi madre se había extendido ahora a su hígado. Casi se me cae el teléfono. Sabía que una vez que la enfermedad se extendía al hígado, los pulmones o el cerebro, aquello solo significaba una cosa. Estaba en fase IV, terminal, con solo sesenta años. Era demasiado joven para morir.

# Capítulo 3
## ¡DÍGAME LA VERDAD!

Inmediatamente sentí un fuerte sentimiento de solidaridad hacia mi madre. Sabía lo sola y aislada que uno se siente al ser diagnosticado, pero esto era peor aún, ahora se enfrentaba a una sentencia de muerte. Solo alcanzaba a imaginar lo terrible que podía ser aquello. De inmediato, inicié una búsqueda frenética de cualquier cosa que pudiera ayudarla; sabía perfectamente que el tiempo no estaba de su parte y que la medicina convencional por sí sola sería no serviría de nada.

En 1996 todavía había pocas referencias en Internet, pero encontré algunas historias de personas que habían logrado sobrevivir al cáncer cambiando radicalmente su dieta. Cuanto más buscaba, más empezaba a preguntarme por qué algunos de estos tratamientos y dietas modificadas no eran sugeridos o explorados por más pacientes con cáncer.

A medida que profundizaba en el mundo de los tratamientos alternativos, comencé a averiguar datos sobre el cáncer que nadie me había contado nunca. Por ejemplo, aprendí que la glucosa alimenta a la mayoría de los cánceres y que IGF-1 (una hormona del crecimiento similar a la insulina que se encuentra en altos niveles en los productos lácteos y en la carne) intervenía en su crecimiento.

¡Guau! ¿Cómo no lo había sabido antes? Las células cancerosas tienen muchos receptores de glucosa en su superficie para «alimentarse» de glucosa y obtener la enorme cantidad de energía que necesitan para replicarse. Leyendo más, averigüé que siempre tienen hambre. Su insaciable apetito por nutrientes las ayuda a llevar a cabo su implacable proliferación, dándoles tanto los componentes básicos como la energía para seguir duplicando su tamaño. Parecía que todo el enfoque de los tratamientos convencionales se centraba en las mutaciones genéticas y la división en el núcleo celular. ¿Y si nos ocupamos también del metabolismo alterado? ¿Por qué no se ha abordado esta cuestión?

Aprendí que el cáncer no sobrevive en ambientes aeróbicos. Prefiere condiciones anaeróbicas y un proceso llamado glucólisis (una descomposición de la glucosa en el citosol, no en las mitocondrias) para poder «fermentar» y crecer, un poco como fermentan las levaduras. Este proceso de «fermentación» es una forma tremendamente ineficiente de producir energía, casi como si la célula hubiera vuelto a los tiempos primitivos en los que en el mundo no había oxígeno. Descubrí que el cáncer envía mensajes y señales para construir nuevos vasos sanguíneos para alimentarse (un proceso llamado angiogénesis) y que necesita otros factores para alimentar su crecimiento exponencial. Y descubrí también la importancia de mantener un sistema inmunológico en buen funcionamiento, algo que, irónicamente, se pierde con demasiada quimioterapia. Nunca me habían hablado de nada de esto.

Como fisioterapeuta plenamente capacitada, sentía que debería haber sabido todo esto, o haberlo aprendido cuando me diagnosticaron. Pensaba que había sido una grave negligencia, pero daba la sensación de que ni siquiera los propios médicos acababan de entender estos hechos o, al menos, cuestionaban su importancia. Cuando les pregunté, me dijeron que nunca se había demostrado que las dietas ayudaran. Les pregunté si alguna vez se habían realizado ensayos. Su respuesta: «no». Examinar dietas era notoriamente difícil, pero eso no significa que no funcionaran, ¿verdad? ¿Y qué hay de ocuparse del sistema inmunológico? Es inútil. El sistema inmunológico estaba tan abrumado por el cáncer que no lo trataba como una fuerza invasora. Al creer que el cáncer era solo una parte más del cuerpo, el sistema inmunológico ya no lo atacaba, por lo que no tenía mucho sentido abordar ese aspecto. Esto me pareció un argumento derrotista. Quizás el tumor necesitaba ser «apagado» de alguna manera para permitir que el sistema inmunológico se activara nuevamente. ¿Cómo se puede lograr eso? ¿Quizás ralentizando o apagando el metabolismo alterado del cáncer?

La oncología no era una especialidad con la que yo estuviera familiarizada como fisioterapeuta. Por ese motivo había depositado toda mi fe en mis colegas de la profesión médica para recuperarme. En ese momento ni siquiera cuestionaba los tratamientos que me administraban. Apenas dediqué tiempo a investigar cómo de eficaces eran realmente o si existían terapias complementarias que pudieran ayudar. Naturalmente, había dado por hecho que estaba recibiendo el mejor tratamiento posible. Creía en las garantías que los médicos me habían ofrecido de que me curaría.

Durante las siguientes semanas, mientras veía morir a mi madre, mi dolor solo se intensificó. Era deprimente darse cuenta de que la profesión oncológica no estaba abordando lo suficientemente el cáncer. Mi estado emocional debía ser enormemente perjudicial para mi sistema inmunológico y me sentía culpable de que mi propio diagnóstico de cáncer, a su vez, hubiera afectado profundamente a mi madre. Nada de lo que le dije pudo persuadirla de eliminar o reducir el azúcar y los carbohidratos refinados de alto índice glucémico en su dieta. Por otro lado, tomar suplementos no era algo para lo que ella estuviera preparada.

En cualquier caso, creo que probablemente fuera demasiado tarde para salvarla. Como muchos de su generación, adoraba a su médico. Ella hacía a ciegas todo lo que él le decía, como comer pastel y galletas para «alimentarse» y «tener energía». Yo era la única que le decía que intentara algo diferente, pero yo no era más que una fisioterapeuta, mientras que otros miembros de mi familia son médicos. No es que estuvieran abiertamente en contra de lo que yo proponía, pero me daba cuenta de que pensaban que mis esfuerzos eran inútiles y apenas servían de nada. Fue frustrante y doloroso ver a mi madre consumirse, pero para entonces ya había sufrido demasiado daño en su cuerpo tanto por el cáncer como por la quimioterapia. Lentamente, se fue debilitando cada vez más hasta que estuvo postrada en la cama, y una noche a principios de octubre, finalmente, murió en paz en casa junto a mí, mi padre y mi hermano abrazándola en sus últimos momentos.

Aunque fue algo pacífico, resultó devastador presenciarlo. Nunca lo olvidaré. Me sentí enormemente indefensa e impotente. De nuevo, toqué fondo. La medicina moderna me había defraudado a mí y también a mi madre. La muerte, de repente, se volvió muy real, ya no era algo ajeno, de otras personas. Yo tenía poco más de treinta años y, de repente, no me sentía tan invencible como cuando desarrollé cáncer por primera vez.

Sabía que tenía que investigar más y prepararme por si el cáncer regresaba. Gracias a la confusa y engañosa clasificación y estadificación del cáncer de cuello uterino, en ese momento empecé a darme cuenta de que mi cáncer en «fase Ib» era, de hecho, fase III, al igual que en muchos de mis ganglios linfáticos. Estaba a solo un paso de un diagnóstico terminal de fase IV.

Durante los meses posteriores a la muerte de mi madre, no solo sufría profundamente su pérdida, sino que me perseguían visiones de mí misma en ese lecho de muerte. En lugar de verla, me imaginaba a mí tendida allí, mirando a lo lejos, respirando por última vez.

Aquello fue una importante llamada de atención. No necesitaba más aliento. El impacto y el trauma de esta experiencia me hicieron contemplar mi vida con nuevos ojos. Tenía mucho por lo que vivir. No lo sabía en ese momento, pero su muerte iba a salvarme la vida. Su fallecimiento se convirtió en el trampolín para un cambio radical en mi propia salud. Comencé a modificar mi dieta, hacer más ejercicio, investigar más y prestar más atención al hecho de que mi cuerpo hubiera sufrido cáncer. Había concentrado toda mi energía en la infertilidad, pero ahora ya no intentaba esconder la enfermedad debajo de la alfombra como si nunca hubiera existido. Sabía que mi salud exigía toda mi atención, que el cáncer era una lección que hasta ahora me había negado a escuchar.

Tenía que reducir mis niveles de azúcar al mínimo, así que eliminé muchos carbohidratos simples como el pan y el azúcar (aunque en esta etapa no lo llevé lo suficientemente lejos) y eliminé los lácteos y la mayoría de la carne, ya que ambos contienen hormonas IGF-1, las cuales favorecen el crecimiento del cáncer. De todos modos, rara vez comía carne roja, pero ahora eliminé los alimentos que fomentaban la inflamación, como las patatas, los tomates, el ruibarbo, el pomelo y las fresas. Pensaba que eran demasiado ácidos y parecían estimular una reacción inflamatoria en mi cuerpo. Me daba cuenta de ello. Acababa de pasar por una operación de rodilla por el accidente de esquí y mi articulación me dejaba claro al día siguiente si había cometido algún error dietético. La inflamación parecía ser una fuerza impulsora del cáncer y si lo que comía provocaba inflamación en mi rodilla, tal vez también podía potenciar el cáncer.

Controlar mi dieta significaba prestar mucha atención a cómo me afectaban los alimentos, si me sentía cansada después, si estaba hinchada o tenía dolor en las articulaciones. Eliminé alimentos e hice listas de todo lo que comía para tratar de averiguar qué alimentos no me sentaban bien. Hubo mucho ensayo y error, y me llevó algún tiempo determinar qué alimentos eran un problema. Hoy en día existen pruebas para detectar anticuerpos IgG, por lo que los alimentos perjudiciales se identifican fácilmente. Resulta mucho más sencillo que este método de acertar o fallar, el cual requería mucho tiempo y era inexacto. El trigo y los lácteos, al parecer, eran los más dañinos. Cambié el té normal por té verde y comencé a tomar zumos. Reduje el consumo de alcohol y empecé a tomar más suplementos. Si el cáncer volvía, estaría preparada. Ya estaba tomando suplementos de glucosamina para mi rodilla, pero aumenté mi ingesta de vitamina C y otras vitaminas.

Resultó que el sulfato de glucosamina era algo bueno. Es un gran probiótico, excelente para mantener un intestino sano, un hecho que todavía se desconoce en gran medida, e iba a descubrir que también es un inhibidor de la metaloproteasa de la matriz (más sobre esto más adelante, pero, en resumen, ayuda a detener la progresión del cáncer). Sin embargo, con el beneficio de la retrospectiva ahora me doy cuenta de que puedo haber estimulado mi enfermedad al tomar vitamina C y vitamina E por vía oral. Supuse que, al hacerlo estaba previniendo una «metástasis» en la que el cáncer envía una masa de pequeñas células satélite y golpea una nueva zona del cuerpo. Lo que todavía tenía que aprender era que los suplementos para la *prevención* del cáncer son totalmente diferentes a los que se necesitan cuando ya se tiene cáncer. La suposición de que lo había superado resultaría totalmente errónea.

A finales de 1998 comencé a tener una tos persistente. Yo no soy la clase de paciente que corre al médico ante el más mínimo cosquilleo, pero estaba preocupada. Ahora sabía lo suficiente sobre mi cáncer como para saber que los pulmones eran el lugar más probable de propagación. Así que, naturalmente, esta nueva molestia me parecía extremadamente preocupante. Estaba en alerta máxima.

El médico me dijo que tenía una infección en el pecho, eso era todo, pero un ciclo de antibióticos no la eliminó. Probé otro ciclo, que nuevamente falló, así que decidí adoptar la táctica de esperar a que se fuera por sí sola. No fue así. Cada vez que volvía al médico, me recetaban otro ciclo de antibióticos y aparecía otro «problema», como si estuviera pelando las capas de una cebolla. Una infección esconde otra.

Dos meses después, todavía seguía tosiendo mucho. Ya no estaba dispuesta a aceptar que era solo una infección más, así que volví al médico y le pedí una radiografía urgente. Mi médico de cabecera lo hizo debidamente y esa misma tarde fui hasta el departamento de radiología del Chelsea and Westminster Hospital con mi solicitud de rayos X en la mano y temor por lo que revelaría.

Le dije a la radióloga que ya había recibido tratamiento por cáncer y que temía que se hubiera extendido. Le pregunté si podía tomar una radiografía lateral también, ya que el médico de cabecera había puesto solo una vista lateral en el formulario de solicitud. Una «vista lateral» es de lado a lado. Otro ángulo ayuda a descartar cualquier sospecha. Unos treinta minutos después, salió sonriendo. Dijo que lo habían mirado y que no había nada de qué preocuparse, todo parecía perfectamente claro y no era necesaria una vista lateral.

¡Uf! Realmente debería tratar de dejar de preocuparme así, me dije. Me estaba comportando como el típico paciente con cáncer, angustiada por cualquier molestia y dolor. No obstante, las pruebas ya me habían decepcionado antes...

Dos meses después la tos seguía apareciendo y desapareciendo. Mi duda persistente seguía creciendo. Había iniciado procedimientos legales contra el primer ginecólogo y el hospital del sur de Londres, y mi confianza en la profesión médica estaba en su punto más bajo. ¿Por qué de repente mis pulmones habían empezado a darme todos estos problemas y por qué no se solucionaba con antibióticos? El médico me tachaba constantemente de ser una «agonías».

Entonces, un domingo por la tarde de agosto, después de un ataque de tos, sentí el sabor de la sangre en la boca. ¡Guau! ¿Era realmente sangre? No le dije nada a Andrew, pero en silencio subí las escaleras para toser en el lavabo del baño. Justo delante de mí, tan claro como el día, había una gran mancha de sangre. ¡Ay, Dios! ¿Podría esto significar algo más? Me senté en el borde de la cama tratando de no entrar en pánico. ¡Piensa, Jane! ¿Había comido algo que me raspó la garganta? Tosí de nuevo y ahí estaba, aún más sangre. Mierda. Mierda. Mierda.

Llamé a Andrew. Se quedó mirando la sangre, pero de alguna manera se mantuvo tranquilo. Quizás no lo entendió del todo. Incluso después de explicarle la gravedad de lo que estaba mirando, seguía con un rostro inexpresivo. Se le daría genial el póquer. Con frecuencia, encontraba irritante su aparente falta de emoción, pero en un momento de crisis como este, su enfoque lógico, tranquilo y práctico resultó increíblemente útil.

Nos sentamos allí, tratando de averiguar cómo proceder mejor a continuación. ¿Dónde debíamos ir? Ya no podía confiar en el Chelsea and Westminster Hospital. Tenía la sospecha de que mi radiografía no se había interpretado correctamente. Decidimos regresar al Hammersmith Hospital, donde había recibido todos mis tratamientos anteriores en 1994 y 1995.

Era un trayecto más largo y habría hecho cualquier cosa para evitar volver a entrar en ese hospital. Los recuerdos y el trauma de todo eso me habían dejado con un miedo y un odio profundamente arraigados hacia ese lugar. A regañadientes, nos dirigimos de regreso al lúgubre y ruinoso edificio, *La casa de los horrores*...

En emergencias, ese domingo por la noche el personal estaba tratando de lidiar con hordas de pacientes exigentes y enojados. Un anciano que claramente había bebido mucho se había cortado accidentalmente un dedo. Estaba gritando y acusando a todos de ser unos inútiles, con el dedo en una bolsa de hielo. Quizás fueran unos inútiles, es difícil de decir. Seguramente, alguien debería haberlo llevado a operar de inmediato.

La sangre seguía llegando a mi boca cada vez que tosía. ¿Cuánto tiempo tendríamos que esperar? Después de aproximadamente una hora fuimos atendidos por un médico residente, joven y nervioso que nos condujo a un *box*. Hizo las preguntas habituales sobre el historial médico, luego probó todas las venas que pudo encontrar en mis brazos y manos para obtener una muestra de sangre. Estaba a punto de agacharse para probar en los pies cuando le sugerí que tal vez alguien más debería intentarlo. Andrew nunca ha sido muy bueno con la sangre y las agujas y tuvo que salir del cubículo porque se sentía débil. «¡Un paso al frente!», bromeé a través de la cortina. Me sentía como un alfiletero.

Después de eso, me llevaron a hacerme una radiografía. Todavía me decía a mí misma que debía haber sido algo duro que había comido durante el almuerzo, pero la sangre todavía estaba allí, seguía sangrando. De hecho, había empeorado. Tal como solía decirme mi asesor comercial: «No hay nada de lo que valga la pena preocuparse, a menos que vayas a morir. Y si vas a morir, no tiene sentido que te preocupes». Un mantra que de alguna manera no encajaba en el contexto de la enfermedad, donde la posibilidad real de dolor y sufrimiento está ahí delante, pero decidí que tenía razón, me quedaría tranquila y con una actitud positiva hasta que supiéramos exactamente con qué estábamos lidiando. Mantente enfada en el presente, Jane. Respiraciones profundas, lentas y tranquilas.

Me aseguré de que el radiólogo tomara tanto una vista posterior-anterior como una vista lateral. Entonces, Andrew y yo nos sentamos a esperar y esperar. Un médico residente salió a vernos. Parecía muy preocupado. «Solo tengo que conseguir que otra persona compruebe esto», dijo. Bien, quería que lo revisaran correctamente. Incluso si regresaba diciendo que todo estaba bien yo iba a llevarme una copia y pedir, al menos, una segunda opinión. Quería estar cien por cien segura de que no había nada allí. Había dejado de tener fe y de confiar en una sola opinión para cualquier tema relacionado con el cáncer.

Empezamos a hojear revistas y tratamos de no pensar demasiado en ello. Aun así, abordamos la pregunta: «¿Y si...?». Me preparé para cualquier mala noticia y llegué a la conclusión de que, cualquiera que fuera el resultado, ahora estaba lo bastante informada sobre el cáncer en fase IV como para que al menos pudiera intentar vencerlo. Saber por dónde empezar a buscar información era algo de lo que ya me había ocupado. Tenía una ventaja. Seguimos esperando. Pasaron un par de horas. «No pasa nada, es normal en un servicio ambulatorio lleno de gente», me dije. Era típico del NHS, demasiados pacientes y muy poco personal. Eran alrededor de las nueve de la noche y a Andrew le estaba entrando hambre. Yo estaba demasiado preocupada para comer y no quería que él se alejara y me dejara sola en caso de que nos llamaran. Así que nos sentamos allí tratando de mantenernos optimistas. Pero el personal del mostrador actuaba de manera extraña. Parecía como si estuvieran hablando en voz baja sobre nosotros. Me dije a mí misma que eran imaginaciones mías y traté de ignorarlos. ¿Por qué tardaban tanto? ¿Dónde se habían metido? Ya sabía la respuesta, pero seguí negándomelo a mí misma.

Finalmente, un médico se acercó y nos invitó a pasar a una habitación contigua. Le agarré la mano a Andrew y se la apreté. Nos miramos y reconocimos en silencio que no era una buena señal. Si los rayos X hubieran sido claros, nos habrían enviado a casa hace horas, en lugar de hacernos esperar y luego traernos aquí. Respiré hondo y me armé con todo el coraje que fui capaz de reunir. Una vez dentro, me senté en el borde de la cama, haciendo todo lo posible por actuar con normalidad. Cerró la puerta y lo soltó sin miramientos. «Desgraciadamente, parece que hay una sombra en su pulmón derecho». Yo ya lo sabía. Colocó la radiografía en el visor y nos mostró el bulto redondo ligeramente irregular en mi pulmón derecho. Sí, ahí estaba, cáncer. Había vuelto y supe, sin que él lo dijera, que ahora estaba en fase IV, llamada terminal o incurable. Intenta mantener la calma, Jane. Bajé la mirada y vi que mis manos temblaban descontroladamente.

«¿Cuántos tumores ve?», le pregunté, con la voz bastante tranquila a pesar de las turbulentas emociones dentro de mí. «Bueno, no es seguro de que sea un tumor. Necesitamos los resultados del análisis de sangre para estar seguros, además de una biopsia, por supuesto», respondió. «Mire, soy fisioterapeuta y sé que es prácticamente seguro que sea un tumor. Tuve cáncer de cuello uterino, el lugar más probable para un cáncer secundario son los pulmones y ahora estoy tosiendo sangre y tengo una sombra allí mismo. ¡Por favor, sea sincero conmigo! La posibilidad de que sea cualquier otra cosa es extremadamente remota. ¿Cuántos tumores ve?».

El médico me miró en silencio durante unos segundos y se dio cuenta de que no tenía mucho sentido tratar de manipular la información como hacen normalmente, o dar la noticia suavemente a base de medias verdades, sin ser completamente sincero respecto a la gravedad de la situación.

«Bueno, sí, lo más probable es que sea un tumor, pero la buena noticia, si es que hay alguna, es que parece que solo hay uno, aunque es más grande que una pelota de golf. La mala noticia es que me temo que tendrá que permanecer ingresada en el hospital. Nos preocupa que pueda necesitar una cirugía de emergencia si se rompe un vaso importante, por lo que hemos dispuesto una cama en una de las salas».

¡Vaya! Aquello fue un puñetazo en la nariz. ¿Pensaban que podía estirar la pata en cualquier momento? Mierda. Andrew me miró y yo le dije: «Todo va a ir bien, no te preocupes. Estoy segura de que solo están siendo demasiado cautelosos». Aunque realmente no tenía ni idea de si era así. Puede parecer extraño que ahí estuviera yo, recién diagnosticada con cáncer terminal y tomándomelo mucho mejor que cinco años antes. Perder mi útero, mi feminidad y la familia que siempre había deseado más que cualquier otra cosa en el mundo, había sido mucho peor.

Por lo general, me describiría como un accidente de tren emocional. Lloro ante los anuncios más patéticos de la televisión. Sin embargo, en aquel momento me invadió una extraña calma. Sentí fluir a través de mí una oleada de fuerza, un nuevo propósito y un significado. El instinto de supervivencia inundaba mis venas. Estaba renaciendo. Sabía lo que tenía que hacer, y no implicaba llorar, adoptar un papel pasivo ni depender únicamente de la profesión médica, que me decepcionó con demasiada frecuencia. Como fisioterapeuta había puesto toda mi fe en el NHS y en el sistema médico, segura de que me cuidarían y me recuperaría. Fue una lección dolorosa descubrir cuán ineficaz podía ser a veces.

Al final, había resultado deprimente darse cuenta de que los tratamientos contra el cáncer no eran tan eficaces como se afirma en la prensa convencional. Los «grandes cambios» rara vez lo eran. El sistema era inherentemente deficiente, creado para beneficiar a la industria farmacéutica más que al paciente. Los pacientes solían sentirse decepcionados por la falta de tratamientos proactivos. La prevención no parecía existir. Era cuestión de esperar a que el cáncer regresara, a que cayera el hacha, antes de que se levantaran de sus sillones para tratarlo con su último arsenal de sustancias tóxicas.

El médico me preguntó cuál había sido mi último marcador de células escamosas. ¿Mi qué? Me dijo que podría haberme hecho un análisis para ver mis marcadores en sangre y, así, saber si había habido alguna progresión.

Nunca me habían ofrecido hacerme uno. Jamás. ¿Por qué? Era algo sencillísimo y nada invasivo. ¿Por qué nadie lo había sugerido nunca? ¿Dónde estaba el enfoque proactivo en toda esa llamada «atención al paciente»?

Cuando el médico nos dejó solos para decidir lo que hacer, rodeé a Andrew con mis brazos y nos abrazamos en silencio durante varios minutos. No tenía ropa ni cepillo de dientes para pasar la noche. «Vamos, será mejor que vayas corriendo a casa y recojas mis cosas», le dije. «No quiero dejarte», respondió. «No puedo volver a casa esta noche mientras tú estás aquí sola después de lo que te ha dicho. No está bien. Quiero quedarme contigo». «Mira, de veras, no me siento tan mal. Estoy segura de que están siendo ridículamente precavidos con todo este asunto de la rotura de los vasos sanguíneos», le dije, tratando de sonar tranquilizadora. «Podemos superar esto. Vayamos poco a poco».

Me sorprendió bastante que pudiera hablar sin parecer presa del pánico. Surgió en mí una fuerza interior que no sabía que existía. Nunca me había sentido más fuerte. Sentí que me levantaba de las cenizas. Yo podría hacer esto. Estaba segura de ello. Me estaba enfrentando al mayor desafío de mi vida, y lo afrontaría de lleno, con valentía. Era hora de «dar un paso al frente», como le había dicho antes a Andrew.

Con este diagnóstico terminal, de repente, todo se focalizó. A pesar de todo el dolor que me había sobrevenido antes, me di cuenta de que no podía desperdiciar ni un ápice de energía en esa emoción destructiva. Tenía que canalizar todo hacia la supervivencia. Morir no era una opción. Puede parecer algo obvio decirlo, pero he conocido a muchos pacientes que aceptan su destino sin oponer apenas resistencia. Casi con un encogimiento de hombros de aceptación. «Bueno, he tenido una buena vida», dicen, reconociendo que se acabó sin siquiera plantearse pelear, como si de alguna manera la mala suerte les hubiera tocado y no pudieran hacer nada.

No, a mí me quedaba mucho por vivir. Tenía solo treinta y cinco años y decidí investigar todo lo que pudiera. Decían que no había cura, pero estaba segura de que la respuesta tenía que estar ahí, quizás enterrada bajo montañas de viejos artículos o en algún estudio pasado por alto. De alguna manera lo encontraría. Me negué a verme a mí misma como un soldado herido cojeando hacia su prematura muerte. Yo era una luchadora, y estaba de vuelta en primera línea. Aunque llevaba muchas cicatrices física, mental y emocionalmente, no eran suficientes para impedir que me levantase y volviera la lucha.

¿Estaba preparada? Vamos allá.

Capítulo 4
# COLABORADORES, NO DICTADORES

Tuve que convencer a Andrew para que me dejara en el hospital aquella noche. Para ser sinceros, casi me negué a quedarme. El calor y la comodidad de mi propia cama, la normalidad de estar en casa, la tranquilidad de despertarme junto a él era lo único que quería en ese momento, pero mi vida estaba realmente en riesgo. Andrew, de mala gana, fue a casa, cogió algo de ropa para mí y se apresuró a regresar al hospital para reunirse conmigo en la sala.

Ya habían terminado las horas de visita, pero el personal mostró algo de compasión y le permitió quedarse una hora. Tenía una habitación contigua para mí, lo cual fue un alivio. Lo último que quería era el bullicio de una sala. Necesitaba espacio para pensar. Todavía seguía tosiendo sangre, un desagradable recordatorio de lo que estaba pasando por dentro. Aparte de eso, físicamente no me sentía tan mal.

Mentalmente estaba aterrorizada, por supuesto. ¿Qué pasaría si tuvieran razón y estallara un vaso importante en mitad de la noche y necesitara operarme de emergencia para salvar mi vida? Andrew estaba igualmente aterrorizado, pero decidimos pensar en otras cosas, cosas prácticas, organizándonos para enfrentar este enorme cambio en nuestras vidas.

Nuestra boda estaba planeada desde hacía tres meses. La iglesia, la recepción, todo estaba reservado y se habían enviado las invitaciones. Me di cuenta con consternación de que había muchas posibilidades de que me dieran quimioterapia una vez más. No solo tendría náuseas, sino que además estaría calva, lo cual, seamos sinceros, no es el mejor *look* para una novia. No sería la boda que siempre había soñado... hermosa, saludable y radiante. Jodido cáncer, había arruinado mi oportunidad de tener una familia y ahora también estaba arruinando mi boda.

Tendríamos que posponerla. Esperaríamos hasta saber hasta qué punto se había extendido el cáncer antes de darle la noticia a nadie, salvo a mi hermana Suzie, que es médico. Hablaría con ella. Ella se había portado increíblemente bien ayudándome durante la primera vez, aunque sabía que había confiado demasiado en ella y no había investigado lo suficiente por mí cuenta. Ella sabía muy poco sobre tratamientos alternativos y yo sabía que la medicina ortodoxa esta vez no sería suficiente para salvarme.

A las once en punto de esa noche, la enfermera entró y me dijo que lo sentía mucho, pero que no podía permitir que Andrew se quedara más tiempo. Nos dimos un largo abrazo. Fue dificilísimo dejarlo ir. «Te prometo que estaré bien. Tengo un teléfono. Te enviaré un mensaje mañana a primera hora». Se resistía a irse y se quedó en la puerta. Después de que los médicos le hubieran metido el miedo a mi muerte en la cabeza, no estaba seguro de si sería la última vez que me vería.

«¡Vamos, vete a casa! ¡Estoy perfectamente!» Se volvió lentamente hacia el pasillo, lanzándome un beso final. Me quedé sola con mis pensamientos. De regreso en casa, Andrew se conectaba directamente a Internet y buscaba las estadísticas y mis probabilidades de supervivencia. En 1999, nadie podía obtener información con solo hacer clic en un botón en un móvil. Para mí, estar atrapada en el hospital sola aquella noche, probablemente fue algo bueno, pero para Andrew fue una historia muy distinta. No creo que durmiera esa noche.

Sentada allí sola en mi habitación del hospital, a ocho kilómetros de casa y sin estadísticas deprimentes para reflexionar, ya estaba empezando a sentirme más optimista. Decidí que quería ver la radiografía tomada meses antes en el Chelsea and Westminster Hospital. Necesitaba saber si el cáncer ya estaba presente en aquel momento, pues tenía serias sospechas de que lo habían pasado por alto. A partir de eso, podíamos calcular cuál era el «tiempo de duplicación» del tumor, es decir, cómo de rápido estaba creciendo. Había aprendido bastante sobre el cáncer mientras cuidaba de mi madre, pero no lo suficiente. ¿Por qué no sabía nada de los análisis de sangre?

Sorprendentemente, dormí bien. Para cuando los médicos entraron en mi habitación a primera hora de la mañana, estaba sonriente y alegre. Sinceramente, debía de haber unos diez, todos llenos de fascinación mórbida al ver a esta mujer de treinta y cinco años con cáncer en fase IV. Me sentí como en una exhibición de premios.

Creo que estaban más que sorprendidos por mi actitud optimista. Quizás pensaron que no había entendido bien la gravedad de la situación. Bueno, todavía estaba viva, ¿no? No me había desangrado durante la noche. Eso era un buen comienzo.

Observaron detenidamente la radiografía y llegaron a la conclusión de que los vasos sanguíneos principales estaban a una distancia suficiente del tumor como para no representar una amenaza inmediata para mi vida. Por lo tanto, podría irme a casa siempre y cuando volviera más tarde ese mismo día para hacerme más pruebas. ¡Genial! No iba a perder ni un segundo en salir de *La casa de los horrores*. Llamé a Andrew, que inmediatamente vino a recogerme.

El alivio de estar de vuelta en casa fue tremendo. Después de abrazar a mis dos hermosos gatos, me permití llorar por primera vez. Grandes sollozos afloraron desde lo más profundo cuando enterré mi cabeza en los brazos de Andrew. Pero mientras lloraba, supe que tenía que ir a trabajar. No tenía tiempo de sentir lástima por mí misma. Necesitaba tener el control. Yo también quería saber qué decían las estadísticas. Andrew me dijo que no mirara, pero necesitaba saberlo. Lo que vi me conmovió hasta la médula.

Todo lo que los médicos me hicieran a partir de ese momento podía afectar a mis probabilidades de supervivencia, y ya se habían cometido demasiados errores. Esta vez iba a desempeñar un papel importante en mis opciones de tratamiento, ¡les gustara o no a los médicos!

Había estado demasiado traumatizada y deprimida por mi diagnóstico la primera vez como para hacer otra cosa que no fuera aceptar sus sugerencias y seguir dócil y sumisamente el primer camino que me ofrecieron. Había sido demasiado pasiva para deshacerme del cáncer.

Esta vez iba a ser diferente. Era mi cuerpo lo que estaban tratando. Yo iba a dirigir el programa y los médicos desempeñarían un papel importante, pero no el papel principal. Esa parte era mía, gracias.

Muchos médicos se sienten un poco ofendidos al enfrentarse a un paciente armado con una larga lista de preguntas, sobre todo en relación con tratamientos alternativos. Y si una se atreve a mencionar la dieta, lo esperable es un rechazo rápido y desdeñoso (ni siquiera pienses en mencionar el tema de la cetosis nutricional, suena demasiado similar a la cetoacidosis; tu médico te dirá inmediatamente que la evites). Los oncólogos, en general, juegan en una liga propia, seguros de saber lo que es mejor para ti con una actitud que se resumen en: «A mi manera o nada». A pesar de esta actitud mayoritariamente dogmática, inculcada por años de práctica, sabía que había algunos médicos sobradamente preparados para escuchar al paciente y respetar sus deseos.

Los buenos oncólogos incluso reconocen que los pacientes pueden ser sus mejores maestros. Sin embargo, me he topado con demasiados arrogantes, que parecen disfrutar menospreciando a los que están a su cargo. Esto no ayuda en absoluto a la confianza del paciente común, que se siente ignorante y estúpido ante tanto conocimiento médico superior. Algo que lo único que hace es alimentar el ego del oncólogo.

Estas actitudes están cambiando poco a poco, pero aún hoy conozco a un médico cuya taza de café dice: «Estás confundiendo tu búsqueda rápida en Google con mis seis años de carrera de medicina», la cual deja estratégicamente en su escritorio antes de conocer al hipocondríaco incurable. Las redes sociales e Internet han hecho que muchos pacientes se conviertan ahora en expertos en su propia enfermedad.

No hay duda de que hay médicos altamente capacitados y conocedores, que comprenden las enfermedades de sus pacientes. Aprecian la interacción de los fármacos y conocen el curso del cáncer, las estadísticas y las opciones convencionales. Están ahí para guiar al paciente a través del enrevesado campo médico con su terminología confusa y sus trampas ocultas. Siento un gran respeto por sus conocimientos. A pesar de esto, me pareció que mi oncólogo carecía de una perspectiva lo suficientemente amplia.

Iba a tener que convertirme en mi propio experto. Necesitaría aprender todos los términos médicos si quería entender la investigación, ser tratada como un igual y hacer que los médicos me escucharan, en lugar de tratarme como un paciente con un bulto que tenían que encoger. Y tendría que aprender rápido. El tiempo, me recordaron los médicos, no jugaba a mi favor. No obstante, ya tenía muchos conocimientos médicos, y eso era una ventaja. Además, ya había aprendido mucho sobre el cáncer investigando para mi madre. Términos como «angiogénesis» y «apoptosis» ya me eran familiares.

Nunca iba a dar la espalda por completo al tratamiento convencional, pero tenía que haber otras opciones a la cirugía y la quimioterapia. Parecía que el progreso médico había avanzado poco durante décadas. Para sobrevivir, necesitaba llevar el tratamiento más lejos de lo que nadie había hecho hasta entonces e incorporar cosas a mi tratamiento, no solo para abordar las mutaciones genéticas, sino los problemas metabólicos que las acompañaban, un área que parecía ser ignorada por la corriente principal, a pesar de que las investigaciones de Otto Warburg se remontan a 1924.

Para vencerlo, tenía que conocer a mi enemigo. Tenía que descubrir cada pequeño matiz, explotar sus puntos débiles, su talón de Aquiles, y golpearlos todos juntos. Lo abordaría desde todos los ángulos que pudiera, ya fuese con medicamentos convencionales, suplementos o terapias complementarias. Tenía que haber algo más aparte de cirugía y quimioterapia.

Como fisioterapeuta, me habían formado en una ciencia y una medicina basadas en las evidencias. Sabía que en otros lugares se estaban probando combinaciones de medicamentos, como para las infecciones por VIH. Se estaban combinando varios medicamentos diferentes con diferentes acciones, una combinación a veces llamada cóctel de medicamentos. El cáncer era, de hecho, una complejidad de rutas anormales y señalización celular, entonces, ¿dónde estaban las combinaciones a la altura de esa complejidad? No existían.

Cuando hablé con mi hermana la noche siguiente, ella trató de mantenerse optimista a pesar de estar claramente contrariada. «Oh, vaya. Tienes otra ligera molestia», dijo, parafraseando a mi madre. Una ligera de molestia. ¿Estaba siendo despectiva? No, estaba tratando de minimizar el impacto emocional. «Sí, pensemos en ello así, como si fuera un pequeño problema que nos irrita, como un niño desobediente que necesita un descanso. No un enemigo invencible».

Empecé a elaborar mi plan. Dibujé un gráfico de cómo iba a atacarlo. En el centro, hice un pequeño círculo irregular, la «zona de molestia», y luego dibujé flechas que lo golpeaban desde todas direcciones. Desde el norte atacaba la flecha quirúrgica. Desde el sur, la quimioterapia. Aun así, esas dos flechas no eran suficiente. Sabía que tenía que ser alcanzado también por flechas desde el este, el oeste y todos los ángulos. Incluso lo visualicé en tres dimensiones.

Una cosa que sabía con certeza era que necesitaría hacer cambios aún más drásticos en mi dieta. El cáncer quería glucosa. Montones. Si pudiera reducir esto, al menos debilitaría sus defensas. No cabe duda de que esto tenía lógica. Ignoré a los médicos que me decían que la dieta no cambiaría nada. ¿Cómo no iba a hacerlo?

Durante los primeros tres días después de que empecé a toser sangre, me hicieron tomografías computadorizadas y ecografías, y varios miembros del personal del hospital me pincharon y hurgaron. El miércoles de esa semana ya habían determinado mi fase. La búsqueda de otros tumores había terminado. Para mi inmenso alivio, no había ninguno, pero, aun así, me diagnosticaron fase IV. Darme cuenta de que solo tenía una «zona de molestia» hizo que el diagnóstico fuera un poco más fácil de aceptar. Estaba convencida de que, si el cáncer había estado acechando dentro de mí todo este tiempo, debía haberse extendido a otra parte.

¿Había tenido suerte o mi cambio de dieta desde que murió mi madre había ayudado a frenarlo? La enfermedad en esta fase era normalmente desenfrenada y agresiva. Sabía que todo lo que había estado haciendo debía haber tenido algún efecto. Esto resultaba extrañamente tranquilizador en medio de toda la oscuridad. Estaba segura de que mi bajo consumo de azúcar y los suplementos que había tomado debían estar ayudando. ¿La dieta no cambia nada? Tonterías. Ya me había demostrado a mí misma que sí.

El oncólogo también quiso tomar una biopsia de mi tumor. ¡Pero de ninguna manera iba a permitir que me hicieran eso! ¿Para qué narices? ¿Solo para demostrar que era un tumor? Eso era hurgar por el simple hecho de hacerlo. Era muy poco probable que fuera otra cosa y no supondría la menor diferencia en mi plan médico. Aun así, lo iban a extraer quirúrgicamente.

En lo que a mí respecta, podían esperar y realizar la histología después de que lo extirparan correctamente. No quería arriesgarme a romper la cápsula que rodea al tumor, aumentando así la probabilidad de que se extienda a otros lugares. ¿No era esto de sentido común? En mi opinión, las biopsias eran una forma segura de interferir con el intento del cuerpo de contener el daño.

Los tumores tienen una especie de cápsula fibrosa. Un tumor del tamaño de la punta de un lápiz puede contener miles de millones de células cancerosas y los cirujanos hacen todo lo posible para no derramarlas cuando operan, sobre todo durante la cirugía pulmonar. A estas alturas era consciente de que la diseminación metastásica posquirúrgica era un fenómeno generalizado, algo que los cirujanos nunca mencionan al paciente ni parecen reconocer. ¿Qué sentido tenía pincharlo mediante un *punch* para biopsias y dejar la puerta del granero abierta de par en par? Parecía completamente ridículo. No quería más células tumorales zumbando por mi cuerpo en busca de otro lugar acogedor para vivir.

Esta diferencia de opinión llevó a una acalorada «discusión» con el médico durante unos buenos treinta minutos. Le dije en términos inequívocos que lo dejaran en paz. Al final, llegamos a un compromiso. Le permití tomar una muestra de esputo cercano mediante una broncoscopia, pero en ningún caso podría penetrar en el tumor. Captó el mensaje. Empezaba a sentir que podía tener algún control, que tal vez se me permitiría tener una voz en todo aquel carrusel médico, pero no iba a ser ni mucho menos fácil.

No estaba conforme con el oncólogo que me habían asignado en el Hammersmith Hospital. Ni siquiera recuerdo su nombre, ya que solo duró dos visitas. Había sido brusco, despectivo y desdeñoso con mi punto de vista. Enrocado en su rígido y ciego enfoque, no fue capaz de responder muchas de mis preguntas y parecía resentido por el hecho de que se las estuviera haciendo. No pasó mucho tiempo antes de que consiguiera tenerle fuera de mi equipo.

Quería encontrar a la doctora que me había tratado la primera vez. Se había mudado de Londres a Guildford, a una hora de distancia, pero sabía que valdría la pena el viaje. Prefería hacer el viaje más largo para ver a alguien que me conocía y que era más probable que tolerara mi comportamiento difícil e incómodo. Ella me escuchó y me respetó. Necesitaba un colaborador, no un dictador.

Había supuesto toda una revelación el hecho de que, entre el diagnóstico primario y el secundario, en cualquiera de mis visitas semestrales de rutina durante los últimos cinco años, se podría haber realizado un simple análisis de sangre para detectar cambios. Sentí desesperación porque el sistema me había fallado a muchísimos niveles. Ahora los resultados de los análisis mostraban altos niveles del antígeno del carcinoma de células escamosas, alrededor de ciento noventa. Una lectura normal estaba por debajo de ciento cincuenta. Cuanto mayor era el número, más activo era. Así pues, una lectura de ciento noventa, aunque mala, no era terrible. Estaba segura de que mi dieta y estilo de vida más saludable estaban manteniendo los niveles por debajo de lo que podría haber sido. ¿Le estaba privando al cáncer de aquello que necesitaba para crecer?

Me puse en contacto con el Chelsea and Westminster Hospital y conseguí la radiografía que me habían tomado de los pulmones. Cuando se la mostré a mi oncóloga, pudo distinguir claramente el tumor. Pensé que no podía quedarme callada ante esto, así que le escribí al gerente del hospital. Sorprendentemente, recibí una carta de disculpas. Al menos, habían admitido su culpa.

Conseguir la radiografía no significaba decir «te lo dije», aunque la tentación era enorme. Quería mostrarles a los médicos cuánto había crecido con el tiempo. Efectivamente, había un tumor en el mismo lugar, un poco más pequeño, pero allí. Una vez que supe dónde estaba, era fácil de detectar. Debería haber sido evidente para cualquier radiólogo decente. Además, no había crecido rápidamente desde la última radiografía, no al ritmo que temía, lo cual también significaba que algo estaba haciendo bien.

Dado que había vivido con él durante varios meses, no me entró un pánico enorme. ¿Quizás podría controlar mi tumor con una dieta y suplementos aún más radicales? Saqué grandes cosas positivas de esto. Decidí que no me iba a dejar meter prisa para someterme ningún tratamiento o cirugía. Necesitaba investigar más y tomarme mi tiempo antes de dejar que la profesión médica volviera a actuar en mi cuerpo. Tomé la decisión de esperar unas semanas antes de operarme, para hacer balance y prepararme para la batalla que tenía por delante.

Mis otros hermanos se sorprendieron comprensiblemente cuando les dimos las malas noticias. Tengo dos hermanos menores y una hermana mayor. Pasar por la enfermedad de nuestra madre nos había acercado bastante a todos. Mi nuevo diagnóstico, que llegó nada más enterrar a nuestra madre, fue un duro golpe para todos. ¿Tendrían que sufrir esa angustia y dolor una vez más?

Aunque estábamos unidos en la lucha contra el cáncer, tener médicos en mi familia hizo que mi camino hacia la salud fuera más complicado porque teníamos diferentes puntos de vista. Se habían mostrado escépticos sobre lo que le había sugerido a nuestra madre, así que decidí que no discutiría mis planes «alternativos» con ellos, no fuera a ser que me desanimaran o influyeran en mí de alguna manera. Quería ser completamente responsable de mis decisiones en el caso de que decidiera tomar un camino diferente. Estaba abierta y receptiva a sus ideas y sugerencias, pero intentaría seguir mi propio rumbo. Decidieron sabiamente dejarme hacer mis propias cosas sin emitir juicio alguno.

Suzie, supe más tarde, había informado en privado a la familia que pensaba que era poco probable que yo sobreviviera un año. Me alegro mucho de no haberlo sabido. Hubiera sido peor que me lo hubieran dicho. Afortunadamente, nunca nadie me lo dijo abiertamente, a pesar de todo lo que yo había leído en Internet. Doce semanas era el promedio. Predicciones como esa pueden volverse inevitables, especialmente para alguien en la profesión médica. Esa maldita bata blanca es demasiado poderosa.

A menudo me he preguntado si los médicos deberían informar a los pacientes sobre cuánto tiempo de vida, de media, le queda por delante a una persona en su fase y nivel de enfermedad. Por un lado, es profundamente deprimente. Además, cada paciente es diferente. Muchos se esconden en un capullo protector del que nunca salen. Por otro lado, es importante saber hasta qué punto estás en el atolladero, para que puedas actuar adecuadamente.

Armada ya con algunos conocimientos, yo era lo suficientemente fuerte como para conocer mis estadísticas. Nadie lucharía contra esto tan duro como yo. Iba a desafiar esa sentencia de muerte. Me daba cuenta de que, a medida que el cáncer avanzaba, este se volvía cada vez más difícil de tratar, haciéndose cada vez más resistente a las terapias convencionales. En la fase IV, la profesión oncológica considera que la enfermedad es imparable. Los oncólogos siguen convencidos de que la lucha es inútil, que los tratamientos terminan por fracasar y que, simplemente, estamos «retrasando lo inevitable».

Necesitaba intentar algo drástico. Lanzar un balde de agua a un fuego ardiente no basta para apagarlo. Era una situación urgente que requería una respuesta inmediata. La fase IV en la mayoría de los casos significa que a uno le queda un año o menos de vida, si se ajusta a las definiciones ortodoxas. La fase III significa que, por lo general, queda al menos un año de vida, con la posibilidad de superar el cáncer por completo, si se tiene suerte. Cuanto más grande es, más agresivo es y cuanto más se ha extendido significa que la respuesta debe ser proporcionalmente mayor y, según deduje yo, atacarle desde todos los ángulos. ¿No era esto de sentido común? Entonces, ¿por qué los oncólogos insistían en su enfoque monoterapéutico, que atacaba únicamente el aspecto genético y no el metabólico?

Estaba claro que tenía mucho trabajo por hacer. La monoterapia significaba tratar a cada paciente de cáncer como un conejillo de indias de un gran experimento. Todos aceptamos las pruebas porque nos han vendido la creencia de que es «por el bien común». Sin embargo, una enfermedad tan compleja como esta exige una solución igualmente compleja. Hay que combinar lo metabólico y lo genético. El enfoque metabólico ni siquiera era reconocido, era como si no tuviera ninguna importancia. ¿Y qué hay de la elección del paciente? Un paciente en fase IV es definido como «terminal» o en la «fase final». ¿No se nos permitía tener voz en las decisiones que afectaban a nuestro tratamiento? ¿A la forma de morir? ¿Éramos solo peones en un sistema que sirve a la industria farmacéutica?

No estaba dispuesta a dejar que el miedo marcara mis decisiones.

Capítulo 5

# UNA SHERLOCK HOLMES DEL CÁNCER

Y *así comenzó mi búsqueda de respuestas.*

No limité mi búsqueda a tratamientos alternativos, como hacen muchos pacientes. No podía dar la espalda al tratamiento convencional por completo. De hecho, muchas áreas útiles de la oncología convencional parecen ignorarse por completo. Empecé a explorar *Pubmed*, consultando un sinfín de artículos médicos publicados. Me convertí en una especie de «Sherlock Holmes» del cáncer, juntando pistas y tratando de darle sentido a la imagen confusa y compleja.

La investigación hasta ahora se había centrado principalmente en la actividad de los genes en el cáncer. Pero, ¿qué pasa con el resto del tumor, como los factores de crecimiento que utiliza para alimentarse? Estos factores de crecimiento, como IGF-1 y el factor de crecimiento endotelial vascular (VEGF), estaban claramente relacionados con la inflamación y los cambios metabólicos que la ingesta de azúcar, carne y lácteos solo haría que empeorar. Me parecía que el enfoque de los oncólogos en los cambios genéticos les impedía ver el panorama general, y los llevaba a ignorar la salud general de sus pacientes. El cáncer es una enfermedad sistémica; los marcadores eran detectables en la sangre, lo cual significa que afecta a todo el cuerpo. No era simplemente un «bulto» que extirpar.

Los pacientes a menudo hablaban de estar «sanos» antes de contraer cáncer, pero esto casi nunca resulta ser cierto cuando se investigaba un poco más. Siempre había infecciones previas o problemas intestinales, o incluso ambos. En la literatura médica, encontré referencias a la utilidad de los inhibidores de la ciclooxigenasa o COX para el cáncer. No tenía idea de qué diablos eran cuando comencé a indagar, pero sin duda me encargaría de averiguarlo.

La COX (ciclooxigenasa) es una enzima relacionada con la inflamación. La COX parecía estar involucrada en la proliferación de nuevos vasos sanguíneos alrededor del cáncer, estimulando el factor de crecimiento endotelial vascular (VEGF). Estos nuevos vasos sanguíneos aportan nutrientes al cáncer para permitirle seguir aumentando de tamaño y alimentar su creciente biomasa. Con mi rodilla dañada y a menudo hinchada, me preguntaba si no tendría una inflamación leve en todo mi cuerpo. Quizás por eso me costaba tanto trabajo mejorar. Tenía pocas dudas de en mi enfermedad había un componente inflamatorio, y mi instinto me decía que necesitaba amortiguarlo.

¿Un simple antiinflamatorio detendría esta enzima? De hecho, la aspirina era un inhibidor de la COX-2 y un inhibidor del factor de crecimiento endotelial vascular. Me pareció una buena idea: lo único que tenía que hacer era caminar hasta la farmacia y comprarlo sin receta, pero ¿por qué mis médicos ni lo mencionaron ni lo aplicaron?

«¿Cuánto COX-2 expresa mi tumor?», le pregunté a mi cirujano torácico, que pronto iba a operarme el pulmón.

«Madre mía», respondió en un tono un tanto condescendiente. «Alguien ha estado haciendo sus deberes».

«Así es. Quiero saber si cree que podría tomar aspirina», dije, un poco ofendida por la implicación de que investigar estas cosas, y mucho menos intentar comprenderlas, iba más allá de los conocimientos de la gente común (había olvidado que yo era fisioterapeuta), por no hablar ya de tener la audacia de usar su lenguaje secreto especial.

«No hay evidencias suficientes que indiquen que sirva de algo», dijo.

«Sin duda, la cirugía provoca inflamación. ¿No sería útil, en ese caso, un antiinflamatorio antes y después de la cirugía? Seguí insistiendo, sin dejar que su desdén me perturbase lo más mínimo. Había leído que los marcadores tumorales se disparaban siempre después de la cirugía. ¿Este aumento era causado por inflamación? ¿O por el derrame de células cancerosas en la sangre? ¿Tal vez por un debilitamiento del sistema inmunológico? ¿O posiblemente todos estos factores?

«Bueno, me preocuparía que pudiera haber hemorragias estomacales», añadió. «No lo aconsejo. Depende de usted si quiere correr ese riesgo, pero si lo hace, no quiero que la tome poco antes de su cirugía, ya que le hará sangrar más».

Me parece muy bien. Me preguntaba si otro antiinflamatorio no esteroideo como el ibuprofeno podría ser mejor antes de la cirugía, ya que no era un anticoagulante como la aspirina. Él opinaba que esto también sería arriesgado. Me parecía ilógico. ¿O realmente estaba diciendo que cualquier cosa que intentara sería inútil de todos modos?

Me pregunté cuál era el riesgo real de tomar aspirina. Otros antiinflamatorios no esteroides conllevan un mayor riesgo de úlceras de estómago. Hasta donde yo sabía, la aspirina parecía prescribirse sin problema para la prevención de accidentes cerebrovasculares y ataques cardíacos. Si era lo suficientemente bueno para eso, también era lo suficientemente bueno para mí. Buscaría las estadísticas cuando llegara a casa.

Tomé la decisión de tomar aspirina en dosis bajas a pesar de su negativa, pero sus palabras se abrieron paso en mi psique de una manera que resultaría catastrófica años después. De hecho, si hubiera sabido que el riesgo de tomar con aspirina era tan solo de un mero dos por ciento, en comparación con mi *cien por ciento* de riesgo de morir, la decisión habría sido muy fácil. ¡Cualquier mejora en mis probabilidades de supervivencia era sin duda un riesgo que valía la pena correr! Además, mantener las células cancerosas circulando sería mejor que dejar que se adhiriesen a las paredes de mis vasos sanguíneos y acamparan en algún lugar nuevo.

Seguí investigando.

«En cuanto a la cirugía... Sé que en este momento es solo un tumor, pero me preocupa mucho que pueda reaparecer en el futuro y que tenga más tumores la próxima vez. ¿Ha operado algún un tumor antes?»

«Oh sí. Muchos», dijo con una sonrisa tranquilizadora.

«¿Cuántos ha extirpado a la vez?», sentía una curiosidad macabra.

«Mmm... ¡unos veinte!». Dijo esto con evidente orgullo. ¡Caray! ¡Veinte! ¿Quedó tejido pulmonar después de eso? Quería saber lo hábil que era.

«¿Sobrevivió el paciente?». Al instante, lamenté haber hecho esta pregunta. Sabía la respuesta antes de que él negara con la cabeza.

Nuevamente la realidad de mi situación me golpeó como un tren. Iba a morir.

Ya que iba a morir, también podía disfrutar sintiéndome bien mientras pudiera. Toser sangre era una fuente constante de alarma, pero por lo demás, realmente no me sentía mal. Cansada, pero no enferma. Sabía que lo que me dejaría hecha polvo serían los próximos tratamientos, no el tumor en sí.

Continué con mi interrogatorio, poniendo mi cara de «yo-puedo-derrotar-este-cáncer», y tratando de no tartamudear de miedo ni parecer conmovida por esta revelación.

Andrew y yo acabábamos de casarnos. ¿Pasaría algo porque se retrasara la operación unas semanas mientras disfrutábamos de nuestra luna de miel?

«Estoy seguro de que sería una buena idea. Adelante, le reservaré un hueco para finales de septiembre».

¡Guau! Faltaban cinco semanas. Una eternidad, sobre todo cuando solo tenía una supervivencia media de doce semanas. O no me daba muchas esperanzas y, por lo tanto, quería concederme unas últimas vacaciones, o tal vez pensaba sinceramente que podía permitirme un tiempo para relajarme. Decidí, probablemente incorrectamente, que se trataba de esto último. Mi cerebro se negaba a aceptar que pensara que mis posibilidades eran nulas. Todo era demasiado deprimente. En cualquier caso, creía que era importante prepararme para afrontar la cirugía. Cinco semanas sería un tiempo bien empleado. Definitivamente no tenía prisa.

Cuando salí del hospital, ya había decidido que el enfoque conservador no era para mí. No me había dado un sí o un no directo sobre la aspirina y, como todos los médicos reacios al riesgo, había pecado de exceso de cautela, pero al carajo. Tenía cáncer «terminal» en fase IV. Mi teoría en desarrollo era que cualquier cosa que pudiera debilitar el tumor tenía que ser algo bueno.

Ataca desde todos los ángulos. Ese era mi mantra. Aquello era la guerra. ¡No hay duda de que iba a tomar aspirina! ¡A los médicos les resultaba muy fácil recomendar quimioterapia en dosis alta! ¿Por qué les costaba tanto recomendar una simple aspirina si mi intestino estaba bien? ¿Estaba aceptando ciegamente lo que él asumía era mi destino predeterminado? ¿Que cualquier intervención, por pequeña que fuera, era en última instancia una pérdida de tiempo? ¿Quizás le preocupaba que le cayera encima una dura reprimenda del *General Medical Council* (colegio de médicos del Reino Unido) por la falta de un ensayo clínico aleatorizado? La norma de oro que garantiza que ningún médico se pase de la raya. ¡Dios no permita que los médicos prueben algo innovador como aspirina en dosis bajas para ayudar a un paciente moribundo!

Era cierto que nos acabábamos de casar. Cuatro días después de descubrir el tumor en mi pulmón, me di cuenta de que no tenía sentido esperar hasta que mi cabello volviera a crecer para celebrar nuestra boda. No tenía idea de cómo podría responder a la quimioterapia, si es que al final decidía recibirla. Además, si era brutalmente honesta conmigo misma, no sabía cuánto tiempo me quedaba en este mundo. Tenía que ser realista, además de positiva. A pesar de mis mejores esfuerzos, era posible que ya no estuviera viva de ahí a seis meses. Mi sensación era que bien podíamos seguir adelante y casarnos.

Habiendo confirmado que Andrew todavía quería casarse conmigo a pesar de este nuevo diagnóstico, le propuse: «¿Qué tal este sábado?» Quería casarme, pero no quería la distracción de planificarlo. Mis sueños de una boda de cuento de hadas ya se habían hecho añicos y no necesitaba nada de eso. Tenía una tarea más grande por delante que exigía toda mi atención.

Me encantó escuchar a Andrew responder: «¡Qué gran idea! ¡Hagámoslo!». Así que me encargué de organizar el evento en el último minuto, justo después de terminar de cancelarlo todo en Guernsey. Para ser sinceros, creo que Andrew se sintió muy aliviado. Él odia las grandes fiestas (a mí me encantan) y no le gustaba la idea de una gran ceremonia presidida por mi enorme familia. Algo rápido en el registro civil era mucho más su estilo, aunque no el mío.

«Lo reservaré entonces», dije, feliz de tener algo positivo que hacer en medio de tantas noticias deprimentes.

«Llamé a la oficina del registro civil de Chelsea, pero debido a que era un lugar tan popular, y estábamos en agosto, estaba completamente lleno. La oficina del registro de Fulham también estaba llena ese fin de semana, pero después de colgar el teléfono, corrí hacia allí en persona y tuve una pequeña charla con el funcionario cara a cara. Después de jugar cruelmente la carta de «enferma terminal», me coló entre otras dos novias que no creo que se alegraran demasiado con el cambio de orden que se encontraron aquel día.

Las únicas dos tareas de Andrew eran: uno, aparecer; y dos, traer un anillo. De alguna manera se las arregló para olvidar por completo la segunda mitad de esta extensa lista.

«Tienes el anillo, ¿verdad?», le pregunté por la mañana, asumiendo inocentemente que había ido a comprarlo tal y como hablamos el día anterior mientras me realizaban la broncoscopia. La expresión de su rostro fue como si se acabase de dar cuenta de que una tarántula le subía por la pierna y que, si se movía, podría morir.

«Um... ejem... ups».

Sin decir nada más, giró sobre sus talones y salió corriendo por la puerta. Más tarde me dijo que le dio un susto de muerte a la limpiadora de la joyería (que aún no había abierto) al golpear la puerta con tanta fuerza mientras ella pasaba la aspiradora que esta pensó que era un intento de robo. Afortunadamente, Andrew había dejado allí mi anillo de compromiso para que lo ajustaran, así que, rápido como un relámpago, el joyero lo solucionó. Andrew volvió con aspecto muy avergonzado, pero yo no estaba enfadada. ¡Nos reímos! Era comprensible que estuviera un poco distraído por los recientes acontecimientos.

El día de nuestra boda fue hermoso. El sol brillaba, bebimos champán en el jardín y nos acompañaron veintitrés familiares y amigos cercanos, algunos de los cuales habían volado desde Guernsey. Tomamos algunos cócteles en nuestro jardín, llegó una caja de champán rosado, cortesía de mi fabulosa tía Jane, de Guernsey, y luego todos caminamos hacia la oficina del registro.

Después de la ceremonia, nos dirigimos a comer en un restaurante francés en Pimlico. Dejamos a un lado los problemas, hubo lágrimas de alegría, más bebida (al menos por parte de todos menos yo) y mucha alegría.

Esta foto fue tomada aquel día de 1999. Tengo el tumor en el pulmón, pero realmente no creo que tenga aspecto de enferma. Ciertamente, no me sentía así. Compré el vestido apresuradamente el jueves por la tarde (mi verdadero vestido de novia estaba aún a medio hacer) y las flores fueron elegidas la noche anterior. Es increíble la de cosas que puedes arreglar en

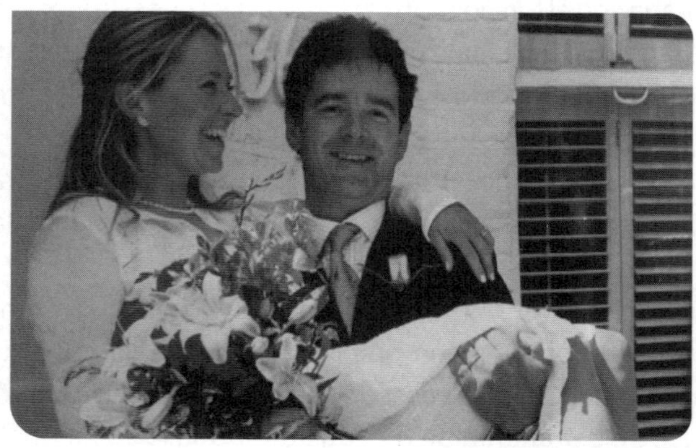

*¡Casados!*

un par de días. Todo esto menos de una semana después de que me diagnosticaran cáncer terminal.

¿Parezco débil y derrotada? No. En esa imagen hay una Jane muy decidida. (Y un recién estrenado marido particularmente fuerte).

La velada finalmente terminó en una fabulosa *suite art déco* en el Claridge's, más grande que la mayoría de los pisos de Londres. Fue una completa sorpresa, cortesía de nuestros encantadores amigos, nosotros pensamos que íbamos a regresar a casa. Me sentí feliz y bendecida de tener tanto apoyo y amor. Lo que siguió a continuación fue una gran fiesta. Tuvimos que empujar a la gente para que saliera por la puerta a las dos de la mañana.

A la mañana siguiente me desperté como una mujer casada. Era una bonita sensación.

No obstante, una vez terminada la boda, tocaba retomar la investigación. Tal y como todo paciente con cáncer en esta situación pronto se da cuenta, es una curva de aprendizaje exponencial. Estaba convencida de que las pistas para la supervivencia estaban ahí fuera, esperando a ser encontradas. No podía creer después de todos estos años de avances médicos y científicos que no hubiera medicamentos o tratamientos que pudieran destruir mi cáncer.

Estábamos en 1999. Habíamos llevado personas a la Luna, vehículos de exploración a Marte, conectado el mundo a través de Internet, construido la Estación Espacial Internacional y teníamos la pesadilla de los alimentos modificados genéticamente. ¿Cómo era posible que no tuviéramos una cura para el cáncer?

# Capítulo 6
# NI UNA PIEDRA SIN REMOVER

«¡Dios mío!», gritó Andrew horrorizado mientras recogía un recibo de la tienda de alimentos saludables. Lo había dejado casualmente, descuidadamente, en la encimera de la cocina. «Ya sabía yo que ibas a ser una esposa cara de mantener», agregó con una sonrisa.

«Lo sé. Lo siento», dije tímidamente mientras miraba la factura.

«Bueno, siempre y cuando realmente los necesites todos y no solo estés haciendo costosos viajes al baño», añadió mientras me veía engullir cinco suplementos a la vez de manera experta.

Él tenía razón, naturalmente. ¿Cómo podía estar segura de que servirían de algo? ¿Eran en su mayoría relleno? ¿Tenían la cantidad correcta de principio activo? ¿Cuánto plomo, cadmio, arsénico y otras sustancias desagradables contenían? ¿Estaba tirando mi dinero por el inodoro? Era muy difícil de decir. Compré marcas de calidad que pensaba que podíamos permitirnos pagar y mantuve los dedos cruzados. Incluso si solo absorbía un poco, podría ser suficiente para recuperar la salud de mi cuerpo y marcar la diferencia entre la muerte y la supervivencia.

Cada vez que leía sobre algún suplemento nuevo e interesante para combatir el cáncer, lo incluía en mi cóctel, otra más a mi lista para la zona de molestia. Lo que no sabía en aquel momento es que existe una clara diferencia entre los suplementos que previenen el cáncer y los suplementos que lo tratan. Hay un punto de inflexión en el desarrollo del cáncer donde algunos antioxidantes útiles para la prevención (bajas dosis orales de vitamina C, E y N-acetilcisteína, también conocida como NAC, un precursor del glutatión, un antioxidante maestro) luego cambian de bando y apoyan al enemigo, favoreciendo y aumentando su resistencia a la apoptosis (muerte), haciéndolo así efectivamente inmortal. Aprendería esto más tarde. En estos primeros días, simplemente, me lo llevaba todo.

Durante los meses siguientes, entre las visitas al hospital, embutía la cabeza en todo libro de referencia que pudiera encontrar, descubriendo, aprendiendo, tratando de descifrar los hechos de la ficción. Los rumores y las anécdotas no eran suficientes para convencerme de intentar algo. Volví locos a mi oncóloga y a los médicos integradores a base de preguntas, casi hasta el punto de la combustión mental. Hojeé un sinfín de artículos científicos. Tenía que haber evidencia científica sólida y real. Aunque a menudo no había una «ciencia» real detrás de las historias, las anécdotas de supervivencia, contra todo pronóstico, también servían de terapia. Compré tantos de estos libros como pude, buscando cualquier tipo de patrón recurrente que los vinculase. Estaba desesperada por encontrar pistas de que era posible acabar con el cáncer.

Cada desaparición inusual de la enfermedad era descrita por los médicos como una «remisión espontánea», un término despectivo cuando te das cuenta del esfuerzo hercúleo que implica lograrlo. Cada una de ellas parecía estar relacionada con un cambio radical en la dieta. Eliminar el azúcar era un tema común. Si bien estas funcionaban para algunos pacientes con cáncer, pocas dietas anticancerígenas de las que investigué parecían ir lo suficientemente lejos para reducir la glucosa. El término «dieta cetogénica», una dieta más extrema de bajo índice glucémico, ni siquiera se había acuñado entonces. Curiosamente, algunas dietas todavía incluían miel y pizza, pan y otros alimentos con almidón, alimentos que yo clasificaría como de alto índice glucémico, que liberaban mucha glucosa. Como resultado, aumentaban los niveles de insulina. No cabe duda de que esto sería desastroso para los pacientes con cáncer.

Esta era la dieta que proponía la profesora Jane Plant en su libro más vendido, *Tu vida en tus manos*. Se había centrado en reducir IGF-1 a base de reducir el consumo de carne y lácteos. La dieta de la profesora Plant proponía cambiar el azúcar por la miel, lo cual me parecía ilógico. ¿Cómo iba a privar eso al cáncer de glucosa? El azúcar es azúcar en todas sus formas, incluida la miel.

Hasta ahora, mi lista para la zona de molestia solo contenía tratamientos de los que había oído hablar mientras investigaba para mi madre. Era 1999 y todavía resultaba difícil conseguir información. Ahora Facebook está inundado de «curas» y médicos alternativos listos para compartir la última tendencia. De hecho, ahora se ha vuelto demasiado confuso para rastrear.

En esa época, investigando un poco en Internet, di con la dieta Gerson, a base de macrobióticos, enzimas proteolíticas, almendras amargas y vitamina C intravenosa. Yo no había sido lo bastante radical con mi dieta, pero tampoco estaba convencida de que Gerson llevara la estrategia de reducir el azúcar lo suficientemente lejos. Para empezar, las patatas estaban permitidas, ¡en mi lista estaban totalmente prohibidas! No solo elevaban potencialmente los niveles de insulina y glucosa, sino que también eran parte de la familia de plantas de las solanáceas y podían causar reacciones intestinales. Si bien las patatas eran alimentos alcalinos y alimentos ácidos neutralizados, también pueden causar inflamación, algo que sabía que era un factor importante en mi cáncer. Hoy en día, se pueden comprar kits para hacerse una prueba de reacciones inflamatorias a los alimentos con tan solo unas gotas de sangre. Curiosamente, el enfoque de Gerson parecía funcionar mejor para los pacientes con melanoma. ¿Qué tenía de diferente este cáncer? ¿Era metabólicamente diferente a otros cánceres, menos potenciado por la glucosa? (Resulta que el melanoma se nutre más de grasa y glutamina, por lo que las dietas cetogénicas son terribles para los pacientes con melanoma).

Los libros sobre dietas para el cáncer que había en 1999 giraban principalmente en torno a la macrobiótica o a Gerson. Pensé que ambos tenían sus ventajas y peligros, pero el enfoque de bajo índice glucémico de la macrobiótica con su énfasis en los carbohidratos complejos con alto contenido de fibra parecía tener más sentido para mí. La cuestión de las algas, por asquerosa que sonara, probablemente fuera útil. Me preguntaba si podría tener una tiroides hipoactiva y quería aumentar mis niveles de yodo de forma natural. Se dice que las algas marinas hacen precisamente eso.

Instintivamente, sentía que mi estrategia debía centrarse en matar de hambre al cáncer, pero había muy poca información sobre cómo mantener la glucosa en sangre a niveles realmente bajos. No pude encontrar información específica sobre esto para el cáncer.

Un amigo mío que es diabético me había hablado de las dietas de bajo índice glucémico cuando lo traté con fisioterapia. Lo había salvado de una cirugía mayor de espalda. En ese momento estaba investigando para mi madre y, como agradecimiento, me regaló un libro de un francés llamado Michel Montignac. Michel Montignac fue el primero en promover activamente entre el público una dieta de bajo índice glucémico. Se llamaba

*Comer para adelgazar*. ¡Tal vez lo que mi amigo realmente me estaba diciendo es que estaba gordita!

Su tipo de dieta se hizo muy popular en Europa en la década de 1990. Estaba diseñada para bajar de peso, para evitar enfermedades cardiovasculares y diabetes, pero no para el cáncer. Montignac era un joven muy regordete y terminó trabajando para la industria farmacéutica. Se dio cuenta de que eran los alimentos de alto índice glucémico los que causaban aumento de peso y problemas de salud. Él fue el primero en exponer el engaño del conteo de calorías. La calidad y elección de lo que se come es mucho más importante que contar la entrada de energía frente a la salida de energía. *Comer para adelgazar* tuvo un gran éxito. Desde luego, parecía una buena idea adoptar los principios de bajo índice glucémico.

Descubrí que comer grasa por sí solo, aparentemente, no suponía un problema para los niveles de insulina y glucosa. No era el monstruo que se creía que era para la salud cardiovascular. Memoricé el valor glucémico de diferentes alimentos, la cantidad de insulina liberada por el páncreas para hacer frente al repentino pico de glucosa liberado después de una comida. Además, la preparación de los alimentos y el método de cocción podían marcar grandes diferencias en el índice glucémico.

Mi objetivo principal era reducir el azúcar en sangre, pero me preocupaba el tipo de grasa que comía. Las dietas altas en grasas también se han relacionado con el cáncer. Para acabar de demostrar este punto, descubrí que Michel Montignac había muerto a la temprana edad de 63 años de cáncer de próstata. Su corazón y sus niveles de insulina eran perfectos. Descubrí que el cáncer de próstata era potenciado por las grasas y las proteínas.

Las dietas de bajo índice glucémico iban muy bien para reducir la glucosa en sangre. Sin embargo, todavía me faltaba información específica sobre cómo privar a mi cáncer de los nutrientes que ansiaba. No obstante, reducir la glucosa y las grasas saturadas parecía ser esencial. Me preocupaba que las dietas ricas en grasas pudieran ser demasiado exigentes para mi hígado y vesícula biliar.

*Comer para adelgazar* fue un precursor de la archifamosa dieta Atkins y del reciente libro *Eat Fat Get Thin,* del doctor Mark Hyman, quien ha profundizado en grasas más saludables, desde huevos, nueces y aguacates hasta aceite de oliva y de coco. Ambos libros están enfocados en perder peso; no fueron escritos para el cáncer. La nutrición del cáncer necesita atención especializada más allá de la pérdida de peso y las enfermedades cardíacas. Sin embargo, los principios de la dieta eran el verdadero mensaje. En concreto, me enseñaron qué alimentos elevaban la glucosa y la insulina (alimentos de alto índice glucémico), cómo combinar y preparar mejor los alimentos, así como que la cocción lenta era preferible tanto a la cocción rápida como a la sobrecocción.

Los carbohidratos simples (granos refinados, azúcares, algunas frutas) provocan picos en los niveles de glucosa e insulina. Después, el hígado convierte el exceso de carbohidratos y grasas en más grasa. Ese es el problema. Los carbohidratos de liberación más lenta, por el contrario, no provocan un pico de insulina ni de glucosa. La grasa sin azúcar acaba siendo expulsada del cuerpo (a través del sistema de transporte inverso de colesterol, tal y como aprendería más adelante).

No obstante, todavía no estaba segura de qué hacer con la grasa. Muchos de los aceites omega-6 (girasol, canola) que se utilizan habitualmente para cocinar estimulan la angiogénesis, es decir, el crecimiento de nuevos vasos sanguíneos alrededor de un tumor para proporcionarle nutrientes. Así que incluí estos en mi lista de alimentos prohibidos.

¿Quizás era la falta de grasas omega-3 de nuestra dieta? Estas se encuentran en el pescado, reducen la inflamación y ayudan a frenar el cáncer. Entonces, ¿algunas grasas saturadas ayudaban a potenciar el cáncer? El aceite de coco es saturado. ¿Se puede confiar en él? Hoy en día se ha convertido en el «aceite de moda» y en parte esencial de toda dieta cetogénica. El aceite de coco puede ser bueno en parte, los triglicéridos de cadena media (TCM) constituyen entre el 13 y el 15 por ciento del aceite de coco, pero el resto podría ser menos beneficioso. Decidí optar por el aceite de oliva y pequeñas cantidades de mantequilla para cocinar. La mantequilla de ganado alimentado con hierba contiene un ingrediente importante llamado ALC (ácido linoleico conjugado) que se ha relacionado con tasas más bajas de cáncer. También tomaba ALC como suplemento (el aceite de espino amarillo puede ser una excelente opción).

La investigación de los tratamientos contra el cáncer era tan clara como el barro. Especialmente si no se realizaban ensayos adecuados o se manipulaban los datos[2]. Estaba descubriendo que la salud intestinal era

---

[2] Véase *Doctored Results,* de Ralph Moss.

de vital importancia para el sistema inmunológico, pero tenía más dudas acerca de esos enemas de café que recomendaba el Protocolo Gerson. Me preocupaba que, si bien supuestamente servían para «limpiar» el colon, probablemente algo bueno, si los enemas se realizaban en exceso (¡y la dieta Gerson sugería tres veces al día!), entonces, podría estar perdiendo valiosos nutrientes o electrolitos, como el magnesio.

Según la dieta Gerson, los enemas podían estimular la liberación de más glutatión por el hígado, lo cual pronto supe que, en realidad, podía favorecer el progreso del cáncer. ¿Podría ser esto un desastre potencial? Al igual que la mayoría de los pacientes que he conocido, cometí el error de pensar que el glutatión sería beneficioso para el cáncer. Si tenía que probar los enemas, lo haría después de mi quimioterapia mediante sencillos lavados colónicos y usando solo agua.

Las enzimas proteolíticas son una parte importante de la terapia Gerson y, por lo que yo sabía, no me harían daño. Al menos me ayudarían a absorber mejor los alimentos. Sin embargo, la sugerencia era tomarlos entre comidas, supuestamente para disolver la protección externa de fibrina del tumor. No estaba segura de que esta fuera la razón por la que funcionaban. Los parásitos a menudo se han relacionado con el cáncer. Tal vez ayudaban a deshacerse de los parásitos en el intestino al disolver su membrana de proteínas. Tampoco es que yo supiera que tenía parásitos en ese momento[3]. Las almendras amargas o *laetrilo* parecían interesantes. ¿Podrían ayudar a matar selectivamente a mi cáncer? Cada vez que daba con algo que parecía útil, encontraba algo que lo contradecía en otro libro o página web.

Compré muchos libros, me suscribí a revistas de medicina integradora sobre el cáncer y la salud, y pasé semanas en la biblioteca, bebiendo té verde, tomando cada vez más suplementos y tragando (lo más rápido posible) mi repugnante «sopa primordial». Investigué en revistas médicas, así como en *Pubmed* y *Medline*. Leí muchos libros de autoayuda y enormes tomos sobre terapias alternativas contra el cáncer, tratando desesperadamente de hallar pistas. El doctor Ralph Moss y Burton Goldberg resultaban fascinantes y aportaban muchísima información sobre tratamientos complementarios. ¿Cuántos de estos podrían ayudarme? *Iscador*, un tratamiento a base

---

[3] Más tarde descubrí que tenía *Blastocycstis hominis*, un parásito intestinal común.

de muérdago, parecía interesante. ¿Toxinas de Coley? ¿Té *Essiac*? No iba a dejar piedra sin remover. Pero, ¿cuál aportaba más evidencias? Parecía haber pruebas sólidas respecto a la eficacia de la vitamina C intravenosa en dosis altas a la hora de aumentar el oxígeno alrededor de un tumor. Eso ayudaría a matarlo.

Me preguntaba qué pasaría si combinara la quimioterapia con la vitamina C intravenosa. ¿Potenciaría sus efectos y ayudaría a mantener mi sistema inmunológico? Estuve tentada de intentar alternar los dos, pero al final el miedo a lo desconocido se apoderó de mí. Lo haría según terminara la quimioterapia; tal vez los suplementos serían suficientes para proteger mi sistema inmunológico.

Después de visitar al doctor Etienne Callebout, un médico integrador muy entendido, mi lista de alimentos para la zona de molestia empezó a aumentar considerablemente. Recopilé toda la información y seguí mi instinto, así como mi investigación, sobre lo que sentía que funcionaría mejor para mí.

El doctor Callebout quería hacer un examen exhaustivo, enviar una muestra de heces para un análisis completo de las bacterias intestinales y tomar una muestra de sangre para evaluar mi nivel de vitaminas, aminoácidos y ácidos grasos. Pero tan pronto como se enteró de que iba a recibir quimioterapia, decidió que no tenía sentido hasta que hubiera terminado. Estos análisis de sangre y de heces se incluyeron en mi lista de «tareas por hacer». Esperaría un mes después de la quimioterapia para permitir que mi pobre cuerpo se asentara.

El doctor Callebout también supuso que estaría baja en folato, ya que me habían administrado quimioterapia con metotrexato cuando me diagnosticaron por primera vez. El folato es necesario para la formación *de novo* de un nucleósido, un componente básico del ADN, concretamente la timina. En efecto, el metotrexato «privaba» al cáncer de esta vitamina B vital necesaria para crear un nuevo ADN en células hijas.

Interesante... ¿Sería seguro volver a añadir folato a mi dieta? El doctor Callebout dijo que, si no estaba tomando metotrexato o fluoroulacilo (5FU), entonces, debería tomar suplementos de vitaminas B, que eran esenciales para desintoxicar mi cuerpo del exceso de estrógeno «malo» (estradiol), que sabía que estimulaba el crecimiento del cáncer. También me recomendó que tomara la vitamina B niacina, a pesar de que me producía un extraño rubor durante unos minutos. Esto le sucede a la mayoría de las personas que la toman. Es totalmente normal y no sugiere toxicidad[4]. Ahora creo que la niacina debería formar parte de la mayoría de los protocolos de cáncer, ya que ayuda a matar de hambre al cáncer al reducir la grasa.

Ahora estaba tomando suplementos con las que esperaba atacar y bloquear diferentes rutas de cáncer y factores de crecimiento, aspectos ignorados por la medicina convencional. Pronto me vi hablando por nuestros nombres de pila con los propietarios de la tienda de alimentos saludables de mi barrio; estoy bastante segura de que yo sola les mantenía el negocio. Todos los siguientes recibos iban rápidamente a la papelera, lejos de la vista de Andrew.

Al principio, me resultaba difícil creer que los tratamientos potencialmente útiles se vieran forzosamente relegados al ostracismo. Sin embargo, cuanto más investigaba, más evidente se hacía que muchos de los estudios estaban sesgados, que los datos a menudo se ocultaban y que la metodología con frecuencia se retorcía para confundir los resultados. A medida que aumentaba mis conocimientos, también lo hacía mi comprensión de que el cáncer era ante todo un negocio. Todo lo que no tuviera una patente era menospreciado por la industria, sobre todo por algunas de las grandes organizaciones benéficas contra el cáncer.

La supervivencia con enfoques alternativos parecía estar plagada de fracasos, pero también lo estaban los tratamientos convencionales. Supuse que esto podría deberse en parte a que los pacientes, a menudo, no empezaban a buscar terapias complementarias hasta que ya era demasiado tarde. Generalmente, cuanto más tiempo está presente el cáncer, más difícil se vuelve su tratamiento. Así que mantuve mi mente abierta.

Reparé en que la gente tiende a depositar su fe en una sola modalidad. Hoy en día, las personas no solo están aterrorizadas por la quimioterapia, cada vez hay más pacientes que la rechazan, sino que parece haber una obsesión con el aceite de cannabis, independientemente de la cantidad de THC o CBD que contenga. Veo a muchos pacientes que usan cannabis, DCA o la dieta cetogénica y excluyen todo lo demás. A mí me parecía evidente que combinar enfoques era mucho más eficaz.

No obstante, combinar tratamientos requiere una gran dosis de coraje. ¿Cuál será la interacción? ¿Es seguro? Atacar diferentes rutas del cáncer al

---

[4] En la actualidad hay varias marcas que comercializan niacina no ruborizante.

mismo tiempo era, sin duda, el camino a seguir, aun así, un paciente necesita la orientación de un médico cualificado con experiencia en medicina y nutrición. El aumento del número de médicos en medicina funcional es un alivio para todos los pacientes con cáncer. Sin embargo, la mayoría de las personas no puede permitirse pagar este tipo de ayuda y, con la escasez de oncólogos integradores, muchos lo único que pueden hacer es esperar lo mejor y rezar.

La primera regla en la guerra es conocer a tu enemigo. Esta regla fue la base de todo lo que hice. Tuve que dejar de lado el miedo a lo desconocido. Este «no era momento para la tristeza y las lágrimas», como solía decir mi hermana cuando me sentía agotada. Ella tenía razón. Mucho de eso estaba en mi cabeza. Mantente fuerte, positivo y nunca dejes de buscar respuestas. Estaba convencida de que estaban ahí fuera, incluso si ni el lado convencional ni el alternativo tenían la respuesta completa. ¿Qué más había pasado por alto que ninguno de los bandos estaba usando?

Un sello distintivo del cáncer es que los glóbulos blancos de un paciente no reconocen a su propio cáncer como enemigo. El cáncer parece desconectarlos. Hay que activarlos de nuevo. ¿Sería posible reactivar el sistema inmunológico de alguna manera? Si cada uno de los tratamientos que había descubierto debilitaba y «apagaba» una parte diferente de la armadura del cáncer, sumándolos todos, tal vez le daría a mi sistema inmunológico la oportunidad de tomar la delantera. ¿Podría, entonces, asestar el golpe final?

Todavía con dudas sobre la quimioterapia, encontré una nueva opción llamada quimioterapia potenciada con insulina. La insulina hacía que las células cancerosas fueran más permeables a la quimioterapia, por lo que no era necesaria tanta. Según los informes, estaba teniendo mucho éxito. Aun así, no me gustaba la idea de tanta insulina extra ya que también podría hacer que la célula fuera más permeable a la glucosa. Decidí dejarlo en un segundo plano en caso de que todo lo demás fallara.

Andrew y yo nos sentamos y hablamos sobre cómo deberíamos manejar el hecho de tener tantas opciones y no tener una hoja de ruta clara.

«La única forma de hacerlo es abordarlo científicamente», dije. «Necesitamos saber cómo afectan realmente todas estas distintas opciones a mi cáncer. Voy a hacerme análisis para ver mis marcadores en sangre. Tal vez muestren lo que funciona y lo que no».

Andrew configuró una hoja de cálculo de Excel y comenzamos a trazar mis niveles de marcadores de antígenos en sangre en un gráfico. Aunque era probable que apenas hubiera variación, tal vez pudiera detectar una tendencia cuando comenzase una nueva línea de tratamiento. Quería abordarlo con decisiones basadas en evidencias, no en conjeturas, aunque sabía que podía estar cometiendo errores. Era consciente de que todo podría salir terriblemente mal y de que podía quedarme sin tiempo antes de descubrir algo.

Buscar consejos fiables en Internet es tan complicado como intentar navegar en medio de una espesa niebla y, potencialmente, igual de peligroso. Encontré consejos contradictorios y alarmantes, sobre todo relacionados con el uso de suplementos, vitaminas y zumos. Intentar extrapolar y diseccionar la verdad a veces puede resultar muy difícil.

Por esta razón, el doctor *Google* puede acabar siento tu peor enemigo. Media hora en Cancer Research UK (cuyo objetivo es reducir el número de muertes por cáncer) es suficiente para ver que hay una clara estrategia dirigida a conseguir que más pacientes participen en ensayos clínicos, se trata de grandes farmacéuticas ligeramente disfrazadas. Wikipedia (su fundador, Jimmy Wales, ha sido un crítico acérrimo de las terapias alternativas y complementarias) hará que te alejes corriendo de cualquier cosa que suene poco convencional. Las compañías farmacéuticas no quieren que pruebes nada más que su trinidad impía de quimioterapia, radioterapia y cirugía o los últimos medicamentos e inmunoterapias dirigidas. Tenía que profundizar más; mucho, mucho más.

Las grandes farmacéuticas preferirían que no conocieras una sustancia natural hasta que hayan encontrado una forma de copiar sus efectos beneficiosos con un lucrativo fármaco patentado. En el momento de escribir esto, si buscas «tratamientos contra el cáncer refutados» en Wikipedia, puedes ver dos importantes organizaciones benéficas contra el cáncer. ¡Rápido, antes de que lo cambien! Una de estas organizaciones benéficas ha intentado durante años patentar una formulación sintética del resveratrol, mientras niega que este suplemento sea de alguna ayuda a pesar de los estudios que demuestran lo útil es.

Lo mismo ocurre con el hidroxicitrato, un suplemento que imita el ayuno y mejora la eficacia de la quimioterapia. La misma organización benéfica se complace en decir que una dieta o un ayuno a corto plazo es peligroso, a pesar de que cada vez hay más evidencias de lo contrario. ¿Qué pasa con el cáncer terminal en fase IV? ¿No es eso más peligroso? El consejo es no probar ninguna dieta o suplemento hasta que haya disponible un buen medicamento patentado.

El debate y la competencia eran tan evidentes en 1999 como lo son hoy en día. En aquel entonces, las investigaciones no estaban a un solo clic. Sin Facebook, sin grupos de apoyo, sin foros en Internet, sin listas de recursos de organizaciones benéficas útiles como *Yestolife.org.uk*. Lo único de lo que yo disponía eran revistas, libros y webs de medicina, como *Pubmed* y *Medline*.

Solo un par de semanas después de mi diagnóstico y tras una ardua labor de investigación, estaba rebosante de nuevos conocimientos y preparada para tomarme un descanso muy necesario. Disfrutamos de unos días de luna de miel tardía en Mallorca, donde pude absorber un poco de vitamina D, esencial. Además, llevé conmigo el resto de mis suplementos en sus bolsitas con cierre hermético. Estaba bastante segura de que me detendrían en el control de seguridad y me obligarían a explicar por qué llevaba este alijo de aspecto tan sospechoso.

Andrew había reservado la *suite* nupcial en un hotel de cuatro estrellas. Nuestra habitación daba a una piscina privada. Nos recibieron con pétalos de rosa esparcidos sobre la cama en forma de corazón. Era un ambiente relajado y reconfortante. ¡Un premio para el marido! Era justo lo que necesitaba. Durante cinco días, medité y nadé todos los días, di largos paseos panorámicos y seguí una dieta mediterránea saludable baja en carbohidratos y rociada con mucho aceite de oliva virgen extra. Aquello era el cielo. Fue una estrategia previa a la operación que recomiendo a cualquiera que pueda permitírselo. Dando por hecho que no estaba a punto de caer muerta por el tumor, ya que este no estaba presionando arterias vitales o cualquier otra estructura potencialmente mortal, me tomé mi tiempo para asegurarme de estar en un estado adecuado para la operación, tanto mental como físicamente. Sabía lo que me esperaba.

Retrasar mi operación fue una decisión de la que nunca me arrepentiré. La reacción instintiva de casi todos los pacientes con cáncer es querer extirpar el tumor tan pronto como sea humanamente posible. La idea de que estén albergando una criatura alienígena parásita en su cuerpo hace que se lancen a reservar cita para la cirugía lo antes posible. El pánico hace que se precipiten en muchas de las primeras decisiones que deben tomar y los pacientes, a menudo, se ven intimidados y empujados a operarse demasiado pronto. Habiendo evaluado los peligros de mi situación, decidí que necesitaba tiempo para permitir que la aspirina, mi dieta radical y los suplementos hicieran su efecto. No me iba a dejar meter prisa.

La cirugía replica el proceso inflamatorio de una «apoptosis» masiva y la posterior producción de fibrinógeno (tejido cicatricial). Esto suprime las células T importantes y las células NK (NK, según sus siglas en inglés) precisamente las que tu cuerpo necesita para eliminar el cáncer. Desencadena una reacción inflamatoria en el cuerpo, una de las razones por las que yo pensaba que los medicamentos antiinflamatorios no esteroides, como la aspirina, eran tan importantes. Abordar el problema de la diseminación metastásica posquirúrgica es un aspecto aún ignorado por los médicos convencionales, a pesar de su enorme potencial para mejorar enormemente los resultados de supervivencia, además de su bajo coste y toxicidad.

La ciencia ha demostrado que mi decisión de tomar aspirina antes de operarme fue correcta. Se ha demostrado que los medicamentos antiinflamatorios utilizados durante dos o tres semanas antes de la cirugía y luego hasta un año después mejoran enormemente las estadísticas de supervivencia. Alrededor del 90 por ciento de los cánceres no son mortales de inmediato, pero causan la muerte por metástasis. Los pacientes con cáncer suelen vivir con tumores grandes, por lo que lo importante es impedir más metástasis. La aspirina en dosis bajas (75 mg) previene la metástasis en aproximadamente un 20 por ciento[5], se pueden obtener mejores resultados de hasta en un 70 por ciento en algunos cánceres inflamatorios con AINE más fuertes a corto plazo. Los cirujanos que se enorgullecen de que una buena cirugía es la razón principal por la que los pacientes con cáncer sobreviven obviando alto la mejora en la tasa de supervivencia que proporcionan estas simples actuaciones. Podrían mejorar enormemente las estadísticas tan solo con incluir un antiinflamatorio antes y después de sus excelentes habilidades quirúrgicas.

Sabía que mis defensas naturales debían estar al máximo durante la cirugía. ¿Por qué darle a mi cuerpo ya estresado todo ese trabajo adicional?

Después de la negativa de mi cirujano, todavía albergaba preocupaciones sobre el sangrado gástrico, así que le pregunté a mi médico de cabecera qué opinaba. Fue un poco más alentador.

---

[5] Peter C. Elwood *et al*. «Aspirin in the Treatment of Cancer: Reductions in Metastatic Spread and in Mortality: A Systematic Review and Meta-Analyses of Published Studies». *PLOS ONE, 2016; 11 (4): e0152402 DOI: 10.1371/journal.pone.0152402.*

«Mucha gente toma aspirina en dosis bajas para prevenir ataques cardíacos y accidentes cerebrovasculares, por lo que debería estar bien», dijo después de pensarlo un poco.

«¿Tomar un antiácido ayudaría a proteger mi estómago?», le pregunté.

«No estoy seguro de eso. No solemos recomendar tomar más de un medicamento a la vez y no sé qué efecto tendría en su cáncer, así que es mejor que no», añadió.

Ojalá hubiera conocido la cimetidina (o *Tagamet*) en este momento. Este era de uso clínico generalizado para las úlceras gástricas y fue el primer antiácido que salió al mercado. Solía estar disponible gratuitamente sin receta en el Reino Unido y desde entonces se ha demostrado que tiene un enorme potencial, ya que ataca al cáncer a través de múltiples vías. No obstante, el uso prolongado de antiácidos se ha relacionado con el cáncer gástrico, pero tomado solo durante un breve periodo de tiempo podría haber resultado de gran ayuda.

Cuando descubrí la cimetidina en el año 2007, muchos años después, la tomé durante tres meses por sus efectos estimulantes del sistema inmunológico y todavía la tomo ocasionalmente. La cimetidina, me doy cuenta ahora, también habría ayudado a proteger mi estómago de la aspirina e incluso podría haber brindado un mayor impacto contra el cáncer de haberlas combinado. La desventaja es que este antihistamínico inhibe un complejo enzimático desintoxicante del hígado (el citocromo P450), lo que significa que aumenta la dosis de cualquier otro medicamento que esté tomando. No obstante, esto también podría usarse de manera beneficiosa y, por ejemplo, aumentar el nivel plasmático de un medicamento o retrasar su eliminación para mantener sus efectos anticancerígenos en el cuerpo.

Uno de sus usos potenciales puede ser postoperatorio. En un paciente que se está recuperando de una cirugía, hay un período crítico de siete días en el que experimenta un aumento de las células T supresoras. Estas reducen los niveles de glóbulos blancos llamados linfocitos infiltrantes de tumores (TIL), que son los buenos que luchan contra las células tumorales. La supresión de estos aliados es una de las razones por las que el cáncer puede prosperar después de la cirugía en el ambiente inflamado, y los efectos se vuelven visibles aproximadamente diez meses después de la cirugía.

La cimetidina ayuda a revertir la eliminación de las células T supresoras, lo que a su vez ayuda a mantener elevados los niveles de linfocitos que se infiltran en el tumor. Si hubiera sabido esto antes de mi operación pulmonar, tengo pocas dudas de que la habría tomado después de la operación pulmonar durante esos siete días críticos[6].

La cimetidina a veces también es eficaz contra el virus de Epstein Barr, incluso cuando el virus está latente, y este está implicado (junto con el VPH y el MMTV) en la activación de muchos cánceres de mama. Cuando caducó la patente, la cimetidina pasó de moda en el Reino Unido y, a menos que uno tenga amigos en Canadá, Estados Unidos o Alemania, donde todavía está disponible sin receta, puede ser difícil de obtener.

La ranitidina (*Zantac*, un inhibidor de H2) y la cetirizina (inhibidor de H1) son antihistamínicos fácilmente accesibles que se pueden comprar sin receta. Estos pueden ser útiles por sus efectos tanto antivíricos como anticancerígenos, ya que estimulan los linfocitos que se infiltran en el tumor y ayudan a proteger el intestino de las hemorragias gástricas. Posiblemente, es mejor si se combinan (como siempre, consulte con su médico).

Quizás debería haber tenido más confianza a la hora de tomar aspirina, la cual tomé de manera alterna, unas semanas sí, unas semanas no, desanimada por mi cirujano. Un estudio[7] realizado por el profesor Peter Elwood de la facultad de medicina de la Universidad de Cardiff, que analizó el riesgo general de hemorragias estomacales con el uso de aspirina, demostró que no había un mayor riesgo de muerte por hemorragia estomacal en personas que tomaban aspirina en dosis baja (75 mg) con regularidad, y que las hemorragias espontáneas de los no consumidores eran mucho más peligrosas.

Elwood esperaba que su estudio hiciera que los médicos se sintieran más cómodos a la hora de recetar aspirina. Otras investigaciones también lo confirman. Las dosis bajas de aspirina, administradas junto con la quimiorradiación, aumentan los efectos de esta terapia, así como la supervivencia libre de progresión a cinco años (86,6% frente a 67,1%) con un

---

[6] El uso prolongado de cimetidina (durante años) se ha relacionado con casos de ginecomastia (agrandamiento de la mama) e hiperprolactinemia, por lo que tal vez tenga un componente hormonal del que algunos cánceres deberían mantenerse alejados. Sin embargo, a corto plazo, en mi opinión, los beneficios pueden superar a los efectos adversos.

[7] Hay un estudio que sugiere que los beneficios de tomar aspirina a diario superan el riesgo para el estómago. *Science Daily*, [30/11/16].

menor riesgo de metástasis[8]. En general, se necesita precaución al administrar aspirina junto con la quimioterapia, ya que esto podría aumentar el riesgo de sangrado, pero hay beneficios de agregarla a la radioterapia. Mi razón fundamental era, y sigue siendo, que todas estas pequeñas adiciones no solo eran acumulativas, sino que funcionaban en sinergia, multiplicando los efectos de cada una. Si abordaba el problema desde todos estos ángulos, tal vez consiguiera inclinar la balanza a mi favor y poner rumbo hacia la salud

El uso temprano de medicamentos antiinflamatorios y bloqueadores del crecimiento, como la humilde aspirina, tenía mucho sentido para mí. ¿Por qué los oncólogos y cirujanos que deberían conocer estos hechos seguían oponiéndose? Al enfrentarse a abrumadoras probabilidades de fracaso, ¿por qué no era razonable probar una combinación que pudiera producir una fórmula sinérgica y potente contra el cáncer?

Si el 90 por ciento de las muertes son el resultado directo de la propagación del cáncer, detener el veinte por ciento de las metástasis mejoraría significativamente las estadísticas de supervivencia del cáncer. Y eso únicamente con aspirina. Resulta chocante que hasta 2016 la organización *Cancer Research UK* no comenzara un ensayo clínico con aspirina, el ensayo «AddAspirin», ¡pero a niveles peligrosos de 100 mg, 300 mg e incluso 600 mg! Es un ensayo doble ciego, lo que significa que ni el paciente ni el médico sabrán la dosis administrada. Si los pacientes terminan con hemorragia estomacal como resultado directo de estas dosis más altas, ¿afirmarán que el riesgo es demasiado grande, haciendo que los pacientes con cáncer dejen de tomarla y, por lo tanto, manteniendo viva la industria farmacéutica? Todas las demás investigaciones sugieren que la mitad de dosis, 75 mg, es suficiente y las pruebas están ahí. El profesor Peter Rothwell ha realizado muchos ensayos clínicos con aspirina, todos publicados en *Lancet* o *Lancet Oncology*. Simplemente, creo que el ensayo no es necesario y es un gasto innecesario de dinero público. Sería más productivo para esta organización benéfica contra el cáncer presionar al NICE (instituto nacional para la calidad de la sanidad y de la asistencia, según sus siglas

---

[8] Restivo A., Cocco I.M.F., Casula G., Scintu F., Cabras F., Scartozzi M. y Zorcolo L. (2015) «Aspirin as a neoadjuvant agent during preoperative chemoradiation for rectal cancer». *British Journal of Cancer 113(8): 1133–1139.*

en inglés) para que cambie sus pautas e incluya la aspirina en dosis bajas como medicamento contra el cáncer.

Si eres uno de los once mil participantes previstos en el ensayo AddAspirin, te insto a que consultes los artículos publicados al respecto y hables con un médico familiarizado con los problemas gastrointestinales antes de tomar lo que podrían ser niveles potencialmente dañinos de anticoagulantes. Plantéate tomar una cantidad menor de aspirina; de lo contrario podrías estar poniendo tu salud en un riesgo innecesario. Entre tanto, los pacientes podrían morir innecesariamente sin esa pequeña dosis preventiva. Como dijo Benjamin Franklin, «Una onza de prevención vale tanto como una libra de curación». ¡Ay!, pero no se gana dinero con la prevención.

Hay muchas sustancias naturales que pueden ayudar a reducir la inflamación. Yo había incluido bastantes de ellos en mi régimen preoperatorio: jengibre, curcumina y, por supuesto, aceites de pescado omega-3. Se ha demostrado que reducen la inflamación y cada vez más son más empleados en lugar de medicamentos para tratar afecciones como la artritis reumatoide. Todos estos suplementos tienen efectos anticancerígenos que han sido muy estudiados. ¡Hasta los oncólogos de la vieja escuela conocen la curcumina! Aun así, no la recomiendan. A medida que fui descubriendo más sobre el cáncer, me di cuenta de que necesitaba reducir algo llamado factor de crecimiento endotelial vascular (VEGF). El VEGF es un estimulador principal del crecimiento tumoral, que fomenta el desarrollo de nuevas células sanguíneas para alimentarse a sí mismo, un proceso llamado angiogénesis. La aspirina, además de reducir la inflamación, también reduce la angiogénesis. En este punto, mi menú de suplementos era el siguiente:

- Té verde con altos niveles de catequina ECGC
- Ácido elágico (que se encuentra en las granadas, las frambuesas, las nueces y que era muy difícil de obtener como suplemento en aquel momento)
- Resveratrol
- Silibinina (cardo mariano)
- Pycnogenol
- Vitaminas B (forma sublingual metilada de $B_{12}$ y ácido fólico)
- Sulfato de glucosamina
- Curcumina
- CLA (ácido linoleico conjugado)

El pycnogenol (pino marítimo), como la aspirina, puede aumentar el riesgo de hemorragias, por lo que debe tomarse con precaución. Es una mezcla patentada de varios extractos de corteza (la aspirina también proviene de la corteza) pero también puede reducir el azúcar en sangre. Lo tomé junto con aspirina a pesar de que podría haber estado duplicando sus riesgos, pues deduje que los pacientes con cáncer tienen un riesgo mucho peor de coágulos de sangre. Conforme a las indicaciones de los médicos, dejé de tomar todos los anticoagulantes varios días antes de la operación (algunos cirujanos sugieren una semana). ¡No tenía ninguna intención de morir desangrada en la mesa de operaciones!

La operación salió bien y sin complicaciones. Un tercio de mi pulmón desapareció. Bueno, podría vivir con eso. Antes de la operación había tenido volúmenes pulmonares excepcionalmente buenos, por encima de lo normal, por lo que ahora estaba en la media. ¡Qué mierda!, no me gustaba ser mediocre.

Después de la cirugía, volvieron a medirme los marcadores de antígenos en sangre. La diseminación metastásica posquirúrgica es un problema frecuente, y sabía que bloquear el VEGF con la aspirina en el perioperatorio habría ayudado, pero la espera antes de escuchar los resultados se me hizo insoportable.

Me costó todo un día reunir el valor para llamar por teléfono y averiguarlo. Por un lado, no quería aceptarlo, pero, por otro, sabía que necesitaba conocer y trazar estos marcadores. Mi cabeza finalmente ganó la discusión. Esconder la cabeza en la arena no iba a ayudar.

Andrew estaba de pie junto a mí cuando recibí la noticia. Me desanimó saber que mis marcadores habían subido a un nuevo máximo, una lectura de casi seiscientos, desde ciento noventa, a pesar de mis mejores esfuerzos. Normal era cualquier cosa por debajo de ciento cincuenta. Esto significaba que ahora tenía células tumorales deambulando en mi sangre por todo mi cuerpo. No soportaba esa idea.

Me sentí enormemente consternada. Me dije a mí misma que era de esperar, la cirugía siempre hacía esto, pero estaba increíblemente decepcionada. Sentí que había fracasado. Mi estado de ánimo volvió a hundirse. ¿Alguna vez podría tomar de nuevo las riendas o el cáncer ahora me controlaba? Las intervenciones médicas me habían hecho empeorado, pero esperaba que esto fuera solo un problema temporal. ¿Lo había llevado hasta el extremo de perder el control? ¿Era incapaz de derrotarlo? ¿Cómo podría ahora bajar esos marcadores? ¿Había sido un error operarme?

Andrew fue mucho más práctico. «Sabíamos que eso iba a suceder, me dijiste que los marcadores subirían. Trata de no preocuparse demasiado por eso. No ayudará. Siempre dijiste que habría un derrame de células tumorales e inflamación. Sigamos el plan y mantengamos las células tumorales dando vueltas por tu sistema. Me dijiste que cuando se pegan a la pared de los vasos sanguíneos es cuando luego pueden hacer metástasis».

Él estaba en lo cierto. Había decidido que la mejor estrategia sería mantener esas molestas células en circulación y no permitirles la oportunidad de asentarse, adherirse al revestimiento de los vasos sanguíneos (endotelio) y acampar en algún otro lugar de mi cuerpo. Eran las metástasis, o cánceres secundarios, los que provocaban la muerte. Si mantenía a esas pequeñas cabronas en movimiento gracias a la aspirina, un anticoagulante, ¿podría mi ejército de glóbulos blancos ser capaz de eliminarlos? La aspirina también era un fármaco antiplaquetario. Tal vez evitando que las plaquetas formen pequeños grupos que oculten las células tumorales, a mis células NK, mi ejército de glóbulos blancos, les resulte más fácil ganar la batalla.

Entonces incorporé la nattokinasa, un suplemento enzimático que digiere la fibrina, para reducir mi tendencia a las cicatrices excesivas. Combinado con la aspirina, ayudaría a evitar que mi sangre se volviera demasiado pegajosa. Echando la vista atrás, creo que haberme hecho algunas pruebas de coagulación sanguínea habría estado bien. Los problemas de coagulación pueden ser un área complicada y muy personalizada que requiere asesoramiento profesional. Hacer esto mal podía resultar peligroso.

Después de la operación, la vida era un ritual diario de té verde, zumos de manzana/zanahoria/apio/remolacha, tragar pastillas, meditar y hacer ejercicio suave, como una caminata rápida o un paseo en bicicleta. Después vino el dilema de la quimioterapia.

No estaba segura de qué hacer. Sin embargo, ahora que mis marcadores de cáncer se habían disparado tanto al alza, la quimioterapia parecía la opción correcta. Ayudaría a eliminar el peligro potencial de las «micrometástasis», así como cualquier pequeño grupo de células cancerosas. No obstante, también acabaría con mi sistema inmunológico.

¿Y si recibiera suficiente quimioterapia para matar el cáncer, pero no lo bastante como para destruir las células inmunitarias de mi intestino? Tal vez pudiera tomar la mitad de la dosis normal durante el doble de tiempo. Esto podría resultar menos dañino. ¿Por qué tenía que recibir la «dosis máxima tolerada» sí o sí? Cuanto más, ¿mejor? Parecía tan brutal... Además, era una estrategia unidimensional. Dado que ya estaba atacando el cáncer desde muchos ángulos, ¿no era posible que la quimioterapia fuera igualmente efectiva en dosis mucho más pequeñas?

¿Habría medicamentos o suplementos que pudieran tener sinergia con la quimioterapia? Descubrí que el té verde, el resveratrol y la curcumina la hacían más eficaz y decidí continuar con estos si las náuseas lo permitían[9].

Cuando le planteé a mi oncóloga la idea de tomar suplementos mientras recibía quimioterapia su respuesta fue inmediatamente negativa.

«Tienes que intentar que esto sea lo más eficaz posible. Los antioxidantes pueden arruinar el poder de la quimioterapia. Es mejor que los evites todos».

El té verde es un antioxidante, igual que el resveratrol. Aun así, ambos tenían efectos anticancerígenos bien demostrados en combinación con la quimioterapia. Deduje que había antioxidantes concretos que eran sinérgicos con la quimioterapia y otros que podrían interferir. No estaba convencida de que tuviera razón. Los artículos que había leído decían claramente que había algunos beneficios.

Al final, decidí que la quimioterapia era algo a lo que probablemente tendría que someterme, pese a mis enormes reservas. Estaba bajo mucha presión, no solo por parte de la oncóloga, sino también de mi familia. Sabía que si me negaba les causaría un estrés enorme. Se sentirían aterrorizados de que la rechazara y «no hiciera nada», esperando pasivamente a que el cáncer regresara, pero yo veía la quimioterapia como una especie de aceptación pasiva.

Con el tiempo me he dado cuenta de que muchos pacientes mueren por cortesía hacia su oncólogo y por miedo a disgustar a sus seres queridos. Sucede con mucha más frecuencia de lo que uno podría imaginar. Familiares y amigos intervienen con sus opiniones personales sobre lo que se debe hacer, presionando así hacia tratamientos de alta toxicidad, porque eso es lo que recomiendan los hombres y mujeres de bata blanca. Por el contrario, algunos familiares bien intencionados alejan a los pacientes de la quimioterapia por completo, cuando esta puede ser mucho más eficaz si se usa de manera diferente. Los oncólogos administran la dosis máxima tolerada o

---

[9] El hidroxicitrato, el ayuno, las estatinas y la metformina habrían ayudado, pero aún no se había escrito nada sobre ellos.

una dosis paliativa. Demasiada o muy poca. Ninguna de las opciones será curativa. ¿Dónde está el término medio sensato? ¿Uno que no acabe con el sistema inmunológico? ¿Quizás una dosis baja de quimioterapia usada en combinación con otros tratamientos?

Bastante duro es ya tener que lidiar con el hecho de estar enfermo, como para sumarle este bagaje emocional. Caminar de puntillas alrededor de todos para asegurarse de que todos sus deseos y necesidades sean atendidos. Mi familia, por supuesto, estaba luchando para que sobreviviera y, afortunadamente para mí, no interfirieron en mis decisiones, aunque estaba segura de que no siempre las aprobaban. Esperaban que la enfermedad regresara, como esperando a ver el «choque» a cámara lenta. A los médicos que había entre ellos se les había dicho que no había cura y que la muerte era inevitable. Miraban en silencio, sin saber qué decir, preguntándose si podría estar haciéndome daño o empeorando las cosas, acelerando mi muerte.

La quimioterapia reducía el tamaño de los tumores. De acuerdo. Era difícil argumentar en contra, pero ¿eliminaba el cáncer? Había leído que la quimioterapia administrada a pacientes en fase IV ayudaba a que el cáncer regresará más rápido y de manera más agresiva que antes. Esto se debe a que la quimioterapia y la radioterapia no logran tocar las células madre cancerosas. Mi oncóloga estaba de acuerdo en que era una herramienta tosca y contundente y que causaba muchos daños colaterales, pero tenía poco más que ofrecerme. ¿Cómo llegar hasta esas molestas células madre cancerosas? ¿Habría alguna manera de matarlas de hambre? ¿Sería mediante suplementos para combatir el cáncer o a través de una dieta modificada?

De manera que tenía elegir entre una dosis alta o nada. La dosis baja ni siquiera era una opción en 1999 (y todavía no se ofrece, a pesar de las evidencias que hay de que es igualmente eficaz y menos dañina para el sistema inmunológico). El cáncer era un enemigo invencible que requería el tratamiento más bárbaro, ¿no es así? Una embestida total con un enorme potencial de sufrimiento personal. ¿De qué otra manera podía ser derrotado? Cualquier cosa menor, seguramente, no sería suficiente.

Sin embargo, por mucho que me dije eso, otra voz dentro de mí me susurraba que había otras opciones. ¿Quizás podría comenzar con una dosis alta y luego disminuirla? Después de un par de meses, tal vez podría convencer a mi oncóloga para que la bajase gradualmente si estaba respondiendo bien. Eso parecía un buen compromiso. Sin embargo, podría tener que insistir y quejarme en voz alta sobre los efectos secundarios para persuadirla.

Sabía que aumentar mi inmunidad sería clave para sobrevivir. El sistema inmunológico es, en última instancia, el capitán del barco, la pieza final del rompecabezas, y era necesario si quería eliminar las células cancerosas de forma natural. Por contra, la quimioterapia de dosis alta era fatal para el sistema inmunológico y las estadísticas mostraban claramente que fallaba en todos los casos en mi fase de la enfermedad. ¿Quizás con una carga tumoral más reducida a mi cuerpo le resultaría más fácil salir adelante? Incluso mientras me lo decía a mí misma, no estaba convencida.

Reducir la hormona del estrés cortisol sería fundamental. Los niveles elevados eliminaban los linfocitos del intestino, en un área conocida como GALT, el eje central de mis células inmunes. El ayuno intermitente o la reducción de la cantidad de alimentos, según leí, también ayudaba al sistema inmunológico. Siguiendo el consejo del doctor Callebout, reduje considerablemente mi ingesta de alimentos. Dejaba de comer a las seis de la tarde (aunque él sugirió que fuera a las tres) y desayunaba tarde. Agregué hongos medicinales, fracción D de maitake, beta glucanos, un extracto de salvado de arroz llamado MGN3, DHEA y melatonina por la noche. Todo ello ayudaría a aumentar la cantidad de células NK en mi cuerpo para ayudar a contrarrestar los efectos de la quimioterapia sobre mi sistema inmunológico.

Aunque me mostraba aparentemente positiva y optimista, necesitaba desesperadamente hacer algo con mi vertiginoso nivel de estrés. Mi constante labor investigadora se estaba apoderando de mi vida e inevitablemente me encontraba regularmente con mis deprimentes estadísticas de supervivencia. No importa lo mucho que lo intentara, me dejaban grogui durante días.

Sabía que llegar a los seis meses sería un logro. El manto de la muerte podía descender en cualquier momento y asfixiarme, golpeándome cuando estuviera momentáneamente desprevenida. El cáncer exigía toda mi atención. Alguien me dijo que tendría que pasar por «Ciento ochenta días de oscuridad en el alma» hasta que pudiera empezar a aceptar el diagnóstico. ¿Llegaría tan lejos? Mi alma ya se sentía bastante triste mientras miraba por encima del borde hacia ese abismo insondable de abajo.

Tenía que desterrar esos sentimientos negativos. Me estaba atormentando con pensamientos muy morbosos. El cáncer lo consumía todo, dejaba muy poco tiempo para la alegría, la risa y la diversión.

Había leído que la hipnoterapia podía ser útil, así que busqué a un destacado hipnoterapeuta con consulta en Putney. Fue maravilloso. Después de cada sesión, me entregaba una cinta personalizada de su tratamiento para que la reprodujera en casa. Cuando comencé a verlo, mi esperanza de vida no iba más allá de los seis meses. Finalmente, me convenció para que creyera que tenía un futuro que duraría años. ¡Sí! Sus sesiones me ayudaron a mejorar mi dieta y me animaron a beber más; estaba muy deshidratada. También se centró en el ejército de glóbulos blancos que deambulaba por mi sistema. A través de la visualización, pude ver esos glóbulos blancos como soldados que eliminaban a los desagradables intrusos uno por uno.

Además de la hipnoterapia, también recibí curación espiritual de un sanador local, aprendí a meditar, salí a caminar por el parque y pasé tiempo conectándome con la naturaleza. Cuando todos los demás se quejaban del clima húmedo y tempestuoso, yo me abrigaba y sonreía mientras caminaba por el parque, mientras la madre naturaleza me golpeaba con su increíble poder. Yo veía belleza cuando todos los demás veían lo mundano. El centelleo de las gotas de rocío, el verdor de las hojas, la majestuosidad de los árboles y las colinas, el destello del rocío cuando navegaba. ¿Por qué todo el mundo se quejaba tanto? ¿Por qué la gente no se regocija cada mañana de estar, en fin, viva? Era como si el resto del mundo estuviera demasiado ocupado, envuelto en minucias cotidianas como para darse cuenta de la increíble bendición que significaba ser parte de la creación.

Me echaba sobre el suelo, miraba al cielo y sentía mi conexión con el universo infinito. Qué pequeña e insignificante era. Qué suerte tenía de estar viva. Me sentía renacida, como si estuviera viendo la vida a través de los ojos de un niño.

Solo tres meses después de encontrar la zona de molestia en mi pulmón, hice grandes avances. Mi lista de suplementos estaba creciendo, aunque parecía no tener fin. Quería que esa zona, el área alrededor de la célula cancerosa, fuera lo más inhóspita posible y que el resto de mi cuerpo funcionara lo mejor posible. Mi dieta se estaba volviendo cada vez más extrema a medida que añadía gradualmente más alimentos de bajo índice glucémico y eliminaba los carbohidratos simples y los alimentos inflamatorios. Para mi sorpresa, tenía menos hambre con esta dieta y mis niveles de energía se dispararon. ¡Me sentía realmente viva!

Comprar alimentos saludables en 1999 era otra pesadilla. La oferta era extremadamente limitada. Incluso el té verde era prácticamente desconocido en aquellos días. Las camareras me miraban confundidas cuando lo pedía en una cafetería. «¿Te refieres a la menta?», preguntaban. ¡Aj! Me acostumbre a llevar conmigo una reserva de bolsitas de té allá donde fuera, además de mis bolsitas de píldoras.

Todavía estaba buscando suplementos para reducir la glucosa en sangre. Parecié cada vez más evidente que los médicos estaban ignorando lo obvio. Los pacientes diabéticos tenían un tercio más de probabilidades de contraer cáncer: tenían más insulina y más glucosa y ambos estimulaban el crecimiento del cáncer. ¿Estaba simplificando demasiado el problema? No lo creo. La sabiduría interior me decía que quizás los medicamentos para la diabetes también podrían ayudar a controlar la glucosa en sangre en pacientes con cáncer.

En aquel momento yo no sabía nada sobre el maravilloso medicamento de la metformina. Solo asociaba la diabetes con tomar insulina. No obstante, deduje que la insulina avivaría el fuego, al permitir que el tumor absorbiera aún más glucosa. Esa no era la respuesta. Quería seguir la ruta natural, suplementos o una dieta que pudiera reducir mi glucosa en sangre *sin* aumentar la insulina.

Fue entonces cuando di con una investigación en una revista sobre un antiguo extracto medicinal chino tradicional que parecía que nadie en Occidente estuviera usando para el cáncer. Controlaría mi glucosa en sangre, además de ofrecer otras propiedades increíbles contra el cáncer. Ayudaría en todos los aspectos de mi tratamiento.

Capítulo 7

# INVOCANDO A MI DRAGÓN INTERIOR

Mi descubrimiento de la berberina, un extracto de hierbas que se ha utilizado durante siglos en China para tratar la diarrea y otras infecciones, pero casi desconocido en Occidente, fue pura casualidad. Había interrogado a mi oncóloga extensamente sobre mi tumor. Necesitaba saber no solo los conceptos básicos de la biología del cáncer, sino también exactamente cómo y de qué estaba compuesto mi tumor, los tipos de células, la rapidez con la que se dividían, el tiempo de duplicación de mi cáncer. Toda esta información me ayudó a determinar que tenía un tumor queratinizante. La queratina es una proteína que se encuentra en el cabello, las uñas y la piel. También era un cáncer epitelial, en otras palabras, un tumor superficial.

Mientras escuchaba a mi oncóloga, me di cuenta de que la descripción de mi tumor tenía muchos paralelismos sorprendentes con la psoriasis. Ambos estaban formados por células epiteliales escamosas. En ambos había inflamación, recambio celular rápido y una producción excesiva de queratina. Aquello era interesante. ¿Algún tratamiento para la psoriasis podría ser útil para el cáncer? Decidí investigarlo.

Una tarde, estaba hojeando revistas de salud cuando encontré un artículo sobre la psoriasis. Había sido publicado en el *Journal of Herbal Medicine* en febrero de 1999 por el doctor Maher Succar, formado en Ucrania y que estaba enseñando medicina tradicional china a base de hierbas en la Universidad de Westminster. En él informaba de que se había descubierto un extracto concreto de una planta que era eficaz para tratar al ochenta por ciento de los pacientes con psoriasis. Se llamaba *Mahonia aquifolium* y sus ingredientes principales eran berberina y berbamina. Él escribió:

> Durante los últimos años, los científicos han descubierto que
> el extracto de la corteza y la raíz de la *Mahonia aquifolium* contie-

ne alcaloides que han demostrado ser fuertes agentes *antimicrobianos y antifúngicos*: berberina, protoberberina, berbamina y oxicantina.

Los estudios de cultivo celular han demostrado que estos alcaloides *inhiben el crecimiento de distintas células tumorales*, además inducen una poderosa actividad antioxidante que *inhibe el crecimiento de queratinocitos (células anormales de la piel) y reduce la inflamación*. La acción de estos alcaloides explica por qué el extracto de la *Mahonia aquifolium* ha sido utilizado con éxito para tratar diferentes trastornos de la piel (por ejemplo, psoriasis, dermatitis, eczema, enfermedades fúngicas), así como trastornos digestivos y enfermedades sanguíneas.

¡Era interesantísimo! Lo que leí me hizo dar un respingo. No se centraba solo en la inhibición de las células tumorales. Todos los pacientes con cáncer parecían tener problemas intestinales, por lo que cualquier cosa que pudiera matar a los desagradables bichos allí también sonaba bien. ¿Quizás ayudaba a matar hongos, parásitos y otras bacterias? Un tracto intestinal sano era de suma importancia para el sistema inmunológico.

El doctor Succar continuaba:

Las pruebas realizadas por investigadores estadounidenses y canadienses han revelado que la *Mahonia aquifolium* es uno de los *cinco agentes antimicóticos a base de hierbas más poderosos* y que *favorece un metabolismo saludable de las grasas*. Científicos del Instituto Nacional del Cáncer, en Bethesda, EE.UU. han demostrado que la *Mahonia aquifolium* inhibe la lipoxigenasa y el hidroperóxido de lípidos, y que este efecto puede ser un factor crucial para explicar por qué parece ser tan beneficioso para quienes padecen psoriasis.

¡Guau! No cabe duda de que era algo increíble.

Buscando más sobre la berberina hallé un informe de 1995. Con creciente entusiasmo, leí que, por casualidad, los investigadores de Changchun, China, habían descubierto que la berberina también reducía el nivel de azúcar en sangre.

La investigación había sido dirigida por el científico Ni Yanxi, quien había estado tratando la diarrea en pacientes con diabetes.

Por lo tanto, reducía la glucosa en sangre, así como la inflamación, favorecía el metabolismo de las grasas saludables, combatía las bacterias del intestino... y combatía el cáncer ¡Increíble! Justo lo que necesitaba.

El artículo informaba de que la reducción de la glucosa en sangre se logró con dosis de entre 300 y 500 mg, tres veces al día. ¡No había ningún efecto secundario, incluso con dosis de hasta dos gramos! Aquello era perfecto. Además, también era bueno para la diarrea: ayudaba frente a las infecciones intestinales y a la diabetes. Sabía que mi salud intestinal era crucial para mi inmunidad y, aunque no tenía diarrea, quería matar cualquier bacteria patógena que pudiera comprometerme. Quería que mi sistema inmunológico se concentrara en el cáncer.

El efecto completo de la *Mahonia aquifolium* y su contenido de berberina y oxicantina es bastante inspirador:

- reduce la inflamación
- reduce la glucosa en sangre
- es antimicrobiano y antifúngico
- tiene una fuerte actividad anticancerígena
- mejora el perfil de lípidos y el metabolismo de las grasas
- reduce los queratinocitos y mejora la psoriasis
- mejora la salud intestinal (y por lo tanto reduce el intestino permeable)

¿Qué había en este suplemento que no fuera maravilloso? Si todo el mundo lo tomara, ¡los médicos podrían quedarse sin trabajo! Tenía que hacerme con él.

Si era beneficioso para el intestino, la inflamación y los niveles de glucosa, la berberina también podría ayudar a combatir muchos cánceres. Estaba dando brincos de emoción cuando le conté todo a Andrew esa noche. Él estaba encantado de que yo estuviera tan feliz, pero le preocupaba que nadie más lo estuviera usando.

«¿Estás segura acerca de esto? No se ha llevado a cabo ningún ensayo o investigación en Occidente...».

«¿Qué problema hay? La berberina se ha utilizado ampliamente en la medicina china durante siglos. Aquí somos demasiado ajenos y desdeñosos con los brebajes orientales y dependemos demasiado de los ensayos clínicos aleatorios».

«¿Por qué no los incluyen en la lista de remedios naturales?».

«Porque no se saca dinero con ello. Nada de nuevos medicamentos en el mercado. No me cabe ninguna duda de que muchos de sus medicamentos son muy poderosos y útiles. La mayoría de las medicinas modernas proceden principalmente de descubrimientos de plantas, que luego son reproducidos sintéticamente y patentados. Voy a buscarlo, tomarlo y ver cómo funciona», le dije.

Le hablé de la *Mahonia aquifolium* y la berberina al doctor Callebout, mi adorable médico integrador, la siguiente vez que le vi. En mi primera cita, había llegado armada con una larga lista de suplementos, pensando que él los recortaría de inmediato, pero para horror mío, ¡él sugirió muchos más! Esta vez se frotó la barba pensativamente y dijo que la berberina sonaba «muy interesante».

Sonaba más que interesante. Me sentía como Alicia en el país de las maravillas, en el fondo de la madriguera del conejo en una pequeña habitación mirando una botella con las palabras «Bébeme» escritas en ella. Tenía cáncer terminal, me sentía encerrada y la berberina sonaba como una especie de poción mágica. Sin embargo, no quería que me encogiera, ¡con un pequeño tumor que acechara en mi sistema bastaba, gracias!

Encontré una web para enfermos de psoriasis que la enviaba por correo, y la incorporé a mi dieta.

Hoy en día, los investigadores se están volviendo locos para explorar el asombroso potencial de la berberina, no solo contra el cáncer, sino como agonista de PPAR gamma, antivírico, antimicrobiano, antifúngico y anti-inflamatorio. Muchos herbolarios ahora lo describen como el suplemento más poderoso del mundo. Hay en marcha iniciativas para que se recete, lo que, por supuesto, contribuye a la represión de las grandes farmacéuticas de nuestras opciones.

Comencé a tomar *Mahonia aquifolium* justo antes de empezar la quimioterapia, sin saber lo bien que esta combina y mejora con este suplemento. Me enfrentaba a seis meses de la dosis máxima de gemcitabina, cisplatino y 5FU. ¡Puaj! ¿Iba a poder manejar eso? La sola idea me echaba para atrás. Sabía muy bien cómo iba a sentirme, había pasado por la quimioterapia cinco años antes y me había sentido fatal. Esta vez iba a ser una dosis mucho mayor y durante mucho más tiempo.

Poco sabía yo (y para ser justos con mi Sherlock Holmes interior, tampoco lo sabían los científicos en ese momento) que la berberina también es un bloqueador de los canales de calcio, lo cual significa que cuando me administraron quimioterapia, el fármaco citotóxico se mantuvo dentro de mis células cancerosas durante más tiempo. La quimioterapia debe «atrapar» una célula cancerosa cuando se está dividiendo activamente o, de lo contrario, no funcionará. Equilibrar la toxicidad con la eficacia es la razón por la que los médicos prefieren la dosis máxima tolerada, a pesar de que esta dosis alta destruye el sistema inmunológico.

Cada célula del cuerpo pasa por un período de descanso antes de dividirse. Los cócteles de quimioterapia están compuestos por diferentes fármacos citotóxicos que actúan detectando el cáncer en las diferentes etapas de su división. Por lo tanto, cuanto más tiempo se pueda mantener la quimioterapia en la célula, mayores serán sus posibilidades de atraparla durante su fase de división activa y matarla. Las células cancerosas tienen mucho menos descanso y mucha más acción que las células sanas. No obstante, otras células también se dividen rápidamente, razón por la cual las células sanas del intestino (el centro de nuestra inmunidad) y del cabello son las que sufren los daños colaterales[10].

La quimioterapia de dosis alta solo reduce el tamaño del tumor. No afecta a la célula madre que hay en el corazón del cáncer. Los tratamientos convencionales que emplean tanto la radioterapia como la quimioterapia pasan de largo frente a estas células cancerosas diferentes que actúan y se comportan de manera diferente a las células tumorales que se dividen rápidamente. En la gran mayoría de los casos, la quimioterapia no ofrece una cura[11] (la verdadera razón por la que funciona con la leucemia linfo-

---

[10] En nuestro cuerpo, el intestino, los folículos pilosos y las células dentro de la médula ósea que hacen que los glóbulos rojos se dividan mucho más rápido que otras células del cuerpo. Las células inmunes en el intestino tienen una renovación rápida de cada cuatro o cinco días, de ahí el daño colateral al revestimiento del intestino. Lo mismo ocurre con la caída del cabello y la médula ósea alterada. Por lo tanto, mantener la quimioterapia dentro de las células hasta que comience a dividirse la hace mucho más eficaz. El profesor Ben Williams, un superviviente a largo plazo de glioblastoma (cáncer de cerebro) usó verapamilo, un bloqueador de los canales de calcio durante la quimioterapia, como un fármaco *off-label*.

[11] Un estudio de 2016 publicado en *The BMJ*, que analiza la supervivencia a cinco años, está de acuerdo. El doctor Peter Wise escribió: «Se comprobó un efecto importante [de la quimioterapia] en la supervivencia a cinco años solo en cáncer de testículo (40%), enfermedad de Hodgkin (37%), cáncer de cuello uterino (12%),

blástica aguda la describo más adelante en la segunda parte del libro) y el porcentaje de resultados positivos en la fase IV es cero. Aparentemente, no había ningún beneficio. ¿Merecía la pena? ¿Cómo podría hacerla más eficaz sin paralizar mi sistema inmunológico, destruir mi intestino, desarrollar neuropatía, problemas de audición, daño cardíaco y otros efectos secundarios terribles, por no mencionar el riesgo de muerte por síndrome de lisis tóxica?

También me preocupaba la obsesión malsana de la profesión médica con el tamaño de un tumor. ¿Y si hubiera detenido su futuro crecimiento (según me aseguraron, volvería inevitablemente) con mi dieta radical? ¿Podría matarlo igualmente si lo privaba de aquello que necesitaba para crecer, sin someterme a la quimioterapia? ¿Por qué no había interés alguno en ninguna de los otros aspectos de mi salud, y se investigaban las razones por las que el cáncer había aparecido en un principio? ¿Cómo es que ni siquiera se molestaron en tomar los niveles séricos de vitaminas, como la vitamina D?

Hacer morir de hambre a la célula cancerosa me parecía una estrategia totalmente lógica. Además, un reciente estudio ha demostrado que el ayuno antes de la quimioterapia algún día será una práctica habitual. Sin embargo, la profesión médica solo se dará cuenta de esto cuando las organizaciones benéficas contra el cáncer hayan patentado alguno de sus propios sobrecitos dietéticos (están trabajando en esto mientras escribo, a pesar de decirles a los pacientes que las dietas no funcionan). La dieta adecuada protege las células normales, deja las células inmunitarias más activas y reduce los efectos secundarios. El profesor Valter Longo, profesor de Gerontología en la Universidad del Sur de California, al principio había estado estudiando la reducción de la ingesta de alimentos por sus conocidos efectos antienvejecimiento, pero luego comenzó a investigar una dieta

---

linfoma (10,5%), y cáncer de ovario (8,8%). Juntos, estos representaban menos del 10% de todos los casos. En el 90% restante de los pacientes, incluidos aquellos con los tumores más comunes de pulmón, próstata, colorrectal y mama, la terapia con medicamentos aumentó la supervivencia a cinco años en menos del 2.5%, un beneficio de supervivencia general de alrededor de tres meses». La cifra de supervivencia para el cáncer de cuello uterino es para el cáncer primario con diseminación linfática. <http://www.bmj.com/content/355/bmj.i6027>

de ayuno de tres días antes de la quimioterapia. Los resultados fueron tan impresionantes, que ahora aboga por una dieta que imite el ayuno[12]. El profesor Thomas Seyfried, principal investigador en el campo de la terapia del cáncer metabólico, también es partidario de matar de hambre al cáncer mediante la dieta cetogénica. El doctor Callebout me propuso en 1999 que dejara de comer a las tres de la tarde, lo cual hice durante algunas semanas. Su razonamiento era que el hígado era más eficiente por la mañana y cuesta más trabajo digerir los alimentos por la noche. Además, encorvarse en el sofá después de la cena, mirar la televisión y no quemar la comida, parecía una mala idea.

En 1999 yo no había escuchado aún el término cetogénico. Crear cetonas no era algo en lo que me hubiera centrado. Mi dieta había sido lo que hoy en día se describiría como «paleo», una dieta que nuestros antepasados seguían, con un planteamiento centrado en eliminar los alimentos inflamatorios, así como reducir los carbohidratos simples y disminuir IGF-1. Mi prioridad número uno era reducir el peligroso pico de insulina que se produce después de las comidas y reducir la glucosa en sangre, la cual podría alimentar cualquier pequeña semilla de cáncer.

Mi carga tumoral en esta fase era baja. A diferencia de otros que esperan hasta que el cáncer reaparezca antes de actuar, yo fui proactiva. Lo patearía con fuerza mientras estuviera débil y vulnerable. Estaba convencida de que podía hacer mucho para cambiar las deprimentes estadísticas que pronosticaban su inevitable regreso. Cambiar el tipo de quimioterapia, quizás a un fármaco menos agresivo, reducir la dosis y dar al cuerpo descansos más prolongados entre infusiones me permitiría más tiempo para matar de hambre al cáncer y darle a mi sistema inmunológico la oportunidad de recuperarse. Estaba desesperada por reducir la dosis. Eso significaría menos náuseas, por lo que en teoría sería más fácil combinar la quimioterapia con otros tratamientos y aumentar su eficacia y atacar desde diferentes ángulos. Lamentablemente para mí, esta no era una opción.

Las propiedades del té verde me parecieron casi mágicas. No solo aumenta la eficacia de la quimioterapia, sino que también es un inhibidor

---

[12] También ha estado ayudando a formular un producto llamado *Chemolieve*, que se lanzará próximamente, en el que aparentemente no tiene ningún interés comercial.

del crecimiento, sus dos extractos de galato de epigalocatequina (EGCG) y el galato de catequina (CG) bloquean el VEGF vascular. Además, sus efectos parecían ir más allá de simplemente bloquear el crecimiento de nuevos vasos sanguíneos (angiogénesis). Más tarde descubrí que tanto el EGCG como el CG son inhibidores de la glutamato deshidrogenasa (GHD), un precursor de la glutamina (un aminoácido), el otro nutriente clave que el cáncer usa junto con la glucosa para impulsar su crecimiento[13].

Aunque no sabía nada sobre la vía mTOR u otras rutas metabólicas que son anormales en el cáncer, estaba tomando muchos suplementos que las inhibían durante la quimioterapia: berberina, hidroxicitrato, gymnema y pycnogenol. Mi oncóloga estaba interesada en lo que estaba haciendo, intrigada por saber por qué no me estaba deteriorando como ella esperaba, pero me preocupaba decírselo. Yo solo esperaba negatividad por su parte, la cual parece ser la postura predeterminada de muchos oncólogos, y no quería eso. Tenía confianza en mis elecciones y lo había verificado todo con el doctor Callebout, pero me andaba con pies de plomo con mi oncóloga. No me parecía que estuviese bien engañarla y mentirla. Eso me hacía sentir muy incómoda.

Posteriormente (algo especialmente maravilloso, nunca pensé que echaría la vista atrás) se han publicado tantas investigaciones en los últimos tres o cuatro años sobre la berberina, el equivalente natural de la metformina, que puedo decir honestamente que es posible que esta tuviera el mayor efecto sobre la quimioterapia. No obstante, naturalmente, habría sido una combinación de todo lo que estaba tomando, el efecto sinérgico.

Me convencí cada vez más de que matar de hambre al cáncer, estresarlo haciendo que el acceso a los nutrientes le fuera más difícil o imposible, y luego asestar el golpe mortal de la quimioterapia, era el camino a seguir. ¿Por qué desperdiciar energía y recursos en un enemigo sin cerrar primero

---

[13] Muchos cánceres utilizan la glutamina en combinación con la glucosa. Algunos tanto o más que la glucosa, incluido el cáncer de mama triple negativo, el cáncer de ovario o páncreas, los glioblastomas y los cánceres de próstata más agresivos. Las células malignas crean una gran cantidad de amoníaco como subproducto de su metabolismo excesivo y necesitan glutatión (un antioxidante) para neutralizarlo. Sin esto, son muy vulnerables a sufrir la muerte celular por la presencia de suficientes radicales libres.

su sistema de suministro, matándolo de hambre y debilitando sus fuertes defensas?

Históricamente, la idea había sido que los pacientes debían recibir tanta quimioterapia como pudieran tolerar sin morir. La opinión de los expertos es ahora que una reducción del cincuenta al setenta por ciento en la cantidad de quimioterapia, tomada durante un período más largo, quimioterapia metronómica (con períodos de descanso), puede ser igualmente efectiva y mucho menos tóxica, sobre todo si se usa en combinación con otros medicamentos o modalidades[14]. Sin embargo, la quimioterapia de dosis alta está tan arraigada que parece ser el método de administración que los oncólogos menos temen ofrecer, a pesar de que existan evidencias de lo contrario desde hace algún tiempo. Si optaran por este camino diferente, no solo se arriesgarían al escarnio y la mofa de sus colegas, sino que también se arriesgarían a perder su licencia para ejercer si el paciente les demanda o un compañero oncólogo afirma que no están siguiendo el protocolo. Esto es exactamente lo que le pasó a un médico en Australia. No es de extrañar que el tratamiento del cáncer haya cambiado tan poco en cincuenta años.

Si abandonaba la quimioterapia, estaría desobedeciendo directamente las órdenes del médico. Aun así, el instinto me decía que la quimioterapia de dosis alta era un completo error. Sentía que estaba decepcionando a mi cuerpo al aceptarla y estaba enfadada conmigo misma, pero también tenía un gran respeto por mi oncóloga. Ella fue muy persuasiva. Al final, de mala gana, cedí.

«Considéralo como un ciclo de antibióticos, tienes que terminar el ciclo», me dijo. Esta línea de argumentación era también repetida por mis parientes, obviamente preocupados, y mi esposo cada vez que mencionaba que iba a renunciar a ella.

«¡Pero podría matarme! ¿Qué pasa si destruye mi sistema inmunológico y nunca me recupero?».

«Sí, me temo que todo esto podría matarte, pero es la mejor opción que podemos ofrecerte», dijo, tratando de ser suave.

---

[14] Nars, M. S. y Kaneno, R. (2013). «Immunomodulatory effects of low dose chemotherapy and perspectives of its combination with immunotherapy». *International Journal of Cancer*, 132: 2471-2478. doi:10.1002/ijc.27801.

Jesús. Como si no lo supiera ya. ¿Era realmente esta la única opción? Estábamos ya en el año 2000, el nuevo milenio. La quimioterapia parecía una especie de tortura de la Edad Media.

Así que, todavía reacia, seguí adelante. A pesar de todo lo que estaba haciendo para ayudar a mitigar los efectos secundarios, me sentía fatal. Todavía no había encontrado estudios preliminares que sugirieran que un ayuno de tres días antes de la quimioterapia ayudaría a mantener el sistema inmunológico y reduciría los efectos secundarios.

Traté de seguir tomando los suplementos cuando no me sentía mal, y de mantenerme lo más en forma posible con caminatas regulares y saltando en un mini trampolín para aumentar mi oxígeno, energía y bienestar. Cuando me veía con ganas, salía a navegar los fines de semana y trataba de mantener la peluca puesta.

La berberina también es muy buena para curar un intestino permeable dañado por la quimioterapia, un efecto secundario inevitable del tratamiento. La glutamina también es un suplemento útil que se administra durante la quimioterapia, prácticamente se absorbe en su totalidad en la pared intestinal y, aunque algunos cánceres utilizan la glutamina como combustible, esta no «alimenta» al cáncer de la misma forma que la glucosa[15]. Al ayudar a salvar mi revestimiento intestinal y mantener un mejor microbioma, contribuiría a mantener mi preciado sistema inmunológico, vital para mi supervivencia a largo plazo.

Los efectos de mis suplementos anticancerígenos (berberina, EGCG, *Gymnema sylvestre*, hidroxicitrato, pycnogenol, silibinina) y una dieta con bajo índice glicémico hicieron que la quimioterapia fuera mucho más eficaz de lo que yo o mi oncóloga esperábamos. Para mi enorme alegría, después de mi primer ciclo de quimioterapia, mis marcadores sanguíneos se desplomaron de casi seiscientos a ciento treinta, por debajo del rango normal de ciento cincuenta. El alivio de estar nuevamente en ese rango «normal» fue enorme, aunque sabía que posiblemente tan solo era una falsa esperanza y un respiro temporal.

La quimioterapia por sí sola nunca cura mi tipo de cáncer, simplemente lo deja en un segundo plano por un tiempo. Pero era momento de celebrar.

---

[15] La glutamina se puede producir desde cero en el cuerpo o se puede desviar de un lugar a otro para proporcionar los nutrientes que el cáncer necesita.

Había ganado una pequeña batalla. Andrew y yo salimos esa noche para una comida tranquila en el restaurante italiano del barrio. Quizás, después de todo, la quimioterapia en dosis altas estuvo bien.

Aunque era tentador pensar de otra manera, sabía que era poco probable que hubiera ganado la guerra y, después de otros dos meses de las infusiones tóxicas, me sentía cada vez peor. A estas alturas estaba completamente calva y las náuseas eran insoportables. ¿Me mataría esta dosis máxima tolerada, tal y como mi oncóloga y yo temíamos?

Ya era suficiente. Estaba siendo arrastrada cuesta abajo y ya no me sentía ni empoderada ni con el control. Me sentía frágil y débil, una vez más volviéndome una paciente pasiva y sumisa. Tenía que encontrar la fuerza necesaria para defender mis derechos y recibir quimioterapia según mis propios términos y condiciones.

Estaba en una situación complicada. Me di cuenta de que la decisión incorrecta podría significar la diferencia entre la supervivencia y los efectos secundarios incapacitantes permanentes o, peor aún, la muerte. Aun así, estaba convencida de mi elección. Una dosis más baja podría ser igualmente efectiva y menos dañina.

De alguna manera, tenía que convencer a mi oncóloga para que bajara la dosis. Sin embargo, ella había insistido tanto que sabía que no iba a ser una discusión fácil de ganar. Agotada, no tenía fuerza de voluntad ni energías, mi espíritu estaba hundido ¿cómo iba a poder convencerla? Después de una larga discusión con mi hipnoterapeuta, decidí probar la táctica del paciente *bolshie*. Sería obstinada, dura y despiadada. Los pacientes pasivos mueren. Los que hacen ruido sobreviven. Es un hecho conocido.

«Es tu cuerpo, no lo olvides. Tienes todo el derecho a rechazar la quimioterapia si quieres», dijo él. Lo sabía, pero era muy difícil romper esa mentalidad de «el médico siempre tiene la razón». Está integrada en nuestra psique. Estamos condicionados desde pequeños a seguir cada sugerencia que sale de sus bocas.

Los oncólogos parecían obviar el efecto Warburg[16], el metabolismo diferente del cáncer o cómo alterarlo. ¿Me estaba volviendo ahora tan experta

---

[16] El científico alemán Otto Warburg, ganador del premio Nobel de Medicina, observó la fermentación anormal de la glucosa (glucólisis) en las células cancerosas en la década de 1920.

en mi propio cáncer como mi oncóloga? ¿De dónde procedían gran parte de sus sugerencias? ¿De las pautas del NICE? ¿De seguir las recomendaciones de las compañías farmacéuticas (siempre sesgadas)? ¿O del temor a ser demandada? En lugar de arriesgarse e intentar algo diferente, la mayoría, simplemente, sigue a la manada. Me negué a ser una oveja. Yo era un bebé de 1964, el año chino del Dragón. Era el momento de invocar a mi dragón interior y exhalar algo de fuego.

Mi terapeuta me hizo repetir varias veces al día la frase: «Yo tengo el control, mi cuerpo puede sanar». Cuanto más lo decía, más empezaba a creerlo y a recuperar la sensación de estar de nuevo a los mandos. Sí, podía llevar el tratamiento a mi manera. Sí, sabía que necesitaba quimioterapia de dosis más baja. Podía luchar contra la enfermedad según mis propios términos. Las afirmaciones positivas me ayudaron a abandonar mi actitud derrotista y me empoderaron enormemente.

Cuando volví a ver a mi oncóloga, le rogué que detuviera la quimioterapia por completo. Sabía que era poco probable que lo hiciera, pero le dije que me sentía fatal, que era intolerable. Exageré, describiendo terribles dolores de estómago, y diciéndole que había estado vomitando durante una semana. Por supuesto, no todo era cierto, pero recurrí a mis mejores habilidades teatrales, hice una actuación digna de un Oscar y no le di elección.

Funcionó. Prometió reducir la dosis durante los últimos tres meses. «Dado que tus marcadores sanguíneos se han mantenido estables, por debajo de los rangos normales, bajaré la dosis», dijo. «Y mantendremos el resto en la reserva, por si alguna vez necesitas más».

¡Casi la abracé! Me sentí tan aliviada. Creo que ese día me salvó la vida.

A pesar de la dosis más baja, el ciclo de seis meses de quimioterapia seguía siendo un evento de resistencia agotador, como competir en la Volvo Ocean Yacht Race sin escalas. También era vagamente consciente de que, además de la quimioterapia y la radioterapia que ya me habían dado, esta segunda ola de quimioterapia podía fomentar un tipo secundario de cáncer en la médula ósea llamado leucemia.

Me encogí de hombros. No, estaba lo suficientemente fuerte y en forma para no sucumbir a eso, ¿o no?

# Capítulo 8
# MANTENER ENCERRADA A LA BESTIA

Para el verano de 2000, finalmente, había terminado mi quimioterapia. Había sobrevivido nueve meses, mucho más que mi fecha de vencimiento prevista de semanas, y mis marcadores sanguíneos de cáncer eran buenos. Ahora, solo necesitaba mantenerlos allí, o mejor aún, empujarlos más abajo, lo más lejos posible. ¿Hasta dónde podría llegar?

Estaba calva, exhausta y todavía llena de basura química tóxica, pero estaba viva. Tenía miedo porque después de la quimioterapia de dosis alta el cáncer tiende a regresar con más intensidad, más fuerte y más rápido que nunca debido a la falta de control inmunológico. El cuerpo ha quedado hecho polvo por el tratamiento, por lo que la quimioterapia al final resulta contraproducente. Es en este punto, al observar un tumor reducido o ausente, cuando la mayoría de los pacientes levantan el pie del acelerador, ponen el piloto automático, dan un suspiro de alivio y asumen que ya están curados. Vuelven a los malos hábitos y continúan como antes de su diagnóstico. Este es un error común y fatal.

Todavía había mucho por hacer. Estaba segura de que estaba matando de hambre al cáncer privándole de glucosa, pero no estaba segura de que la dieta y la berberina fueran suficientes. Necesitaba desintoxicarme, deshacerme de los restos de la quimioterapia y reconstruir mi intestino, el cual asumí que estaría muy dañado. Esperaba que mi médula ósea, de haber resultado también dañada, se curara por sí sola. Mi cabello acabaría por volver a crecer, esa era la menor de mis preocupaciones. Solo tenía que cruzar los dedos ante la posibilidad de una futura leucemia y esperar que no me sucediera a mí. No pude encontrar ninguna estadística sobre esto ya que las mujeres con mi fase de cáncer morían en cuestión de semanas. Aparentemente, ya estaba en las últimas.

Después de la quimioterapia, mi plan era:

1. Desintoxicación mediante una dieta macrobiótica, de bajo índice glucémico, pescetariana, antiinflamatoria y baja en grasas saturadas durante tres meses (hay que pensar en un nombre)
2. Comprobar el estado de mis microbios intestinales en los laboratorios *Great Smokies Laboratory* (ahora *Genova Diagnostics*)
3. Comprobar el estado de mis micronutrientes (minerales, vitaminas, perfil de ácidos grasos)
4. Tomar vitamina C intravenosa y UBI (irradiación de sangre con luz ultravioleta) lo antes posible
5. ¡Hacer más ejercicio, ir a navegar y disfrutar de la vida!
6. Lanzar un nuevo negocio (bueno…, quizás no fuera una de mis mejores ideas)

En esta época, me había convertido en una adicta a los suplementos. Relajar mi rígido horario autoimpuesto siquiera durante un día era un lujo que sentía que no podía permitirme. Quería controlar la liberación de glucosa en cada comida. Me estresaba cuando me olvidaba de tomarlos. ¿Volvería el cáncer a tomar la delantera? Cada comida parecía una decisión de vida o muerte, ¿la comida alimentaría el cáncer o lo mataría de hambre? ¿Ayudaría a sanar mi cuerpo y estimularía su recuperación?

Por ahora, parecía mantenerlo bajo control. Mis análisis de sangre mostraban que todavía estaba en remisión. ¿Pero cuánto tiempo podría mantener este estilo de vida? ¿Realmente necesitaba ser tan dura conmigo misma? Por otro lado, ¿estaba haciendo lo suficiente? ¿Me protegerían realmente los suplementos y la dieta? ¿El cáncer mutaría y volvería con una rabia y una fuerza que no sería capaz de contener? La única forma de hacer un seguimiento de mi progreso era comprobar mis marcadores sanguíneos de forma regular, de esa manera podría abordarlo de inmediato en caso de que regresara.

Al igual que los pacientes diabéticos necesitan controlar la liberación de glucosa e insulina a la hora de comer, yo también lo hacía. Ambos niveles aumentan después de las comidas y este parece ser el momento crítico para controlarlo. No conocía a nadie más que abordara el cáncer de esta manera, pero me parecía de sentido común. Después de las sesiones de quimioterapia tenía demasiadas náuseas como para poder comer mucho de cualquier cosa, no digamos ya suplementos, sin embargo, los días anteriores a cada sesión, tomaba muchos de estos compuestos que matan el cáncer de hambre para seguir adelante. Ahora me sentía mejor, lo estaba compensando.

Si la berberina controlaba la liberación de glucosa en la sangre, entonces, concluí que el mejor momento para tomarla probablemente sería justo antes de las comidas. Esto no resultó fácil, pero al final se convirtió en un hábito, y religiosamente tomaba mis píldoras con el desayuno, el almuerzo y la cena. Las desventajas eran que tomando tantas como tomaba, regadas con té verde e incluso a veces con aceite de oliva, podía volver a tener náuseas.

El sueño había sido un problema durante años, desde el primer diagnóstico. Para ayudar con eso, tomaba melatonina por la noche una hora antes de acostarme. Tiene efectos inmunoestimulantes, como la IL2 y la IL12 (citocinas buenas), que son controlados por la glándula pineal. Sin embargo, ahora me preguntaba si necesitaba tomar tanta. Tenía miedo de haber desconectado mi propio suministro endógeno y sospechaba que tendría que seguir tomando melatonina de por vida.

El miedo y la preocupación eran mis compañeros de cama. Me costaba mucho dejar los pensamientos acelerados de lado. Parecía no haber escapatoria de la pesadilla. Si dejaba de tomar los suplementos, el cáncer podría regresar. Ese era un riesgo que yo no estaba dispuesta a correr. No podía negar el cáncer; no podía retomar la vida despreocupada que había llevado antes.

La organización iba a ser primordial. No podía dejar nada al azar si quería mantener encerrada a la bestia. Hice un gráfico de todo lo que estaba tomando, escribí una lista de dónde obtenía cada suplemento y tomé nota de los números de teléfono y las páginas web para volver a realizar el pedido. Todos los viernes dedicaba una hora por la tarde a prepararme para la semana que se avecinaba, llenando sobres y ordenando cualquier suplemento que se agotara. ¡Las cajas de pastillas normales, simplemente, no eran lo suficientemente grandes! «Maracas». Resultaba todo un esfuerzo, pero tenía que elegir entre esto o, posiblemente, la muerte. En mi opinión, no hay discusión en absoluto.

Me volví extraordinariamente estricta conmigo misma. El cáncer estaba relacionado con el estilo de vida, ¿no? Conforme a las historias de los medios de comunicación, nunca habría contraído cáncer si me hubiera cuidado mejor. No obstante, otras personas habían llevado estilos de vida mucho peores que el mío. Sabía que culparme por mi situación no era constructivo. En cambio, aproveché la fuerza de mis sentimientos, la ira, la culpa, el dolor, la tristeza, el miedo y la preocupación por mi diagnóstico para estimularme.

Mi lista cada vez mayor de suplementos, visitas a médicos de medicina integrativa, pruebas y alimentos orgánicos estaba costando una pequeña fortuna, pero necesitaba este salvavidas. No éramos pobres, pero aun así fue complicado. ¿Cómo podría cualquier paciente con cáncer pagar todo esto? A continuación, decidí que necesitaba vitamina C intravenosa. Otro gasto más.

Andrew nunca volvió a mencionar el importante gasto que todo esto suponía. Siempre se mostró cien por cien solidario. Aun así, me sentía terriblemente culpable por negarnos unas vacaciones muy necesarias y por estar buscando pensiones y fondos. Hay muchísimos factores tácitos que pueden pesar sobre el subconsciente del paciente, que minan una valiosísima energía y que acumulan aún más estrés en una psique ya sobrecargada. Sin embargo, si la situación fuera a la inversa, yo haría lo mismo en un santiamén.

Bajo los cuidados de la profesión médica, hay una sensación de seguridad, una red de seguridad para hacerte creer que se está haciendo algo. Cuando terminé mis seis meses de quimioterapia, me vi yo sola. Me habían «dejado libre» y, como muchos pacientes en esta situación, me sentía vulnerable. No obstante, yo ya había encontrado a mis médicos integradores, así como tratamientos complementarios.

También me empoderé a base de conocimiento. No me quedé en el limbo esperando a que el cáncer reapareciera. Había mucho más que yo podía hacer.

No podía dormirme en los laureles, mantener los dedos cruzados y esperar a que el tiempo borrara el recuerdo de los terribles tratamientos y el diagnóstico, creyendo que todo saldría bien. Ya había recorrido ese camino y me había provocado más cáncer. Esta vez no sería complaciente. Si bien mi carga tumoral era baja y todavía estaba relativamente en buena forma, sentía que era un buen momento para ser proactiva, tomar el control y no esperar a que el hacha volviera a caer, pues sabía que el cáncer se volvería cada vez más y más más difícil de tratar.

Lo primero de mi lista era una dieta de desintoxicación para mi intestino dañado, así como una serie de infusiones intravenosas de vitamina C, administradas dos veces por semana con uno de mis médicos integradores, el doctor Kingsley, de Leicestershire. La mera mención de la vitamina C intravenosa en dosis altas hace que muchos griten: «¡Eso ha sido refutado! ¡Linus Pauling fue desacreditado!». Estuve recientemente en una reunión con varios editores de salud y esa fue, de hecho, la respuesta. La próxima vez estaré más preparada. Tendré a mano la literatura médica reciente, la cual definitivamente demuestra su valor. Muchos pacientes abandonan esta valiosa terapia desanimados por médicos enojados, convencidos de que solo acelerará su muerte.

De hecho, este tratamiento olvidado y difamado está regresando, y con razón. Las grandes farmacéuticas, una vez más, han estado trabajando arduamente para anular esta alternativa más barata a la quimioterapia, pero sus excelentes resultados son difíciles de contrarrestar.

Linus Pauling recibió el Premio Nobel de Química en 1954, posteriormente fue desacreditado porque formuló una hipótesis sobre la acción de la vitamina C que se demostró que era incorrecta. Sin embargo, su suposición de que dosis más altas podrían ser útiles para el cáncer era correcta, pero no de la forma en que él pensaba. Tanto él como el doctor Ewan Cameron estaban convencidos de que tenía algo que ver con la reducción de la hialuronidasa, una enzima que hace que la matriz extracelular (la sustancia fundamental que rodea a las células cancerosas) se ablande, lo cual permite que las células se separen y el cáncer se propague. Pauling estaba tan a favor de la vitamina C que cualquier cosa que pareciera refutar sus teorías provocaba un feroz debate. Era totalmente contrario a la forma en que se realizaban los ensayos y se ganó muchos enemigos defendiéndola, pero su enfado se debía, principalmente, a la frustración. No lo estaban investigando de la forma en que él sugería: por vía intravenosa.

El dos veces ganador del Premio Nobel era un genio que fue arrastrado por el fango solo para que décadas después quedase demostrado que tenía razón[17]. Si se observan los ensayos recientes realizados con ascorbato intravenoso de vitamina C, estos muestran que tenía razón. Por lo tanto, antes de tirar este libro a la basura, es importante tener en cuenta que los

---

[17] Desgraciadamente, Pauling ahora tiene una entrada en Quackwatch, una web dirigida por personas adoctrinadas en la industria farmacéutica. La ignominia persiste, perpetuando la idea de que la vitamina C es inútil.

primeros ensayos fracasaron porque se realizaron con dosis *orales* bajas. Después la vitamina C intravenosa se combinó con glutatión, un antioxidante, que anuló totalmente su efecto prooxidante, otra razón por la que muchos creen que no es útil.

Cameron y Pauling publicaron los resultados de un estudio clínico en 1978, que demostraba que la supervivencia de los individuos tratados con ascorbato era veinte veces mayor que la de los no tratados. Otro en 1991 demostró que la supervivencia era de trescientos cuarenta y tres días en comparación con los ciento ochenta para los sujetos de control que no recibieron ascorbato. Fundamentalmente, estas pruebas se realizaron usando intravenosa combinada con vitamina C oral, no por vía oral únicamente.

Dos ensayos clínicos seguidos a finales de la década de 1970 y principios de los años 80 por Moertel en la Clínica Mayo, en Rochester, Minnesota, demostraron que el uso de vitamina C por vía oral no producía tales resultados. Moertel y Mayo concluyeron que no había una diferencia significativa en la supervivencia entre los grupos tratados con ascorbato y los no tratados. Sin embargo, Cameron había administrado ascorbato por vía oral e intravenosa juntas, mientras que Moertel administraba ascorbato exclusivamente por vía oral.

Cualquier buen oncólogo te dirá que los radicales libres, con el nombre de «especies de oxígeno reactivo», matan el cáncer. Así es exactamente cómo funciona la vitamina C intravenosa. En dosis altas, pasa de ser un antioxidante a un prooxidante, liberando oxígeno libre a la zona que rodea el tumor.

En este caso, la especie reactiva de oxígeno (ROS) es el peróxido de hidrógeno ($H_2O_2$). Esta producción de oxígeno cerca de la célula provoca una especie de «oxidación» y permite que la célula sea atacada y eliminada. Este equilibrio de la producción de ROS y el estado antioxidante de las células es crucial para la supervivencia o muerte de las células tumorales. El uso adecuado de antioxidantes es algo que he visto que los pacientes continúan haciendo mal. Muchos pacientes toman grandes cantidades de antioxidantes que contrarrestan los efectos de la vitamina C intravenosa y luego se sienten decepcionados de que no hayan funcionado.

Como ocurre con cualquier fármaco o suplemento, la dosis determina si es eficaz, ineficaz o tóxico. Usarlo en la combinación correcta también es clave. En el caso de la vitamina C, el punto óptimo para sus propiedades anticancerígenas es una dosis alta. A diferencia de lo que sucede con la quimioterapia, más es, en definitiva, más, y cuanto mayor es la cantidad (hasta 75 g), más selectivamente tóxico se vuelve para las células cancerosas al producir más $H_2O_2$. Los pacientes, a menudo, no comprenden la necesidad de evitar suplementos antioxidantes específicos como la vitamina E, la cisteína o la N-acetilcisteína (incluida la proteína de suero). Sin embargo, la suplementación con la coencima Q10 y ALA durante las infusiones de vitamina C por vía intravenosa recicla la vitamina C y puede elevar los niveles en los tejidos y aumentar su eficacia. No obstante, ambos estarían contraindicados durante la quimioterapia. La CoQ10 también inhibe los efectos beneficiosos de las estatinas para la terapia del cáncer (más sobre esto más adelante).

El peróxido de hidrógeno creado por el tratamiento con vitamina C por vía intravenosa libera una de sus moléculas de oxígeno en el microambiente del cáncer. La célula cancerosa tiene que lidiar con este radical libre adicional. Debido a que las células cancerosas no pueden neutralizarlo, ya que carecen de la enzima catalasa, mueren. Lo mejor de todo es que siendo una terapia tan potencialmente útil, las células normales permanecen completamente ilesas ya que los espacios extracelulares y las células sanas vecinas sí contienen la enzima catalasa. De hecho, se ha demostrado que la vitamina C por vía intravenosa se dirige a las mitocondrias en las células madre cancerosas, las células cancerosas originales que son responsables de la resistencia a la quimioterapia y la radioterapia, porque impide un paso clave en el proceso de glucólisis, matando de hambre al cáncer y desencadenando la apoptosis o muerte celular. Así, ayuda a bloquear una de las principales líneas de suministro de energía del cáncer.

Esto la hace significativamente más segura que la quimioterapia. Después de entrar en contacto con el tumor, libera una de sus moléculas de oxígeno, mata el cáncer y luego el $H_2O_2$ (peróxido de hidrógeno) se convierte en agua pura ($H_2O$), que luego es excretada de manera segura por los riñones. Química simple que incluso un niño de seis años podría entender.

Por otro lado, se deben evitar las dosis bajas de vitamina C y ALA. A estos niveles de antioxidantes, la vitamina C y ALA ayudan al glutatión a neutralizar el exceso de toxicidad dentro de la célula, lo que le permite permanecer inmortal. Durante un breve periodo de tiempo, me engañaron e hicieron creer que los niveles orales podrían llevarse hasta la «tolerancia intestinal», pero esta es una estrategia peligrosa. Es imposible elevar la vitamina C del plasma sanguíneo a los niveles prooxidantes necesarios para crear peróxido de hidrógeno solo por vía oral, a menos que se tome grandes cantidades de una versión liposomal[18].

Si optas por la vía liposomal, *tiene* que ser ascorbato y *no menos* de 5.000 mg de una vez, posiblemente, para estar seguros, un poco más, para causar la producción de $H_2O_2$. Este es un punto importante porque todavía hay muchos defensores del método de tolerancia intestinal. Sin embargo, esto no elevará la vitamina C a los niveles requeridos. En cambio, ayudará a hacer inmortal al cáncer y estimulará su crecimiento.

Una dosis infusionada suele ir de 25 g hasta 75 g, según el tamaño del tumor y el peso del paciente. Se administra tres veces por semana o incluso diariamente durante varias semanas. La infusión de vitamina C por vía intravenosa aumenta los niveles plasmáticos hasta que pasa de ser un antioxidante (neutralizar el oxígeno) a un prooxidante al acumular y crear peróxido de hidrógeno ($H_2O_2$) en los tejidos conectivos alrededor del tumor, pero no en la sangre. Quizás debido a esto, se ha descubierto que la vitamina C intravenosa es más eficaz en tumores sólidos que en cánceres de sangre o linfáticos. No obstante, investigaciones más recientes muestran que también es útil para estos cánceres, probablemente debido a su efecto normalizador sobre la glucólisis aeróbica, el metabolismo anormal del cáncer.

Mientras recibía quimioterapia, consideré seriamente incorporar la vitamina C intravenosa en dosis altas al tratamiento, pero no tuve la confianza suficiente para hacerlo. Ahora, en retrospectiva y a la vista de un nuevo estudio llevado a cabo en la Universidad de Iowa, desearía haberla tomado con dosis bajas de quimioterapia «metronómica» (espaciadas regularmente)[19].

Los médicos integradores y alternativos se han mantenido al margen y han observado la tergiversación y los resultados sesgados de los prometedores datos iniciales. Los médicos integradores sabían que funcionaba y han estado utilizando con éxito la vitamina C por vía intravenosa como parte de una estrategia general para tratar el cáncer durante décadas. Fueron testigos con sus propios ojos de sus efectos beneficiosos. Aun así,

---

[18] Una formulación «liposomal» significa que la molécula está encapsulada en un lípido para que pase a través del tracto digestivo en el intestino delgado y llegue directamente al torrente sanguíneo.

[19] <https://now.uiowa.edu/2017/01/why-high-dose-vitamin-c-kills-cancer-cells>

algunos médicos integradores también cometieron errores, como intentar agregar glutatión a las infusiones. Este es el antioxidante más importante del cuerpo. Este inutilizó la vitamina C intravenosa al neutralizar el efecto prooxidante y puede haber empeorado a los pacientes con cáncer al ayudar a las células malignas a permanecer inmortales, capaces de resistir los mecanismos normales de apoptosis.

La duda, la incredulidad y el descrédito de los médicos que utilizan alternativas naturales y más baratas son temas recurrentes en la terapia complementaria. Se necesita un alma valiente en la comunidad médica para dar un paso más allá, investigar un tratamiento desacreditado públicamente y afirmar que realmente funciona. Hace poco, un pequeño ensayo con nueve pacientes con cáncer de páncreas utilizando infusiones de ascorbato intravenoso dos veces por semana de 15-125 g demostró cierta eficacia[20]. Otro ensayo sobre cáncer de ovario[21] demostró que la combinación de vitamina C intravenosa con quimioterapia prolongaba la tasa de supervivencia al cáncer y reducía la toxicidad. Mark Levine, autor del último ensayo, señala que «el ambiente estaba envenenado» por los fallos anteriores con la vitamina C oral.

Pocos médicos están dispuestos a correr el riesgo de que sus colegas los desprecien y se burlen de ellos, así que mi enhorabuena a Mark Levine. La crítica pública y la humillación en webs como Quackwatch suponen el mayor disuasivo para los médicos que intentan algo innovador. Gracias a la valentía de Levine y a otros que ahora siguen su ejemplo, este tratamiento está a punto de regresar, no como una cura milagrosa, sino como complemento de otros tratamientos[22].

---

[20] Cieslak J.A. y Cullen J.J. «Treatment of Pancreatic Cancer with Pharmacological Ascorbate». *Current pharmaceutical biotechnology*. (2015);16(9): 759- 770.

[21] Levine M. *et al.* «Ascorbate in pharmacologic concentrations selectively generates ascorbate radical and hydrogen peroxide in extracellular fluid in vivo». *Proceedings of the National Academy of Sciences;* mayo de 2007, 104 (21) 8749-8754.

[22] El profesor Michael Lisanti de la Universidad de Salford, Manchester, ha investigado el efecto de la doxiciclina, la vitamina C intravenosa y la berberina, con resultados sorprendentes. De Francesco E.M., Bonuccelli G., Maggiolini M., Sotgia F. y Lisanti M.P. «Vitamin C and Doxycycline: A synthetic lethal combination therapy targeting metabolic flexibility in cancer stem cells (CSCs)». *Oncotarget.* (2017); 8 (40): 67269-67286.doi:10.18632/oncotarget.18428.

Quería comenzar a tomar vitamina C intravenosa inmediatamente después de terminar la quimioterapia, así que subí a un tren para visitar al doctor Patrick Kingsley, en Leicestershire, una semana después. Les había preguntado a los médicos si podía mantener mi «PICC», un pequeño catéter que pasaba a través de una vena en mi brazo hasta mi pecho para administrar la quimioterapia. También sería útil para la vitamina C.

Cuando llegué a la casa del doctor Kingsley (que también era su clínica), vi por qué los pacientes viajaban desde todo el país para verlo. Fue tan tranquilizador que inmediatamente me sentí a gusto.

Mi amiga Cathy se ofreció amablemente a acompañarme durante mi primera visita. Cuando me senté en la consulta, de repente me di cuenta de que no podía evitar llorar. Para mi sorpresa, las lágrimas empezaron a caer por mis mejillas. Creo que fue una especie de liberación emocional, y un alivio que hubiera médicos asombrosos dispuestos a administrar estos tratamientos y mantener viva la esperanza. Estos médicos estaban pensando e investigando por sí mismos, en lugar de seguir ciegamente los protocolos establecidos por las grandes farmacéuticas, el colegio de médicos británico y el NICE.

Cathy fue un gran apoyo, aunque se quedó un poco desconcertada por las lágrimas, ya que en el tren había estado riendo y bromeando. El doctor Kingsley no intentó detenerme. Dejó que llorara, me entregó pañuelos de papel y me habló de la positividad.

«Si queda algo de cáncer, tenemos que asegurarnos de detener su crecimiento, después lo destruiremos. Por último, podemos eliminar cualquier resto de su organismo. Solo una vez que hayamos hecho todo eso, podremos recuperar su salud por completo. La vitamina C por vía intravenosa ayudará».

El doctor Kingsley no me ofreció ninguna garantía, pero me aseguró que había visto grandes éxitos. Tenía muchas ganas de empezar lo antes posible y bombardear las células tumorales restantes. Solo hacen falta unos pocos de estos pequeños bichos para sembrar un nuevo tumor, y dado que puede haber miles de millones de células tumorales en un área del tamaño de la punta de un lápiz, quería comenzar de inmediato. Puede que me quedase poco tiempo para combatirlo. Un esfuerzo ahora podría dar grandes dividendos en el futuro.

Me relajé en uno de los cómodos sillones de su sala de estar para leer un periódico mientras la vitamina se infundía lentamente en mí durante un período de unas pocas horas. No se parecía en nada a la atmósfera clínica y estéril de un entorno médico. El Hammersmith Hospital, en cambio decía a gritos: «¡Es usted una paciente, está ENFERMA!»

Al principio estaba un poco nerviosa por cómo me sentiría. Hay pacientes que refieren un leve escozor ocasional, pero con el PICC ya colocado, no sentí nada.

Después de cada infusión intravenosa, me administraba un tratamiento llamado irradiación de sangre con luz ultravioleta (UBI, según sus siglas en inglés) para matar bacterias y virus. El cáncer de cuello uterino (junto con el cáncer de cabeza y cuello) está relacionado con el virus del papiloma humano (VPH), por lo que esto tenía mucho sentido para mí[23]. Poco a poco se está viendo que un «microbioma» alterado (la mezcla de bacterias, hongos, parásitos que rodean los tumores) puede ser una causa de la enfermedad. Es este microambiente tumoral o terreno que rodea a las células cancerosas donde ahora se centran las investigaciones.

El tratamiento de UBI se realizaba extrayendo una gran jeringa de sangre del brazo a través de una vía que luego se pasaba por debajo de una lámpara ultravioleta. Esta técnica simple, pero eficaz (la Técnica de Knott) se usó con regularidad y con éxito en la década de 1940 para la polio y otros virus. Con la introducción de los programas de vacunación masiva, se dejó de lado y, finalmente, se fue eliminando gradualmente, con la excepción de algunos médicos holísticos. Hay clínicas que ahora ofrecen una versión más moderna de este tratamiento[24].

El tratamiento de UBI actúa como un antibiótico natural y estimula la respuesta inmunológica. No hay duda de que los rayos UV matan a los patógenos; así es como se esterilizan los suministros de agua de la ciudad, así como en algunos spas o piscinas, pero ¿cómo podría funcionar si no trata todo el sistema sanguíneo, sino solo una pequeña cantidad de sangre?

La diferencia entre nosotros y una piscina (bueno, no es la única diferencia) es que tenemos un sistema inmunológico, un ejército que normalmente se encarga de la tarea de limpiar las infecciones de manera

---

[23] De hecho, los científicos han descubierto al menos siete virus que causan cáncer y sospecho que se encontrarán más en el futuro. Además, el microambiente del tumor puede albergar muchos patógenos que pueden ser parásitos, bacterias, protozoos u hongos.

[24] Ver fuentes online en: *www.howtostarvecancer.com*

muy eficiente. En el cáncer, este ejército inmunológico se suprime, pero el UBI desencadena una respuesta similar a la de una vacuna, que la regula al alza nuevamente. Cuando los patógenos mueren, quedan deshechos en la sangre. Los restos pueden ser reconocidos por el sistema inmunológico. Estos se convierten en antígenos que luego estimulan a sus glóbulos blancos para montar un ataque más eficiente contra los patógenos, virales, bacterianos o de otro tipo, que pueden estar en el corazón del cáncer.

A pesar de que el tratamiento utiliza una cantidad muy pequeña de sangre, la UBI parece tener un efecto beneficioso. ¿Es esta una alternativa mucho más barata, más simple y más eficaz al uso emergente de vacunas dendríticas que funcionan para estimular la respuesta inmune del paciente? ¿O la suma de esta terapia a una vacuna dendrítica las ayudaría a funcionar mejor? Se ha demostrado que la radiación ultravioleta de la sangre proporciona una respuesta sistémica beneficiosa (en todo el cuerpo), mejorando el microambiente anormal alrededor de las células cancerosas[25,26].

Puede parecer sorprendente, pero en realidad quieres, bueno, *necesitas* algunos radicales libres para matar las células tumorales. La generación de radicales libres es precisamente el método que emplea la medicina ortodoxa con la quimioterapia y la radiación ionizante para matar las células

---

[25] Dadas las enormes implicaciones de las superbacterias, una crisis inminente para la que actualmente no tenemos soluciones farmacéuticas, el uso de la RBU sería una prueba fácil y barata de realizar en pacientes. Como se afirma en la web de la clínica Riordan: El resultado neto es la inducción de una muerte secundaria de estos agentes infecciosos en todo el cuerpo. El tratamiento de solo 35 c.c. de sangre con UBI induce una respuesta sistémica beneficiosa.

[26] La tendencia actual con bacterias resistentes, como la MRSA o la *clostridium difficile*, es la transferencia de microbiota fecal (sí, trasplantes de caca, no vomite). La MRSA ahora mata a más personas que el sida, y la tuberculosis ahora tiene una cepa resistente. Ambos están ganando terreno rápidamente. Tal vez en el futuro haya clínicas que ofrezcan tratamiento UBI en cada consulta, ¡sin cita previa para una irradiación semestral! ¿La UBI funcionará contra estas superbacterias por sí sola o como complemento de los antibióticos y el trasplante fecal? La fagoterapia (virus que matan bacterias) es otra opción con fagos específicos que se crían para combatir infecciones específicas, una terapia para combatir bacterias que se ha utilizado durante décadas en Rusia.

tumorales y lo hace que funcione la vitamina C intravenosa. Cada una produce tantos radicales libres que empuja al cáncer a la autodestrucción. Sí, esas cosas de las que nos dicen que nos mantengamos alejados, esos radicales problemáticos que causan tanto daño y que supuestamente nos envejecen (me temo que ha sido principalmente el exceso de glucosa e insulina, no solo los radicales libres). Nos dicen que debemos evitarlos a toda costa, ¿verdad?

Pues no. No cuando lo que quieres es deshacerte de las células cancerosas. Los tumores se defienden neutralizando el amoníaco (resultado de un metabolismo anormal del cáncer) al producir más del principal antioxidante glutatión y detener así el daño interno que generan la oxidación y el amoníaco. Al hacer esto, las células cancerosas se vuelven inmortales y resisten la muerte celular normal. Debe evitarse el glutatión, especialmente durante la fase en la que queremos matar al cáncer, la «fase letal».

Dar a estas células tumorales un exceso de radicales libres abruma sus defensas, dándoles el empujón que necesitan para morir a través de un proceso normal que se activa en la mitocondria cuando hay demasiado daño. La quimioterapia y la radioterapia hacen lo mismo, proporcionan radicales libres, pero normalmente se administran de tal manera que dañan las células sanas en el proceso. Lo que generalmente no se sabe es que se puede replicar este efecto de los radicales libres de manera eficaz y más selectiva que la quimioterapia o la radioterapia, con altas dosis de vitamina C intravenosa.

Los radicales libres (especies reactivas de oxígeno o ROS, según sus siglas en inglés) son moléculas de oxígeno químicamente inestables. Las ROS son moléculas químicamente *reactivas* que contienen oxígeno, como el peróxido de hidrógeno y el superóxido, que normalmente se producen en pequeñas cantidades durante el metabolismo celular normal. Se sabe desde hace casi un siglo que el oxígeno mata selectivamente las células tumorales. Para evitar la producción de demasiado oxígeno durante el metabolismo celular, las células cancerosas utilizan un proceso de fermentación para producir su energía, un proceso anaeróbico (sin oxígeno). Esta vía de energía alternativa (el efecto Warburg) mantiene baja la producción de ROS y, por lo tanto, ayuda a garantizar la supervivencia del tumor. Cuando una célula normal se lesiona (en las mitocondrias, por ejemplo), un aumento de ROS indica a los glóbulos blancos que vengan y solucionen un problema para reparar o destruir la célula defectuosa. El objetivo de la quimioterapia, la radioterapia y, de hecho, la vitamina C intravenosa en dosis altas[27] es crear un exceso de ROS, radicales libres inestables, porque cuando se excede la capacidad de la célula tumoral para neutralizar el daño causado por los radicales libres con glutatión, la célula está destinada a la destrucción.

Si te estás rascando la cabeza, permíteme resumir: cuando se trata de cáncer, que haya ROS (radicales libres de oxígeno) es algo bueno porque matan las células cancerosas, el glutatión (antioxidante) es malo porque mantiene vivas las células cancerosas. Si estás sano, sucede todo lo contrario. Casi todo el mundo parece confundir este punto. Los compuestos para la prevención del cáncer no son igualmente beneficiosos para el tratamiento del cáncer activo. Son dos situaciones completamente separadas. Existen importantes organizaciones contra el cáncer que tienen buenas intenciones, pero que aún no se han dado cuenta de este defecto fundamental, y recomiendan que los pacientes tomen N-acetilcisteína (NAC), un precursor del glutatión, para ayudar a tratar su enfermedad.

La NAC (N-acetilcisteína), la vitamina C *oral* en dosis bajas (en dosis antioxidantes), la vitamina E y la CoQ10 reciclan el glutatión antioxidante. Todas ellas deben evitarse durante el tratamiento de quimioterapia. La NAC también se encuentra en la proteína del suero y en el caldo de huesos. El caldo de huesos es excelente para curar el intestino, pero elegir el momento adecuado para tomarlo se vuelve primordial para que los tratamientos no se contrarresten entre sí. En mi opinión, tomar glutamina con glucosamina es una estrategia mejor para curar el intestino durante la quimioterapia. Sin embargo, si en algún momento necesitas aumentar los glóbulos blancos, desintoxicarse de metales nocivos (la NAC también es buena en esto) o desintoxicar los efectos de demasiada quimioterapia, busca asesoramiento. Un poco de NAC puede resultar beneficioso. No obstante, es algo controvertido y habrá opiniones divididas. En caso de duda, déjala fuera.

También me he encontrado con opiniones diferentes entre terapeutas complementarios y otros profesionales de la salud sobre si debe tomar el

---

[27] La vitamina C y E por vía oral en dosis bajas pueden ayudar a reciclar el glutatión, que no tendrá el efecto anticancerígeno requerido. En cambio, tendrá el efecto contrario y mantendrá inmortal a una célula maligna.

aminoácido glutamina durante la quimioterapia, que también se puede usar para producir glutatión, aunque no puede producirlo sin la presencia de cisteína. Reducir la ingesta de cisteína es una estrategia mejor que reducir la glutamina. De hecho, la glutamina puede alimentar las células cancerosas, aunque también es crucial para la defensa del cuerpo. Cura y mantiene un buen revestimiento intestinal y es esencial para el correcto funcionamiento del sistema inmunológico. Es el aminoácido más abundante del organismo. Puede ser capturado en cualquier parte de tu organismo para alimentar el apetito insaciable del cáncer, por lo que eliminarlo de la dieta puede ser una mala decisión durante la quimioterapia. Si tus músculos se están debilitando, es señal de que tu cuerpo tiene una gran demanda de glutamina. Es mejor privar al cáncer de glutamina de forma indirecta, por ejemplo, ocupándote de las enzimas que descomponen la glutamina como combustible (por ejemplo, la glutaminasa o el cetoglutarato deshidrogenasa; consulta mi «plano de metro»). Aunque tus células cancerosas lo exigen, tu cuerpo también lo necesita[28]. El cáncer conseguirá glutamina de cualquiera de tus tejidos, lo prives de ella o no, y no hay que temer que se reponga. Reducir los niveles de cisteína, bloqueando así la producción del glutatión antioxidante es la estrategia más importante a la hora de debilitar la célula cancerosa.

Mientras investigaba tratamientos para la diabetes, descubrí que un nivel alto de insulina en circulación también eleva el factor de crecimiento (IGF-1), el cual, a su vez, estimula la absorción de cisteína y otros aminoácidos. Esto hace que aumenten los niveles de glutatión, lo que permite la inmortalidad de las células cancerosas y la capacidad de neutralizar las ROS[29]. Una de las razones por las cuales los diabéticos tienen tasas mucho más altas de cáncer y son mucho más difíciles de tratar.

---

[28] La glutamina es excelente para curar un intestino permeable y para ayudar a armar sus glóbulos blancos, en particular sus células NK. También es vital para los parches de Peyer, que es donde se encuentra gran parte de su sistema inmunológico. Lo usaría junto con la arginina (a menos que tenga un cáncer alimentado por arginina). Ambos son vitales en esta batalla.

[29] Más tarde descubriría que esta es una de las razones por las que la metformina es útil para el tratamiento del cáncer: reduce IGF-1, lo que a su vez reduce la captación de cisteína y, por lo tanto, reduce el glutatión.

Se sabe que el oxígeno ataca y destruye las células cancerosas. De hecho, los investigadores lo utilizan para destruir células cancerosas al final de un experimento. Las células normales son aeróbicas (pueden lidiar con un entorno de oxígeno), mientras que las células madre tumorales no. Estas metabolizan su energía de forma anaeróbica, como lo hacían las células individuales primordiales hace eones, antes de que la tierra se llenara de oxígeno. Con el glutatión reducido, la célula es mucho más vulnerable a un aumento de las sustancias oxigenantes, lo que hace que sea mucho más fácil de destruir (mediante la «cascada de caspasas»). Unos años más tarde descubrí una manera de desencadenar este proceso apoptótico (muerte celular) más fácilmente usando una combinación mejor.

La mayoría de los pacientes con cáncer, cuando piensan en oxigenar el cuerpo, piensan inmediatamente en la terapia de oxígeno hiperbárico (TOHB), una cámara que se usaba en su origen para que los buceadores de aguas profundas evitaran el síndrome de descompresión, y que ahora se usa para quienes padecen esclerosis múltiple. O, si no, piensan en la terapia de ozono o en la terapia de sulfóxido de dimetilo (DMSO) ambas también útiles. No obstante, los pacientes deben considerar seriamente el uso de la vitamina C por vía intravenosa como un poderoso método de oxigenación para matar el cáncer combinado con la quimioterapia.

La quimioterapia de alta dosis destruye el intestino. No hay duda. Muchos pacientes se ven tan afectados que ya no pueden comer normalmente. Yo estaba segura de que mi intestino también había sufrido daños, pero como había insistido en la dosis más baja, esperaba que me hubiera ido mejor que a la mayoría. Estaba segura de que podría repararlo.

A estas alturas mi cabeza estaba lidiando con mucha información que resultaba complicado procesar con el cerebro lleno de químicos. Estaba aprendiendo y asimilando mucho. No había duda de que la profesión médica no se estaba dando cuenta de que, independientemente de lo que estuvieran prescribiendo, no era ni mucho menos suficiente para combatir la enfermedad. Era difícil tomar todo lo que yo quería tomar durante el tratamiento. Preocupada por mi estómago, dejé de tomar aspirina y en su lugar tomé pycnogenol, una alternativa natural, pero no necesariamente igual. Probé la curcumina por sus beneficios antiinflamatorios, pero a menudo me provocaba náuseas. En cambio, mantuve bajos los niveles de inflamación tomando más aceites de pescado.

Después de terminar mi tratamiento de quimioterapia, encontré otro aceite de pescado, aceite de hígado de tiburón, que no solo ayudaba a controlar la inflamación con su contenido de omega-3, sino que también contenía altos niveles de otras sustancias beneficiosas. Los tiburones rara vez contraen cáncer, aunque se han detectado algunos tumores sólidos. Sin embargo, no se han hallado cánceres de sangre. Una oncóloga escandinava, la doctora Astrid Brohult decidió estudiar el aceite de hígado de tiburón después de notar anteriormente los efectos beneficiosos de la médula ósea de ternero en los niños con leucemia (un tipo de cáncer de sangre). Descubrió que la médula del ternero tenía efectos inmunoestimulantes debido a unos compuestos llamados alquilgliceroles (AQG). La doctora Brohult posteriormente se dio cuenta de que estos compuestos se encontraban en niveles considerablemente más altos en el aceite de hígado de tiburón. Los AQG se producen en los humanos en nuestra médula ósea y el bazo (en cantidades muy pequeñas) y están implicados en la producción de glóbulos blancos y rojos. Estos compuestos también se encuentran en la leche materna humana (hay diez veces más compuestos AQG en la leche materna que en la de vaca) y se cree que contribuyen significativamente al sistema inmunológico del bebé.

La doctora Brohult descubrió que el aceite de hígado de tiburón (AHT) detenía la proliferación del cáncer y la enfermedad por radiación aguda. Un estudio en pacientes con cáncer de cuello uterino que tomaron AHT antes, durante y después de la radioterapia halló que este reducía las lesiones inducidas por la radiación en un significativo cincuenta por ciento[30]. La doctora Brohult sugiere que una dosis de entre 0,3 y 2,6 g. ayudaría a minimizar la disminución asociada de plaquetas y glóbulos blancos que acompaña al tratamiento con radiación.

Erróneamente, se creía que la resistencia del poderoso tiburón al cáncer era debida al cartílago de tiburón después de que William Lane publicara su libro *Los tiburones no enferman de cáncer* en 1992, en el que afirmaba que este era el ingrediente secreto. La profesión médica se apresuró a condenar esta sugerencia después de que repetidos experimentos con cartílago de

---

[30] Iannitti T. y Palmieri B. «An Update on the Therapeutic Role of Alkylglycerols». *Marine Drugs*. 2010;8(8): 2267-2300. doi: 10.3390/md8082267.

tiburón no mostraran ningún efecto directo contra el cáncer. Después de eso, todo lo relacionado con «tiburones» quedó contaminado y causó mucho alboroto cuando se descubrió que el hijo de William Lane vendía productos de cartílago de tiburón.

El aceite de hígado de tiburón contiene cuatro sustancias contra el cáncer: escualeno, omega-3, alquilglicerol y escualamina.

El escualeno tiene un circuito de retroalimentación inhibidora parcial en la vía del mevalonato, la misma vía de crecimiento utilizada por las células cancerosas para producir colesterol que es bloqueado por las estatinas, como verás más adelante (las estatinas son particularmente efectivas para los cánceres de sangre). El alquilglicerol del aceite de hígado de tiburón tiene un efecto inmunoestimulante, mejorando la producción de todos los componentes sanguíneos (hematopoyesis) por lo que reduce los efectos secundarios de la radioterapia, y aumenta también el recuento de glóbulos blancos y el de plaquetas durante la quimioterapia[31]. Se decía que la ingesta de hígado de tiburón durante varios meses podría «espesar» demasiado la sangre, pero los recuentos sanguíneos de la mayoría de los pacientes sufren muchísimo con los tratamientos tradicionales, como el mío. ¡Ojalá lo hubiera descubierto antes!

Los alquilgliceroles también realizan otra función importante además de sus efectos de estimulación inmunológica: reducen un factor de crecimiento clave que favorece la angiogénesis llamado factor de crecimiento de fibroblastos básico[32]. El contenido de escualamina está causando mucho entusiasmo entre los investigadores por sus efectos antivirales. Los tiburones tienen un sistema inmunológico rudimentario, pero son sorprendentemente resistentes a las infecciones virales. Los virus son cofactores conocidos asociados con muchos cánceres. En lugar de combatir el virus directamente, hace que la sangre y el hígado sean resistentes a las infecciones al «arrancar» proteínas que se adhieren al interior de los vasos san-

---

[31] Mitre, R., Etienne, M., Martinais, S., Salmon, H., Allaume, P., Legrand, P. y Legrand, A. (2005). «Humoral defence improvement and haematopoiesis stimulation in sows and offspring by oral supply of shark-liver oil to mothers during gestation and lactation». *British Journal of Nutrition*, 94(5), 753-762.

[32] Pédrono, Frédérique *et al.* «-O-Alkylglycerols reduce the stimulating effects of bFGF on endothelial cell proliferation in vitro». *Cancer Letters,* volumen 251, número 2, 317-32.

guíneos. Estas proteínas son una fuente de alimento para algunos virus y, sin ellas, los virus mueren de hambre[33].

El escualeno también se encuentra en niveles más bajos en el aceite de oliva (un 0,7% frente a alrededor del 40% en el AHT) y aceite de amaranto (entre un seis y un ocho por ciento), que por supuesto son más respetuosos con el medio ambiente (me sonrojo de vergüenza por mi uso de aceite de hígado de tiburón, pero era la única opción que conocía). Es este componente el que puede hacer que el aceite de oliva virgen extra sea especialmente bueno para combatir el cáncer, y no solo el tan promocionado ácido oleico. Empleé una gran cantidad de él con mis comidas (todavía sigo tomando un par de cucharadas a primera hora todos los días) además de aceite de hígado de bacalao por su efecto antiinflamatorio omega-3, DHA y EPA. Los aceites de hígado de pescado también son una fuente natural y equilibrada de vitaminas A y D, ambas esenciales para la vía PPAR gamma.

Espero que los alquilgliceroles puedan estar ahora disponibles sin tener que dañar las poblaciones de esas majestuosas criaturas marinas. Si decides tomar aceite de hígado de tiburón, hazlo solo durante tres meses, como hice yo, ya que esto puede ser suficiente para tener un efecto duradero en tu inmunidad.

¿Estaba ganando la guerra? No podía estar totalmente segura, pero los análisis de sangre regulares ayudaron a confirmar que, por ahora, iba bien. Seguía dentro de los límites «normales». Tenía que mantener una fe ciega en que estaba en el camino correcto.

La dieta fue especialmente difícil de mantener. Ya no ansiaba los alimentos dulces, pero ¿no podría volver a soltarme el pelo? ¿Iba a tener que estar siempre al filo de la navaja, revisando los alimentos todo el tiempo, sin poder salir y permitirme un par de copas? ¿No había una manera más fácil?

---

[33] Michael Zasloff, A. Paige Adams, Bernard Beckerman, Ann Campbell, Ziying Han, Erik Luijten, Isaura Meza, Justin Julander, Abhijit Mishra, Wei Qu, John M. Taylor, Scott C. Weaver y Gerard C. L. Wong. «Squalamine as a broad-spectrum systemic antiviral agent with therapeutic potential». *Proceedings of the National Academy of Sciences*, 2011; DOI: 10.1073/pnas.1108558108.

# Capítulo 9

## SUPERANDO TODOS LOS PRONÓSTICOS

Cada mes me hacía un análisis para comprobar mis marcadores tumorales en sangre. Incluso como fisioterapeuta me habían enseñado que la fase IV significaba una muerte segura. Era inevitable. El cáncer volvería.

Intenté con todas mis fuerzas bloquear los pensamientos negativos. Me negué a creerlo. Sabía que matar de hambre al cáncer y detener su crecimiento era clave para evitar un regreso no deseado. Fue difícil seguir la dieta, pero aprendí a adaptarme y pronto me di cuenta de que realmente no echaba de menos todos esos alimentos poco saludables que había comido en el pasado. Bueno, tal vez ver a otros comer un sándwich de panceta un domingo por la mañana todavía me hacía anhelar con nostalgia un bocado.

A medida que mis marcadores sanguíneos se mantenían dentro de los niveles normales, mi fe en mis propias habilidades fue creciendo paulatinamente. Y a medida que se desvanecían las dudas sobre mí misma, comencé a sentirme tan confiada en mi progreso que retomé el negocio de los artículos de aseo que había empezado justo antes de que me diagnosticaran el cáncer secundario en mis pulmones. Ciertamente, resultaba una distracción bienvenida de las deprimentes visitas al hospital, la agotadora espera por los resultados y las miradas tristes y arrepentidas del personal médico. Me daba cuenta de lo que pensaban. A todos les habían enseñado el mismo dogma: fase IV, me pregunto cuánto tiempo tendrá.

En el hospital, constantemente estaba poniendo trabas a la corriente subterránea de negatividad que sabía que acechaba justo debajo de la superficie. No era inmune a los irreflexivos comentarios improvisados del personal. Podía perder mi equilibrio interior ante el menor atisbo de pesimismo. «Estoy muy satisfecha de mis progresos», le dije a una enfermera que me tomaba la presión arterial. «Esperemos ahora poder mantenerlo a raya».

«Cuando vuelva, estoy segura de que habrá que considerar muchas terapias nuevas».

«Querrá decir *"surf* si vuelve"*, ¿no?»*, le respondí, sorprendida ante su falta de empatía. Apuesto a que sabía más sobre cómo controlar mi cáncer que ella. ¿Cómo se atrevía a asumir que la progresión era inevitable? Aquello no hizo sino reforzar aún más mi determinación.

En casa, hacía malabares con reuniones de ventas, nuevas fórmulas de artículos de aseo, creaba diseños para botellas y cajas de regalo y compraba productos de todo el mundo. La creación de una gama de productos completamente nueva era emocionante. También resultaba una especie de caos organizado, un antídoto para mi régimen médico, totalmente estructurado y programado.

Describiría aquellos años como un período de «multitarea extrema», pero siempre reservaba veinte minutos para mi meditación diaria. Hacía esto inmediatamente después de tomar mis suplementos matutinos. Sacaba tiempo para dar un paseo en bicicleta o una caminata rápida al parque después de almorzar. Esto, seguramente, aumentaba mi inmunidad, oxigenando mi sangre y permitiendo que mi cuerpo absorbiera cualquier glucosa liberada por mi comida.

Matar de hambre al cáncer se convirtió en mi mantra. Lo cantaba mientras caminaba enérgicamente alrededor de la manzana o el parque, apretando cada nalga a cada paso que daba, ¡y esperando que nadie notara mi extraño caminar apretando el trasero! De vez en cuando me detenía para hacer algunas sentadillas junto a un banco. Quería asegurarme de que mi glúteo mayor, el músculo más grande de nuestro cuerpo, estuviera haciendo un ejercicio decente. No hacía falta ser un genio para darse cuenta de que era el objetivo ideal (junto con los cuádriceps de los muslos). Los músculos constituyen el cuarenta por ciento de nuestra masa corporal y proporcionan un valioso sumidero para absorber el exceso de glucosa. El ejercicio también aumenta la sensibilidad a la insulina en los tejidos, por lo que se vuelve cada vez más eficiente para absorber la glucosa y usarla.

Incluso con la distracción de comenzar un negocio, todavía estaba aprendiendo y asimilando nuevos datos sobre el cáncer y tratando de formular una nueva estrategia contra él. Si después de todo lo que había hecho el cáncer regresaba, necesitaría un plan de contingencia. Seguí comprando historias de supervivientes, enormes tomos sobre medicina alternativa y muchos otros libros y revistas. La biblioteca de mi casa sobre el cáncer llenaba ya varios estantes.

Estaba segura de que había otras «armas poderosas» que podía haber pasado por alto. El té verde, con su poderoso galato de epigalocatequina (EGCG) era definitivamente uno. Sin embargo, tenía una vida media corta, por lo que necesitaba beberlo constantemente durante el día, ¡a veces hasta diez tazas! Otros compuestos naturales también eran armas poderosas. La curcumina tenía como objetivo las rutas inflamatorias, mientras que la genisteína, la silibinina (cardo mariano), la quercetina y el resveratrol parecían detener el crecimiento y la propagación del cáncer. Todos ellos se convirtieron en una constante en mi rutina, junto con mi cóctel complementario y el zumo matutino de remolacha, apio, zanahoria y manzana. Aún no había descubierto cómo podían matar de hambre al cáncer, pero cada uno de ellos parecía ser muy eficaz según los estudios que había leído sobre su actividad anticancerígena y bloqueadora de la angiogénesis. Los tomaba todos con cada comida.

No parecía haber una «talla única» en cuanto a la dieta. Cada médico complementario tenía un estilo individual de tratamiento, pero todos se centraban en corregir las deficiencias de vitaminas y minerales (por ejemplo, magnesio y vitaminas A, B, D, K) o agregar suplementos que mejorarían otros tratamientos. Pero, más que cualquier otra cosa, todos estaban totalmente en contra del azúcar.

Hacer zumos de verduras, ejercicio, cocinar en casa, buscar alimentos saludables, explorar otros nuevos, investigar, meditar, las citas en el hospital, el negocio, todo ello requería su tiempo. Ese no era el tipo de estilo de vida que yo le recomendaría a cualquiera que acaba de recibir un diagnóstico terminal. Resultaba agotador. Por las noches me sumergía en un baño tibio con fragancias naturales, encendía algunas velas, ponía música y me relajaba durante media hora. Dejar fuera el ajetreo y el bullicio del día era importante. Necesitaba mi propio pequeño santuario solo para pensar. O no pensar. Aquello se convirtió en mi refugio nocturno.

Al final creé mi propio disco *Tranquility Spa*, un ritual de relajación con un poco de reflexología, afirmaciones y visualizaciones, todo incluido, diseñado principalmente para mí, pero que luego añadí a un paquete de regalo con velas, sales de baño ricas en minerales y una almohada de baño. Cuando lo saqué a la venta, el paquete fue preseleccionado para el Premio «Regalo del Año» (Gift of the year).

La hora del baño era un gran momento para reflexionar sobre la vida, los negocios, mi cáncer y todas sus complejidades. Una vez que había calmado mis pensamientos acelerados, pensaba en cómo se estaba comportando mi cáncer y trataba de ver el panorama general. No tenía cáncer detectable en mi cuerpo, pero no estaba dispuesta a sentarme y descansar. Podía aparecer en cualquier momento. «Cuando vuelva», fueron las palabras que siempre me obsesionaron. La astuta célula cancerosa había conseguido robar los nutrientes, el suministro de sangre y la inmunidad de mi cuerpo, y los había usado en mi contra. ¿Cómo podía ser más lista que este parásito?

Los parásitos prosperan y se reproducen sin cesar hasta que se agota su fuente de alimento o el huésped muere. Lamentablemente, con el cáncer suele ser esto último. ¿Cómo matar de hambre al cáncer sin pasar hambre y sin hacerme daño? Por fuera, parecía ser súper poderoso, capaz de resistir los tratamientos más tóxicos, de mutar justo cuando pensaba que yo estaba tomando la delantera. Una pequeña bestia astuta. Pero, ¿era realmente poderoso, o simplemente se redirigía por el camino que quedaba despejado? ¿Qué pasa si bloqueas todas las rutas? ¿Cuántas había? ¿Era una tarea imposible de averiguar? ¿Solo estaba IGF-1, la glucólisis aeróbica y el efecto Warburg? Y, si era así, ¿por qué resultaba tan difícil de tratar? Tenía que haber otras rutas metabólicas que había que bloquear.

La investigación del cáncer se estaba volviendo más reduccionista, los científicos examinaban partes cada vez más pequeñas del genoma del cáncer y después centraba de nuevo su atención en el sistema inmunológico cuando los tratamientos genómicos fallaban. ¿Qué había fallado en la inmunidad del paciente para permitir que el cáncer prosperara? ¿Qué había surgido primero, la inmunidad alterada o el cáncer? ¿Y si la inmunidad alterada fuera el resultado de un metabolismo alterado y de la inflamación? Si fuera así, apuntar al sistema inmunológico sería inútil a menos que acabaras con el metabolismo alterado y la inflamación. Además, ¿cómo había comenzado el cáncer? ¿Habían perdido de vista los investigadores y los médicos ortodoxos la imagen global?

Me queda allí tumbada pensando en cómo la célula cancerosa era diferente a una célula normal. Se había reprogramado para que se dividiera interminablemente y produjera dos células «hijas» y, para ello, utilizaba grandes cantidades de nutrientes. A un nivel muy básico, las células están formadas por varias proteínas (enzimas, orgánulos, ácidos nucleicos, etc.)

encapsuladas por una membrana grasa. Cada célula cancerosa necesitaría tanto la grasa necesaria para las nuevas membranas celulares como proteínas para construir nuevas estructuras celulares internas. Al igual que para la construcción de una casa, hace falta tanto mano de obra (la energía para construirla) como ladrillos y cemento. En el caso del cáncer, la principal fuente de energía parecía ser la glucosa, pero también necesitaba acceso a grasas y proteínas para construir su estructura celular.

El proceso era esencialmente el mismo sin importar el tipo de cáncer, ya fuera de páncreas, de mama, o un linfoma. Sin duda, era importante privar a estas células de la grasa y la proteína que necesitaban, así como bloquear la glucosa que utilizaba para la división celular. ¿Significaba eso que una dieta para matarlo de hambre podría funcionar? No obstante, incluso cuando los pacientes sufrían caquexia, cuando el cuerpo comenzaba a debilitarse, el cáncer a menudo continuaba prosperando, robando nutrientes de otras partes del cuerpo. Ciertamente, parecía ser un problema sistémico, que afectaba a toda la persona, no solo a una zona o área específica del cuerpo.

Obtuve información de todos los médicos que vi y de todas las revistas que pude encontrar. Seguí modificando mi dieta. Probablemente, mi enfoque podría describirse como una dieta «paleo» de bajo índice glucémico, baja inflamación, rica en fibra, principalmente pescetariana, pero baja en grasas saturadas. En otras palabras, la dieta del hombre de las cavernas. Había eliminado las patatas, las berenjenas, los tomates, el ruibarbo, las fresas y todos los alimentos cítricos. El pomelo era el peor. Demasiado ácido e inflamatorio para mí. No comía lácteos salvo un poco de parmesano y ocasionalmente un poco de yogur bioactivo. Se trataba más bien de ver cómo digería mi cuerpo los alimentos, del índice glucémico y de cómo reaccionaba a los diferentes tipos de alimentos. Si me hinchaba después de una comida, entonces, eso significaba que debía de haber desencadenado una reacción inflamatoria en mi intestino y tenía que evitar eso a toda costa.

Las comidas ya no eran una fuente de consuelo como habían sido en el pasado, y cocinar suponía una carga adicional para mi ya ajetreado día a día, por lo que mis comidas eran muy básicas. Ensaladas sencillas con un poco de arroz integral de grano corto rociado con aceite de oliva a la hora del almuerzo. Me preguntaba si este elevado nivel de compromiso era necesario, realmente no había forma de saberlo, pero en cuanto recordaba las estadísticas, sabía que tenía pocas opciones. Nunca podría volver a mi dieta anterior al cáncer.

Si el cáncer necesitaba grasas y proteínas para crear dos nuevas progenies idénticas, así como glucosa para tener energía con la que crearlas, entonces, matar de hambre al cáncer iba a ser complicado. Necesitaba eliminar las tres fuentes de alimentos, los «macronutrientes» de mi dieta (grasas, carbohidratos y proteínas) y, simplemente, morirme de hambre podía matarme en el proceso. No parecía ser una solución a largo plazo. Me pregunté si habría algunos alimentos que pudiera comer de manera segura y que al cáncer no le gustaran.

Reducir la cantidad era lo primero. Los beneficios de la restricción calórica para el cáncer fueron presentados ya en 1914 por Peyton Rous[34], quien también descubrió que los virus podían desencadenar la enfermedad. Su trabajo sobre una causa vírica del cáncer no recibió el reconocimiento adecuado hasta mucho más tarde, Finalmente recibió el Premio Nobel en 1966. Aún nadie ha reconocido sus observaciones sobre la restricción de la dieta en ratones o su sugerencia de que podría ser útil para muchos cánceres. Los efectos de la subalimentación volvieron a llamar la atención en 1940[35], pero perdió impulso con el advenimiento de la quimioterapia y la lucha por nuevos «cambios revolucionarios». Los medicamentos más recientes eran, supuestamente, balas mágicas.

Una reducción de la cantidad me parecía obvia, incluso sin haber visto ese estudio. Poco a poco fui comiendo porciones cada vez más pequeñas. Quizás esto por sí solo sería suficiente para inclinar la balanza, debilitar el cáncer y permitir que mi sistema inmunológico retomara la iniciativa.

Reducir las proteínas fue relativamente fácil, pero ¿las judías y las lentejas eran un sustituto más saludable? No podía estar segura[36].

En mi búsqueda por reducir las grasas y los carbohidratos simples, varios suplementos despertaron mi interés. La *Gymnema sylvestre* es una hierba ayurvédica india, y un ensayo en pacientes diabéticos (tipo 1 y 2)

---

[34] «The Influence of Diet on Transplanted and Spontaneous Mouse Tumours». Peyton Rous, doctor en medicina, (1914) *Rockefeller Institute Laboratories.*

[35] A. Tannenbaum, y Silverstone. «The initiation and growth of tumors. Introduction. I. Effects of underfeeding». *American Journal of Cancer.* 38: 335-350 (1940).

[36] De hecho, algunas judías son muy ricas en glutamato, un combustible para el cáncer.

demostró que reducía la glucosa, pero también parecía aumentar los niveles de insulina, lo que podría convertirlo en un riesgo. ¿Quizás hacía que la insulina funcionara de manera más eficiente en el cuerpo? Seguía tomando tintura de *Mahonia aquifolium*, pero nadie más había escrito sobre la berberina, el componente principal de la *Mahonia aquifolium* para el cáncer. No había rastro de ella en la literatura médica.

Si nadie estaba empleando la berberina para el cáncer, tal vez yo estuviera equivocada y no fuera tan buena como pensaba. En 2002, decidí cambiar la berberina y probar en su lugar la gymnema, ya que el artículo sobre la mahonia (que había mencionado sus efectos antitumorales, antimicrobianos, antiinflamatorios y reductores de glucosa) en el *Journal of Herbal Medicine* de 1999 se estaba desvaneciendo de mi memoria, desplazado por el desborde de información adicional. Ahora me doy cuenta de que este cambio fue un error. Combinarlas podría haber resultado mucho mejor.

El hidroxicitrato, de una planta llamada *Garcinia cambogia* que se encuentra en India, puede modificar y reducir la grasa en el cuerpo. Afortunadamente, mi instinto estaba en lo cierto, ya que más tarde descubrí que este compuesto podía bloquear la ATP-Citrato liasa, la cual transforma el exceso de piruvato producido por las células cancerosas en ácidos grasos para crear nuevas membranas celulares[37]. Pero, ¿empujaría entonces al cáncer a utilizar más rutas metabólicas glucolíticas u otras rutas estimuladas por las grasas? No había estudios sobre el cáncer relacionados ni con la gymnema ni con el hidroxicitrato; tan solo para la diabetes y la pérdida de peso. Aun así, lo incorporé a mi régimen para matar de hambre al cáncer. Era imperativo bloquear cada suministro de combustible contra el cáncer.

Pero ¿cuántos había? ¿Estaba bloqueando lo suficiente?

Se demostró que el picolinato de cromo mejora la sensibilidad a la insulina, así como el control glucémico, por lo que tal vez haría que la gymnema funcionase mejor y redujera el nivel de insulina. Tomar los dos juntos podría funcionar de manera sinérgica. Efectivamente, una revisión poste-

---

[37] Hatzivassiliou G., Zhao F., Bauer D.E., Andreadis C., Shaw A.N., Dhanak D., Hingorani S.R. y Thompson C.B. «ATP citrate lyase inhibition can suppress tumor cell growth». (2005) *Cancer Cell*, 8 (4), págs. 311-321.

rior de ambos tratamientos realizada por el médico Richard Nahas en 2009 halló que tanto la gymnema como el picolinato de cromo son eficaces para el control glucémico[38].

La niacina-B3, un precursor de la coenzima NAD (dinucleótido de nicotinamida y adenina) también ayudaba a reducir el colesterol y otras grasas. También tiene un efecto beneficioso sobre la insulina, aunque el mecanismo para ello es menos claro. La NAD es importante no solo en la descomposición de las grasas, sino también en la descomposición y almacenamiento de carbohidratos, proteínas y alcohol, así como en la señalización celular y la reparación del ADN. Asimismo, puede ser muy útil en el período posterior al tratamiento, cuando el cuerpo necesita reconstruir células con función mitocondrial normal. El doctor Callebout, mi médico integrador, me recetó una versión «no ruborizante»[39].

Una mayor ingesta calórica se asocia con tasas peores de supervivencia y cánceres más agresivos, pero ¿era esto el resultado de un exceso de azúcar, grasas, proteínas o, simplemente, un exceso de todo? Los aceites omega-6 estimulan el crecimiento del cáncer, esto era evidente. Evité por completo el aceite de girasol y otros aceites vegetales procesados, ya que empeoraban la inflamación. Por el contrario, la dieta mediterránea tenía una incidencia mucho menor de cáncer. Quizás el aceite de oliva era una grasa «segura», a pesar de contener omega-6. Descubrí que su alto contenido de omega-9 neutraliza el omega-6. Utilizaba mantequilla con moderación, aunque contenía las vitaminas A, D y K y algo llamado ácido linoleico conjugado (CLA).

Se halló que el CLA tiene enormes efectos beneficiosos tanto para la prevención como para el tratamiento del cáncer. Muchas sustancias naturales contienen este ácido graso (la mantequilla, el queso, las grasas saturadas de las carnes rojas), pero yo quería evitar las grasas saturadas, por lo que tomar un suplemento era la opción más segura. Aprendí entonces que la parte omega-7 del CLA, el ácido palmitoleico, era la parte más beneficio-

---

[38] Nahas R., Moher M. «Complementary and alternative medicine for the treatment of type 2 diabetes». *Canadian Family Physician*. 2009;55(6): 591-596.

[39] El ácido nicotínico a veces se usa en combinación con estatinas para reducir el colesterol LDL, pero esto puede aumentar el riesgo de problemas musculares. Una versión de liberación lenta puede ser más segura.

sa. No debe confundirse con el ácido palmítico, un aceite malo (aunque puede ser neutralizado por el omega-9). El ácido palmitoleico se puede encontrar tanto en el aceite de oliva como en el aceite de espino amarillo. Y la parte más beneficiosa del ácido palmitoleico es el ácido vaccénico (también conocido como ruménico). ¡Una grasa trans natural! Este tiene efectos beneficiosos sobre los niveles altos de azúcar en sangre, niveles elevados de lípidos, inflamación y aumento excesivo de grasa, y mejora la sensibilidad a la insulina. Es un súper nutriente.

En lugar de tomar CLA como suplemento, como hacía en esa época, ahora tomo una cápsula diaria de aceite de espino amarillo, que contiene omega-7. No obstante, solo funciona realmente de manera eficaz en presencia de bifidobacterias en el intestino. De ahí la necesidad de comprobar que tu intestino tiene cantidades adecuadas y no hay «disbiosis» o niveles anormales de bacterias patógenas. Para la salud metabólica, creo que todo el mundo debería incluir omega-7 junto con una cantidad adecuada de omega-3 (aceites de pescado) y omega-9 para ayudar a prevenir las principales enfermedades metabólicas, como el Alzheimer, el cáncer, los accidentes cerebrovasculares, el síndrome metabólico y las enfermedades cardíacas. Como seguidora de las corrientes médicas y de las últimas novedades en cosméticos y artículos de aseo, siempre observo que la industria de los cosméticos incorpora estos nutrientes beneficiosos mucho antes. El aceite de espino amarillo es conocido desde hace tiempo en los artículos de aseo y, sin embargo, todavía es prácticamente desconocido como suplemento. ¡Debería ser una gran novedad en el tratamiento del cáncer y de las enfermedades cardiovasculares!

Periódicamente, el doctor Callebout revisaba mis suplementos y, para mi horror, prescribía aún más. Me recetó vitamina $K_3$ y fracción D de maitake (un extracto de hongo) que han demostrado aumentar la inmunidad y mejorar los efectos de la vitamina C intravenosa. También me recetó DHEA (no recomendado para cánceres relacionados con hormonas) que mejoró mi bienestar e inmunidad y también «mata de hambre al cáncer» al bloquear la ruta de las pentosas fosfato, una parte del proceso de construcción de nuevas moléculas de ADN.

Cualquier paciente con cáncer que investigue sobre su enfermedad encontrará artículos que relacionan el cáncer con el azúcar, dietas deficientes o hábitos de vida. El resultado es que, además de sentirte mal, hay un sentimiento tácito de culpa y vergüenza por el hecho de que, de alguna manera, tú has contribuido a causar tu enfermedad. De hecho, puede que este no sea el caso, a pesar de los informes que afirman que los factores ambientales y de estilo de vida (como los patógenos) y los carcinógenos son responsables hasta un noventa por ciento del cáncer[40]. Evitar los patógenos puede resultar imposible a menos que vivas como un ermitaño en el Polo Norte. Los parásitos, las bacterias y los hongos están relacionados con el cáncer, así como la conocida asociación de virus. Muchos virus están vinculados con el cáncer, como el de Epstein Barr, el virus del papiloma humano (VPH)[41], la hepatitis B y C, el CMV, el virus linfotrópico T humano[42], el virus herpes asociado al sarcoma de Kaposi (KSHV) y el poliomavirus de células de Merkel. Se están descubriendo más a medida que los científicos buscan activamente un vínculo; el virus de la leucemia bovina se añadió en 2015 como riesgo de cáncer de mama, un virus muy frecuente en la leche en todo el mundo. Sospecho que muchos más cánceres estarán relacionados con virus en el futuro.

Muchas personas llevan dietas malísimas y tienen estilos de vida espantosos, pero siguen siendo inmunes al cáncer, mientras que los veganos que se enorgullecen de su estilo de vida saludable también pueden verse afectados. Sin embargo, los medios propagan esta cultura de la culpa. Esta victimización del paciente es un bagaje desagradable e inútil; los que padecen la enfermedad se someten estoicamente a tratamientos tortuosos y bárbaros sin apenas quejarse, un castigo que sienten que merecen por no haber sido antes un modelo de salud. Con cáncer, ¿no esperarías sufrir horriblemente para recuperarte? A menos que un tratamiento médico te haga sentir muy enfermo y tenga efectos secundarios terribles, no es

---

[40] La genética es responsable de solo el 5-10% de los cánceres.

[41] Se cree que la infección por VPH es la infección de transmisión sexual más común, pero como todos los virus, solo es «contagiosa» durante un breve período cuando está activa. Estos retrovirus acceden al ADN humano y cuando el ADN se «debilita» (las histonas pierden su polaridad) y muta, provocan más cambios mutagénicos, lo que desencadena una división celular más rápida. De ahí la razón por la que a menudo se los considera la «causa» (otro dogma incorrecto), aunque estén en el «origen» de los cambios metabólicos (acetilación de las histonas/ADN).

[42] Entre el 40% y el 100% de la población mundial tiene anticuerpos contra el CMV en la sangre como evidencia de infección, siendo la prevalencia más alta en los países del mundo en desarrollo.

posible que esté matando o controlando todas esas molestas células cancerosas, ¿verdad? ¿Es prácticamente imposible eliminar el cáncer a menos que te llenes el cuerpo de grandes dosis de sustancias químicas tóxicas? Después de décadas de abrasarnos y envenenarnos con estos tratamientos destructivos, el «estándar de atención», nos han inculcado a creer estas tonterías.

Yo también me culpaba a mí misma. Había abusado de mi cuerpo toda mi vida, tragando sin pensar alimentos y bebidas que me sentaban mal y me hacían sentirme hinchada o cansada. Sentía que tenía que ser estricta y dura conmigo misma y seguir una dieta rigurosa y estricta. ¿Había yo, de alguna manera, sido negligente y permitido que el cáncer se desarrollara?

El doctor Callebout me insistió en la necesidad de solucionar lo que pudiera estar mal con mi salud intestinal y de controlar los niveles de nutrientes en mi sangre. Ahora que me iba a someter a la quimioterapia, sabía que era esencial que me evaluaran adecuadamente y que revisaran mis heces y examinaran mi perfil de micronutrientes, ácidos grasos, vitaminas y minerales. Mi formación médica me había hecho un flaco favor a este aspecto. La dieta y mis intestinos siempre habían estado en un segundo plano, sin recibir nunca la atención que se tan desesperadamente necesitaban, a diferencia de cuando son otros sistemas del organismo los que no funcionan.

Muchos pacientes con cáncer refieren una infección en el intestino o en la zona donde se desarrolló el cáncer. La razón por la que estas infecciones previas se consideran irrelevantes y son ignoras por la oncología es realmente sorprendente. Los oncólogos ven el cáncer como una enfermedad totalmente orgánica que, de alguna manera, se ha desarrollado de la nada, e ignoran todas las otras infecciones que vinieron antes. Hay muchas causas diferentes de cáncer, muchas de ellas por enfermedades infecciosas, pero la mayoría de los médicos integradores te dirán que todos los pacientes con cáncer, en algún momento, han tenido un problema con su salud intestinal.

Hoy en día, gran parte de las investigaciones se centran en el «microbioma», el conjunto de organismos que viven sobre nosotros y dentro de nosotros, y la naturaleza de nuestra relación simbiótica. Los científicos están tratando de establecer por qué el hecho de corregir el microbioma tiene un impacto tan grande en la salud del paciente con cáncer, con independencia de dónde se haya desarrollado el cáncer[43]. Cada pequeña grieta en cada superficie de nuestro cuerpo alberga legiones de microorganismos diminutos y el intestino es, con mucho, el que más tiene.

No soy la única que asumía que mis intestinos, simplemente, lidiarían con el abuso dietético, mientras aceptaba que la fatiga, la hinchazón y las deposiciones irregulares eran perfectamente normales. No había apreciado la facilidad con la que se dañan nuestros revestimientos intestinales, sobre todo durante los primeros años de vida con el uso de antibióticos y otros medicamentos supuestamente «seguros». Ahora se está empezando a entender cómo estos podrían provocar daños posteriores y efectos sistémicos y enfermedades a más largo plazo.

Mis propios problemas intestinales puede que tuvieran su origen en una infección cuando tenía veintipocos años. Estaba de vacaciones con mi familia, haciendo *windsurf* en una popular playa turística de Turquía. Después de una serie de «trasluchadas» fallidas, tragué mucha más agua de mar de la que pretendía y un par de días después había desarrollado neumonía lobular en mis pulmones. El mero hecho de respirar provocaba un dolor punzante de la pleuritis (inflamación de las membranas pulmonares) y, por si esto no fuera lo suficientemente tortuoso, tuve también una dosis de pericarditis (inflamación de las membranas que rodean el corazón), que causaba un intenso dolor que irradiaba desde mi cuello y hombro hasta mi brazo izquierdo. No podía acostarme, así que pasaba las noches sentada en la cubierta sin poder dormir, mirando las estrellas. En realidad, debería haber ido al hospital.

Un médico de allí me recetó un ciclo de potentes antibióticos, crudos y sin recubrimiento, después del cual no quedó nada, ni siquiera agua. ¡Nunca había estado tan delgada! Perdí más de seis kilos en una semana, y unos cuarenta y ocho kilos en total. Todo esto a cuarenta grados de calor y en un barco. Me deshidraté por completo y me sentía tan mal que recuerdo haber pensado que si me caía por un costado no haría ningún esfuerzo para salvarme. Me habría deslizado felizmente bajo las olas para no regresar nunca.

---

[43] Necesitan observar la vía PPAR gamma; en mi opinión, la más importante para la regulación de nuestro metabolismo, necesaria para la prevención y fundamental para el tratamiento también, esta vía comienza en el intestino.

Esos antibióticos debieron de destruir totalmente mi intestino y alterar mi ecosistema microbiano. En aquella época, yo no tenía ni idea sobre el uso de probióticos. Nadie la tenía. Con todas las bacterias, tanto buenas como malas eliminadas, mis defensas estaban en su punto más bajo. Pudo haber sido perfectamente en este momento cuando contraje un parásito.

Ahora, años después, me encontraba luchando contra el fantasma del cáncer y era consciente de que el intestino era el centro de mi inmunidad y yo no estaría bien hasta que lo arreglara. Restablecer un buen «equilibrio intestinal» era una parte esencial del rompecabezas, además de reparar mis intestinos dañados.

Decidí que los períodos de ayuno intermitente podrían permitir que mi intestino descansase, sanase y redujera cualquier inflamación. Como fisioterapeuta era habitual aconsejar reposo y tratamientos antiinflamatorios (como hielo y ultrasonido) para una parte del cuerpo dañada, antes del proceso de rehabilitación. El doctor Callebout estaba a favor del ayuno intermitente o la alimentación restringida en el tiempo, permitiendo que el intestino descanse desde las tres de la tarde hasta la mañana siguiente. La razón es que el hígado está más activo por la mañana y le cuesta menos procesar los alimentos. Naturalmente, esto también mataría de hambre al cáncer.

Me explicó la constante guerra territorial que se desarrolla en nuestros intestinos, el equilibrio de nuestras bacterias beneficiosas (comensales) frente a las malas (patógenas) en constante cambio, espacialmente cuando tomamos antibióticos o comemos y bebemos alimentos poco saludables. Los médicos rara vez sugieren un ciclo de probióticos después de los antibióticos ni desaconsejan consumir alimentos azucarados durante el tratamiento. Sin embargo, si el equilibrio se altera de manera incorrecta y las bacterias patógenas se vuelven más dominantes, al final pueden secretar suficientes «exotoxinas» como para causar una ruptura en el revestimiento intestinal unicelular. Este grosor unicelular en nuestras paredes intestinales es lo único que nos protege de las infecciones que entran en nuestro cuerpo desde el exterior. Cuando las células que recubren el intestino son dañadas por las exotoxinas, se produce inflamación y las uniones entre las células se debilitan. Una vez se interrumpen estas uniones, se crea la afección conocida como «intestino permeable» o síndrome de permeabilidad intestinal, el cual, al mencionarse, provoca que la comunidad médica ponga los ojos en blanco.

Debido a que no se enseña en las escuelas de medicina y las compañías farmacéuticas aún tienen que desarrollar un medicamento para ello, para muchos médicos, el intestino permeable es una dolencia que no existe. Sin embargo, es muy real y nos hace ser presa fácil de infecciones oportunistas, además de que también puede desencadenar enfermedades autoinmunes[44]. Por suerte, yo ya estaba tomando uno de los mejores compuestos de curación intestinal como parte de mi autotratamiento, pero no lo sabía en ese momento. ¡Viva la berberina!

Mientras que los niveles saludables de bacterias buenas producen nutrientes importantes como la vitamina K y B, los niveles no saludables de bacterias patógenas provocan intestino permeable, lo que permite que otros patógenos y sus subproductos tóxicos pasen fácilmente a nuestro cuerpo. Una vez dentro, alteran el microambiente alrededor de las células madre normales, creando inflamación y, por lo tanto, células madre anormales, las cuales se encuentran en el corazón de todo cáncer. Creo que esta es la causa principal del cáncer, el cual, acompañado de otros virus, levaduras y otros patógenos residentes, crea un entorno acogedor para que las células madre cancerosas comiencen un metabolismo anormal y prosperen.

«Tengo los resultados de tus pruebas», anunció el doctor Callebout en verano de 2000. «Tus niveles de bifidobacterias y lactobacilos en la parte inferior del intestino son realmente buenos, pero me temo que tienes bastantes parásitos llamados *Blastocystis hominis*».

«¡¿Blasto qué ?!», exclamé. «¿Parásitos? ¡Qué asco! ¿Cómo me deshago de ellos?»

«Los parásitos son mucho más comunes de lo que crees», dijo. Me sorprendió descubrir lo mucho que abundan entre los humanos: hasta el cien por cien en algunos de los países más pobres, y con tasas de infección en aumento en otros lugares. En los Estados Unidos, en el año 2000, el 23% de la población total estaba infectada con *Blastocystis hominis*.

«No será fácil. Vas a tener que seguir un régimen muy estricto», añadió.

¿Más? Yo ya estaba siguiendo un régimen bastante estricto, así que de perdidos al río. Sabía que añadiría todavía más suplementos a mi creciente lista.

---

[44] Qinghui Mu, Jay Kirby, Christopher M. Reilly, Xin M. Luo. «Leaky Gut As a Danger Signal for Autoimmune Diseases». *Frontiers in Immunology*, 2017.

«Este parásito protozoario podría ser la causa de la disminución de los resultados de la tiroides. Los dos a menudo están relacionados» añadió.

Ya tenía algunos de los síntomas clásicos asociados con la infección por *Blastocystis hominis*, el principal era la fatiga intensa. Había asumido que se debía al cáncer de cuello uterino o a mi estilo de vida agitado, pero tal vez este parásito «maldito» fuera la verdadera razón. Otros síntomas comunes pueden ser hinchazón, diarrea, náuseas, flatulencia, dolor abdominal, urticaria y hábitos intestinales variables[45].

Los parásitos ya no solo infectan a los viajeros en el extranjero. Con nuestras comunidades cada vez más migratorias y urbanas, estas pequeñas criaturas se pueden propagar por la mala higiene en la preparación de los alimentos, las manos sin lavar, o incluso a través de nuestros perros y gatos de aspecto inocente. Existe un fuerte vínculo entre el cáncer de próstata y el toxoplasma gondii, el cual se encuentra en nuestros peludos amigos felinos. Los humanos tendemos a creer que somos inmunes a los parásitos, de alguna manera superiores, que los antiparasitarios son innecesarios para todos menos para nuestras mascotas. Sin embargo, si dejamos de prestar atención a medidas de higiene básicas, estamos a merced de las criaturas más diminutas, ya sean bacterias, protozoos, micoplasmas, virus, parásitos, incluso nanopartículas calcificantes, las más pequeñas del lote.

Izabella Wentz, farmacéutica, quien sufría de tiroiditis de Hashimoto y autora del *best seller Protocolo Hashimoto* también tenía *Blastocystis hominis*. Ella culpa en parte a la infección por causar su trastorno tiroideo y dice que nunca se sintió completamente bien hasta que lo erradicó[46].

Wentz descubrió que el treinta y cinco por ciento de sus clientes dieron positivo en *Blastocystis hominis*, lo cual la convierte en la infección más común asociada con la enfermedad de Hashimoto. Aun así, la mayoría de los médicos lo consideran un organismo comensal y no ven la necesidad

---

[45] Algunos investigadores informaron poder cultivar *B. hominis* del 46% de los pacientes con síndrome del intestino irritable.

[46] Curiosamente, otras coinfecciones a las que ella culpa por una función tiroidea baja incluyen *H. pylori*, SIBO (sobrecrecimiento bacteriano del intestino delgado), sobrecrecimiento de levaduras y virus de Epstein-Barr reactivado. Todo lo cual yo también señalaría como posibles condiciones subyacentes en muchos cánceres.

de tratarlo, a pesar de las nuevas evidencias que apuntan a su patogenicidad[47].

Wentz ha investigado a fondo a la pequeña criatura. «Se sabe que causa múltiples sensibilidades a los alimentos», afirma. «Si bien en el caso de las auténticas sensibilidades a los alimentos los síntomas generalmente desaparecen una vez se eliminan los alimentos de la dieta, a las personas infectadas con *Blastocystis hominis* les sucede lo contrario: desarrollan múltiples sensibilidades a los alimentos y, una vez que eliminan un alimento de la dieta, desarrollan otra sensibilidad».

Yo también había descubierto una sensibilidad al trigo y a los huevos, pero también a los lácteos, los tomates y los cítricos. Sabía que eliminar los alimentos inflamatorios era imperativo para mi estrategia de lucha contra el cáncer, y ahora estoy segura de que todos los pacientes con cáncer deberían someterse a pruebas y tratamientos para erradicar los parásitos.

Reestablecer un intestino sano y librarme de este intruso no fue un trabajo fácil. Implicaba dedicación a la causa, pero sabía que era esencial. Sin un intestino que funcione correctamente, nunca esperaría tener una tiroides o un sistema inmunológico que funcionase correctamente. Nunca me iba a recuperar por completo si antes no arreglaba esto.

Si hubiera pensado por un momento que la profesión médica convencional se tomaría en serio la infección por parásitos, podría haberme beneficiado durante un breve periodo de tiempo de una combinación de antibióticos junto con mis suplementos[48], pero me preocupaba que tomarlos pudiera crear más disbiosis, aunque ahora creo que solo hubiera supuesto un desequilibrio temporal, que podría haber rectificado fácilmen-

---

[47] El fármaco general de elección es el metronidazol, pero puede potenciarse mediante el uso de un cóctel de fármacos. La inclusión de doxiciclina y mebendazol podría ser la mejor opción, ya que ambos tienen efectos anticancerígenos. El probiótico *Saccharomyces boulardii* ha demostrado ser eficaz, si no mejor. Es una levadura no patógena que interfiere con la capacidad de los patógenos para colonizar el revestimiento mucoso del intestino. También mejora la respuesta inmunológica y estabiliza la barrera gastrointestinal.

[48] En un ensayo clínico aleatorizado con niños sintomáticos que tenían heces positivas para *Blastocystis*, las tasas de curación clínica y parasitológica fueron del 94,4% con *S. boulardii* en comparación con el 73,3% alcanzado en el grupo tratado con metronidazol. Estos hallazgos desafían las pautas de tratamiento existentes.

te con los prebióticos y probióticos adecuados. Al final, lo que funcionó para mí fueron varios meses de lo siguiente:

- Una fórmula de suplemento antiparasitario que contiene ajenjo, nuez negra, clavo, hoja de olivo, ajo, extracto de pomelo y uva ursi
- Betain hidrocloruro para aumentar la acidez en mi estómago
- Enzimas proteolíticas que digieren proteínas, incluida la bromelina (de la piña) y la papaína (de las semillas de papaya) que se toman entre las comidas
- Dientes de ajo crudos triturados en una salsa de aguacate
- Zinc
- *Mahonia aquifolium* (berberina)
- Aceites de pescado
- Linaza recién molida

Se cree que las enzimas proteolíticas digieren la capa de proteína que forma los cuerpos de los parásitos, lo que los hace menos resistentes al tratamiento. Las enzimas deben tomarse entre comidas, de lo contrario, se consumirán para digerir los alimentos. En efecto, la linaza estaba «barriendo» mi colon y ayudando a eliminar físicamente los parásitos incrustados en las paredes de mi intestino. La cáscara de psyllium también se usa para este propósito. Por supuesto, esto se combinaba con una dieta que ya no contenía trigo, lácteos, arroz blanco, maíz, bebidas carbonatadas, té negro, café, alcohol, ni frutas de alto índice glucémico.

Tras el descubrimiento de que mi tiroides era hipoactiva (mi médico había comprobado tanto mi T3 como mi T4), decidí probar una dieta macrobiótica durante tres meses para realmente «intentarlo» y desintoxicarme. En esta dieta incluí caballa y sardinas al menos dos o tres veces por semana para mis proteínas, aceite omega-3 y, por supuesto, algas. Las algas son ricas en yodo, lo que ayudaría con la producción de hormonas tiroideas, pero es raro que una deficiencia de yodo cause una función tiroidea anormal. La causa principal casi siempre está en el intestino. El doctor Callebout también recetó media pastilla de *Armour*, una pequeña cantidad de hormona tiroidea natural desecada.

Debo decir que la perspectiva de esta dieta no era precisamente atractiva. La información, las recetas y la inspiración escaseaban en el año 2000, y yo no soy que digamos una amante de la sopa de miso o el wakame, pero perseveré.

Si metía la pata, me enfadaba conmigo misma. ¿No quería sobrevivir? ¿No me preocupaba lo suficiente por mí misma como para hacer el esfuerzo? La ira me ayudaba a motivarme para hacerlo mejor la próxima vez. Aprendí a levantarme después de una dieta fallida, a perdonarme y a seguir adelante. Hacer trampas solo agravaría el problema. Esperaba que mis pequeñas transgresiones no tuvieran consecuencias graves, aunque no tenía idea del margen de error. Tampoco tenía información sobre lo lejos que debería llevar mi dieta. Un glucómetro hubiera sido muy útil para controlar la liberación de glucosa en mi sangre y me hubiera dado algunos datos tangibles con los que trabajar, además de haberme ayudado a motivarme.

Me obsesioné más por eliminar los carbohidratos refinados, pero aun así comía carbohidratos de liberación más lenta con alto contenido de fibra soluble como las batatas, todo ello al tiempo que tomaba los suplementos y mi «sopa primordial», un zumo de vegetales, té verde o aceite de oliva. ¡Puaj! Sin embargo, la sensación de recuperar el control sobre una parte de mi vida no debía subestimarse. Estaba inmersa en un mundo donde hubiera sido fácil sentirme desamparada, a merced de los médicos y de mi enfermedad. Necesitaba recuperar el control.

El doctor Callebout también me dijo que mis niveles de folato eran muy bajos. El folato y la $B_{12}$ son esenciales para el «ciclo de metilación», una vía biológica que contribuye a casi todas las funciones importantes del cuerpo, como la desintoxicación en el hígado, la reparación celular y la producción de energía. También ayuda a desintoxicar y eliminar el exceso de estradiol, una hormona potente asociada con la estimulación del crecimiento de células cancerosas.

No me sorprendió que tuviera bajos los niveles de estas vitaminas esenciales. Me habían dado metotrexato, un fármaco de quimioterapia que actúa agotando el folato para que el ADN, que depende de él, no pueda replicarse. Nadie me sugirió que tomara suplemento después; algunos médicos están convencidos de que el agotamiento del folato a largo plazo es una buena estrategia. Sin embargo, el agotamiento conduce a más cáncer, con un vínculo particularmente fuerte con el cáncer de cuello uterino[49].

---

[49] Las vitaminas B favorecen la metilación, que es esencial para la estabilidad del ADN, la regulación epigenética del IGF-2 y para detener los carcinógenos que causan

Las vitaminas B también son víctimas naturales de la hormona del estrés cortisol y, por supuesto, todo paciente con cáncer está estresado en mayor o menor grado. Beber alcohol también está relacionado con niveles más bajos de folato. Un estudio demostró que las mujeres que tomaban suplementos de folato y tomaban una copa de vez en cuanto tenían el mismo riesgo de cáncer de mama que las abstemias[50].

Con la bendición del doctor Callebout, tomé un mega suplemento sublingual de 5 g de folato al día durante varios meses, junto con una mega vitamina sublingual $B_{12}$. Tanto el folato como la $B_{12}$ son producidos normalmente por las bacterias intestinales, por lo que, si bien la suplementación era una buena idea, tenía que abordar la causa principal. Las colonias de lactobacillus en nuestro colon son las responsables de la fabricación de estas vitaminas, y la mera suplementación no solucionaría el problema a largo plazo. Descubrí que los alimentos fermentados ayudarían a aumentar mi recuento de lactobacilos. Sin embargo, un error común de los pacientes con cáncer es concentrarse mucho en aumentar los alimentos fermentados, en detrimento de sus niveles de bifidobacterias, que también necesitan reposición y de hecho pueden ser más importantes para combatir la enfermedad.

Aunque me dijeron que mi cáncer no se debía a las hormonas, opinaba que la TRH que me habían administrado, que contenía el fuerte estrógeno estradiol, no era saludable. Quería cambiar a la forma más débil, el estriol.

---

mutaciones adicionales. Muchos pacientes tienen poca cantidad de estas vitaminas y la suplementación con ácido fólico en lugar de la versión de folato puede empeorar la situación si tiene una mutación genética común llamada MTHFR. Casi el 25% de la población tiene mutaciones de MTHFR, lo que significa que no pueden procesar el ácido fólico a menos que reciban la forma activada como 5-metiltetrahidofolato. En la forma incorrecta, el ácido fólico puede incluso ser tóxico (lamentablemente, esta es la forma que se usa en los cereales y los panes enriquecidos).

[50] Cualquier efecto adverso del consumo de alcohol [sobre el riesgo de cáncer de mama] puede reducirse con una ingesta dietética suficiente de ácido fólico, Laura Baglietto, investigadora principal de la organización *Cancer Council Victoria*, Australia. Baglietto, Laura & English, Dallas & Gertig, Dorota & Hopper, John & Giles, Graham. (2005). «Does dietary folate intake modify effect of alcohol consumption on breast cancer risk?». Estudio de cohorte prospectivo. *The BMJ (Clinical research ed.)*. 331. 807. 10.1136/bmj.38551.446470.06.

Me llevó años de discusiones y peleas con mis médicos hasta que pude convencer finalmente a mi médico de cabecera para que cambiara a las tabletas de *Ovestin*, mucho menos potente que el estradiol, pero eficaz a la hora de reducir los síntomas con una dosis de solo 2 mg al día. Más tarde las tabletas de *Ovestin* desaparecieron de la escena pública[51], no porque fueran ineficaces, sino porque el estradiol, más fuerte, es mucho más barato de fabricar. Esto ha dificultado la obtención de hormonas biológicamente más similares[52].

También tomé progesterona natural para protegerme contra el cáncer de mama, al principio en forma de crema, aunque siempre pensé que no se notaría apenas la diferencia. Pasé seis años discutiendo nuevamente con mi médico de cabecera, quien insistía en que no necesitaba progesterona porque no tenía útero, hasta que finalmente me recetó una forma oral natural micronizada, muy lejos de la progestina sintética y cancerígena en la que mi ginecólogo de aquel hospital del sur de Londres había estado insistiendo.

No tenía ni idea de la extraordinaria diferencia que había con la progesterona oral. ¡Era como salir de un banco de niebla! No me había dado cuenta del espeso mundo en el que había estado viviendo[53]. No solo eso, mi sueño de repente era profundo y reparador. Incluso con la melatonina me despertaba por la noche y luego me costaba mucho volverme a dormir. Dormir toda una noche era algo que pensé que nunca volvería a experimentar. Pero esa primera noche usando melatonina y progesterona juntas fue una absoluta sorpresa muy bienvenida.

Yo soy partidaria de comer alimentos en la mejor forma biodisponible posible para obtener los máximos beneficios. El brócoli necesita un vapor de cuatro minutos. La espinaca la comía cruda y cocida. La fruta la mantuve

---

[51] Todavía está presente en una crema para que las mujeres la usen ya sabes dónde. También lo uso en mi cara: ¡el estriol es excelente para prevenir las arrugas!

[52] Hay quien sugiere que la forma de estriol (E3) de los estrógenos puede incluso proteger contra el cáncer, pero no hay datos a largo plazo al respecto debido al dominio del estradiol más fuerte (E1) en su lugar. Incluso hay un estrógeno llamado 2-metoxioestradiol que destruye el cáncer esperando a ser probado en el laboratorio que dudo que llegue desde la mesa del laboratorio hasta el paciente.

[53] La progesterona es un neuroesteroide. Hay indicios de que podría ser útil para el «quimiocerebro».

al mínimo, principalmente manzanas y bayas. Lo básico de mi dieta durante los primeros tres meses después de la quimioterapia incluía sopa de miso o papilla caliente para el desayuno con algunas bayas. Para almorzar, comía pequeñas porciones de arroz integral, pescado, ensalada, brócoli y otras verduras crucíferas. Podría haberlo hecho mucho más interesante si hubiera tirado un poco de imaginación, pero estaba demasiado agotada para hacer muchos esfuerzos, y la mera idea de preparar comidas resultaba demasiado agotador.

Bastante difícil resultaba ya comprar comida. Las opciones eran muy malas hace tantos años. Andrew se veía sometido regularmente a una comida insípida y sosa por la noche, sin salsas o sabores exóticos, y aunque yo no ponía ninguna objeción a que se preparase sus propias comidas, mostró una solidaridad admirable al comer mis insípidos intentos sin apenas scomidas macrobióticas iniciales algo menos que una prueba de resistencia, pero no entonces. Así que lo abordé como cualquier otro desafío. Una prueba mental para ver si era una adversaria digna de mi enemigo.

Salir a comer se volvió imposible, no solo porque rara vez podía encontrar algo que creyera que podía comer con seguridad (los menús son mucho más diversos hoy en día), sino porque esto también sucedió antes de la prohibición de fumar. A los pocos minutos de sentarme en un restaurante lleno de humo, me dolía la garganta, lo cual me estresaba y me generaba ansiedad. Hasta un paseo al «pub» para reunirse con los amigos estaba lleno de angustia debido al humo[54]. Todo esto supuso que me volviera como una especie de reclusa durante la semana; solo salía los fines de semana para respirar el aire limpio del mar, no los vapores malolientes de Londres.

Tomaba zumos todos los días. Ahora que lo pienso, ¡es posible que me haya pasado con la remolacha y la zanahoria! La gente a menudo me preguntaba si había estado en el extranjero por mi hermoso bronceado... ups. Mi alimento básico era una combinación de apio, manzana, remolacha y zanahoria. No lavaba perfectamente las zanahorias ni las remolachas orgánicas. Había leído acerca de los organismos del suelo que estimulan

---

[54] <http://www.dailymail.co.uk/health/article-377742/Passive-smoking-killed – twice.html>

positivamente el sistema inmunológico, pero solo si el suelo había sido debidamente cuidado, era orgánico y de un origen fiable (gracias a Dios por las entregas de Riverford).

«Hay un nombre para esta obsesión», dijo una de mis amigas mientras me veía preparar una ensalada. «Se llama ortorexia».

«¿Cómo?», le pregunté, bastante segura de que no sufría ningún trastorno alimentario.

«He estado leyendo sobre eso. Es un deseo incansable de comer solo alimentos saludables».

«Bueno, no es porque quiera, ¡es porque tengo que hacerlo! No creo que todavía me admitan en la brigada *hippie* de abraza-árboles».

Estaba enfadada porque ella no entendiera que para mí no era una cuestión de moda o una obsesión nacida de la psicosis. Me asombraba que alguien pudiera clasificar la alimentación saludable como un trastorno, y mucho menos meterme en ese grupo.

Mi amiga solo arqueó las cejas. Obviamente, ella no entendía el vínculo entre las dietas de alto índice glucémico y el cáncer. Tampoco ella estaba en mi situación, ni leyendo los mismos estudios que yo. Si la gente pensaba que estaba yendo demasiado lejos y me veía obsesionada con mis elecciones de alimentos, ese era su problema. Yo iba a hacer lo que pensara que era correcto para mí. Después de todo, no había eliminado los carbohidratos del todo y tampoco estaba obsesionada con cada gramo.

En mi siguiente visita al doctor Callebout, él cuestionó la idoneidad de una dieta principalmente pescetariana, a base únicamente de pescado, nueces y legumbres como fuente de proteínas.

«Te das cuenta de que necesitas ciertos aminoácidos para construir tus glóbulos blancos», dijo. «Y los resultados de tu prueba muestran que tienes muy poca arginina. Eso te ayuda a desintoxicar el nitrógeno y también a formar glóbulos blancos, las células NK».

«¿Y no hay arginina en el pescado?».

«Se encuentra en carnes de caza como el venado y el conejo. Estas también tienen perfiles de grasas mucho mejores, con muchos más omega-3 que los animales de granja».

Y de esta manera, un poco de carne de animales alimentados con pastura rica en arginina y suplementos de arginina entraron en el menú, justo al final de mi purga de parásitos. Investigaciones recientes han respaldado esto, mostrando que los niveles elevados de arginina ayudan a las células

T a combatir los tumores. También hacen que los medicamentos de inmunoterapia funcionen mejor[55].

Entre tanto, mi oncóloga estaba muy satisfecha con mi progreso. Me hizo preguntas para tantearme sobre los suplementos que estaba tomando, pero pensé que era mejor no decirle demasiado. ¡La lista era demasiado larga! No había forma de que pudiera hablarle sobre la vitamina C intravenosa, era un tema demasiado polémico. Tampoco estoy segura de qué habría dicho ella sobre la irradiación de sangre con luz ultravioleta o sobre mi dieta de bajo índice glucémico, rica en yodo y fibra soluble para eliminar los parásitos. Así que mantuve la boca bien cerrada. Estaba segura de que ella no lo aprobaría y no vi ninguna razón para causar discordia entre nosotras. Hoy en día, recomendaría un diálogo saludable, principalmente porque Internet está plagado de muchos más estudios revisados por pares para respaldarlo.

Se las arregló para que me apuntara a un ensayo clínico de una vacuna dendrítica. A día de hoy sigo sin estar segura de si ayudó o no (tuve una respuesta débil, «parcial»), pero estaba segura de que fue la combinación de modalidades lo que ayudó. La radiación ultravioleta de la sangre es una vacuna natural, la vitamina C intravenosa es fabulosa para combatir los patógenos y reactivar el sistema inmunológico. Además, estaba mejorando mi salud intestinal gracias a mi dieta para estimular el sistema inmunológico a base de hierbas, suplementos, probióticos, MGN3, hongos maitake y la polifacética berberina. Todo esto debe haber tenido un efecto directo en mi respuesta a la vacuna dendrítica.

Aun así, desde un punto de vista médico, se consideraba que mi supervivencia en curso se debía únicamente a la vacuna dendrítica. Se emocionaron mucho con eso. Odiaba tener que decirles que lo más probable es que hubiera aumentado mis posibilidades de antemano con vitamina C intravenosa y mejorando mi salud intestinal. Me dijeron que no esperara ningún efecto a largo plazo. La vacuna solo ayudaría a reducir el componente de

---

[55] Los sarcomas, carcinomas y linfomas hepatocelulares pueden ser una excepción en la fase de tratamiento para «matar de hambre» cuando se debe evitar la arginina. Melissa M. Phillips, Michael T. Sheaff y Peter W. Szlosarek «Targeting Arginine-Dependent Cancers with Arginine-Degrading Enzymes: Opportunities and Challenges». *Technology in Cancer Research and Treatment*. [13/12/13]; 45(4): 251-262.

VPH de mi enfermedad, el cual era considerado el instigador (aunque es solo parte de una ecuación más grande), pero no era esa la razón por la que el cáncer continuaba propagándose. De hecho, descubrí que era la única paciente de las catorce que participaron en el ensayo que sobrevivió más de unos pocos meses[56]. Me entristeció que otras mujeres hubieran muerto y me hizo darme cuenta una vez más de la suerte que tenía de despertarme todos los días, sentir la luz del sol en la cara y haber sido bendecida con una formación médica. Sin eso, estaba segura de que yo también estaría dos metros bajo tierra.

Estaba superando todos los pronósticos. Me mantuve optimista y positiva, felizmente inconsciente de la bomba de relojería que había dentro de mí.

---

[56] Esta es la razón por la que se descartó la vacuna para tratar el cáncer avanzado. Ahora coinciden en que apenas supone una diferencia en la supervivencia por sí sola, pero no se han realizado ensayos que traten el intestino y el sistema inmunológico antes de la vacunación. Creo que la profesión médica está pasando algo por alto.

Capítulo 10

# CAMINANDO SOBRE ARENAS MOVEDIZAS

«¡Vas a matarte si sigues así!», dijo Andrew mientras me veía subir las escaleras hacia mi despacho. «¡Son las diez, deberías irte a la cama! ¡Debes evitar el estrés»

«Es solo un *e-mail*. No me llevará mucho tiempo. Bajo en un segundo».

Pensaba que estaba loca por empezar un negocio. Tenía razón. Ocuparme de mi salud ya era un trabajo a tiempo completo, y dirigir un negocio al mismo tiempo suponía una locura, pero yo no era capaz de darme cuenta. Para mí, tener una tarea con la que poder desviar mi atención del cáncer era una necesidad primordial. Quería tener algo que mostrar mientras aún estaba aquí; necesitaba crear estos artículos de aseo y rituales.

Antes de la aparición del tumor secundario pulmonar, ya había escrito y publicado dos libros totalmente por mi cuenta. Había vendido diez mil y cinco mil ejemplares respectivamente de cada uno (*Bathrobics* y *Bathrobics for Pregnancy*) a través de la cadena de tiendas WHSmith, y el catálogo de la revista *Innovations*. Ahora quería que los artículos de aseo vinieran incluidos en cada ritual de spa.

Había visitado las oficinas centrales de Boots, The Body Shop y Virgin Vie y comenté mis ideas con todos ellos. Si bien todos estaban interesados, ninguno de ellos parecía dispuesto a apretar dar luz verde y hacerlo realidad. El problema con las grandes empresas es que tales decisiones se vuelven imposibles, hay demasiadas reuniones y demasiados obstáculos que superar. Años atrás me había encontrado con el mismo problema a la hora de encontrar un editor para mi libro impermeable. Estaba hecho de polipropileno y tenía una ventosa de goma adjunta, un diseño único que le permitía ponerlo del revés y colgarlo sobre la bañera. Al final me rendí y publiqué por mi cuenta.

¡Qué narices! Ya había publicado un libro sin experiencia, ¡estaba segura de que podía crear artículos de aseo! De todos modos, ninguna de las empresas con las que había hablado fabricaba exactamente los productos que yo quería para mis rituales. Encontrar un fabricante y un químico, luego buscar empaquetado y diseños, vender en farmacias y grandes almacenes... ¿cómo de difícil podía ser? ¡Uff! Era agotador.

Con mi enfermedad y la creciente conciencia de la toxicidad de nuestro entorno, me di cuenta de que mis formulaciones iniciales no eran lo suficientemente buenas para lanzarse al mercado de la belleza. Todas mis primeras creaciones contenían parabenos, conservantes que imitan los estrógenos, y algunas tenían sulfatos y trietanolamina. ¡Nunca hubiera podido venderlos con la conciencia tranquila! Quería estar orgullosa de ellos, totalmente satisfecha de que fueran de la mejor calidad y no tóxicos. De manera que, a un coste enorme, toda la gama se reformuló con ingredientes limpios, ricos y naturales. Mis artículos de aseo no iban a ser meros trucos de *marketing* para acompañar a mis libros impermeables. Eran productos excelentes por sí mismos.

Entre las visitas al hospital y las infusiones intravenosas de vitamina C, había logrado sacar tiempo para ver a los compradores de John Lewis, Debenhams y House of Fraser y todos habían realizado grandes pedidos. Iba a ser un éxito, estaba segura. Sin embargo, después de algunos años de este estilo de vida agitado, la fatiga era abrumadora y mis marcadores sanguíneos estaban volviendo a subir lentamente por encima de los valores normales. Estaba preocupada.

Me había mantenido al día con todos mis suplementos, mi dieta y ejercicio físico, y durante los primeros años parecía ser casi invencible, resistente a cada resfriado que se me presentaba. «¡Ningún bicho que se precie va a vivir en mí!», me decía a mí misma, cuando veía a la gente a mi alrededor sucumbir a los resfriados y la gripe.

No obstante, sabía que no todo estaba bien. Aunque me describiría a mí misma como funcional, estaba constantemente exhausta. La clase de letargo implacable que te deprime. Salir de la cama y subir un tramo de escaleras me dejaba sin aliento. Aun así, las ventas, las relaciones públicas y los pedidos necesitaban una producción paralela, por lo que no podía permitirme estar cansada. Sabía que estaba asumiendo demasiado, pero el fracaso no era una opción.

La fatiga empeoraba constantemente. Por las noches me despertaba empapada en sudor. No solo un poco, sino chorreando. ¿Sería este un efecto secundario de toda la quimioterapia? ¿No tenía suficientes hormonas?

¿O acaso la fatiga y la sudoración nocturna eran perfectamente normales? Mi sexto sentido me decía que tenía que investigar al respecto.

Había visto al doctor Kingsley y al doctor Callebout. Tener dos opiniones era bueno, pero tres era mejor, así que decidí ver también al doctor Kenyon.

Una de las pruebas que realiza el doctor Kenyon es el análisis de sangre en vivo, en el que se analiza la sangre con un microscopio Darkfield. Hay muchos que se burlan de esta sencilla prueba (como de costumbre, hay un buen artículo despectivo en Quackwatch) que, por cierto, es utilizada por entrenadores personales y gimnasios para observar la sangre. Sin embargo, con un intérprete cualificado es absolutamente fascinante. En un instante, se puede ver lo que sucede dentro de tu cuerpo en tiempo real.

También es una prueba bastante fácil de realizar. Se pincha el dedo, luego se coloca la sangre en un portaobjetos y se examina. «Darkfield» solo significa que está sobre un fondo oscuro, de modo que es más fácil identificar las células rojas y blancas, así como cualquier hongo.

El doctor Kenyon y yo nos sentamos en silencio. Observamos el portaobjetos durante un minuto más o menos mientras él movía el enfoque. Esto es lo que vimos:

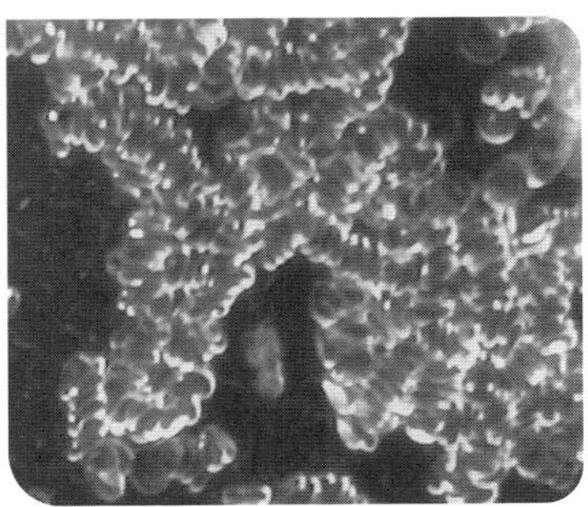

*Análisis de sangre viva*

«Hum... Están todos apilados en formaciones de Rouleaux», dijo.

«¿Eso esto normal?»

«Bueno, es frecuente que un paciente con cáncer tenga algunas formaciones de Rouleaux. El cáncer provoca la liberación de factores de coagulación anormales y factores inflamatorios llamados citocinas, que provocan fibrinógeno pegajoso en la sangre. Tendrá que tener cuidado de que no se formen coágulos».

«¡Pero eso parecen un montón de Rouleaux por toda la sangre! Y yo ya no soy una paciente de cáncer ¿Son estos Rouleaux únicamente el resultado de la quimioterapia? ¿Es esto mejor o peor que en otros pacientes?», le pregunté.

«Vamos a tener que hacer un seguimiento», contestó.

¡No me extraña que estuviera exhausta! Con todos estos «Rouleaux» y los glóbulos rojos apilados unos encima de otros, anormalmente cubiertos de fibrinógeno pegajoso causado por la inflamación, ¿cómo diablos iban a arreglárselas para pasar a través de los capilares, recoger oxígeno de manera eficiente en los pulmones y luego llevarlo a los tejidos? No es sorprendente que los coágulos de sangre y los ataques cardíacos sean comunes después de un diagnóstico de cáncer. Además, eso explicaría la fatiga extrema y la dificultad para respirar. Empecé a preguntarme si me habría vuelto anémica.

Me había convencido de que tenía que estar mejor; de que a medida que dejaba atrás el diagnóstico mi salud iba mejorando gracias a mi estricto régimen y estilo de vida, a pesar de los síntomas obvios que apuntaban a lo contrario. Había estado negando lo evidente.

Un análisis de sangre viva repetido unas semanas después mostró, para mi consternación, que estaba empeorando. Las formaciones de Rouleaux, según he leído desde entonces, son indicativos de enfermedades graves, incluido el cáncer.

Me pregunté si quizás tendría otra metástasis desarrollándose en algún lugar de mi cuerpo. No obstante, mi marcador de SCC (carcinoma de células escamosas) todavía estaba en rangos normales, lo que apuntaba a que no era así. Eso era un alivio. Entonces, ¿qué estaba pasando? Ahora se sabe que la inflamación y la hipoxia (falta de oxígeno) favorecen el cáncer. ¿Sería vulnerable a más complicaciones? Necesitaba mejorar mi juego. Pero lo había hecho tan bien…, «ortoréxica», me habían llamado. No obstante, me di cuenta de que había dejado fuera varios de mis suplementos, entre ellos la aspirina. Lo que sea que estuviera haciendo, no era suficiente. Resultaba increíblemente descorazonador.

Me fui a casa sintiéndome mal y apenas le dije una palabra a Andrew sobre mi visita. No quería que él supiera lo preocupada que estaba. Le dije que todo iba bien. Al mismo tiempo, me sentía aliviada por haber descubierto al menos una razón para mi fatiga. Si hubiera confiado en el NHS, no habría tenido ni idea, ya que nadie estaba haciendo ninguna conexión con un posible trastorno sanguíneo. Lo primero que hice fue tomarme una aspirina. Aquel cirujano en 1999 había sembrado la semilla de la duda al respecto, pero debería haber confiado más en mi propio instinto. Ahora me preguntaba si podría haber evitado esta situación por completo de haberla tomado todos los días[57].

Después de un mes tomando aspirina, más aceites de pescado, nattokinasa, pycnogenol y enzimas proteolíticas, los Rouleaux habían comenzado a descomponerse un poco. Todos estos suplementos tenían efectos anticoagulantes y la aspirina también rompería las plaquetas que se unieran. Había mejorado el fibrinógeno pegajoso y reducido la inflamación, pero esto no alivió la expresión de preocupación en el rostro del doctor Kenyon.

Me preguntó si los sudores nocturnos estaban mejorando. «No, sigo teniendo muchos. ¿Es una respuesta tardía posterior a la quimioterapia?». Hizo una pausa, levantó la vista del microscopio y dijo: «Parece que tus glóbulos rojos tienen una forma extraña». Me preguntó de nuevo sobre mi historial médico, la cantidad de quimioterapia y radioterapia que había recibido. Estaba empezando a sentirme incómoda. Me pasó el portaobjetos. Si te fijabas bien, podías ver que muchas de las membranas de mis glóbulos rojos estaban deformadas o rotas. «Necesitamos hacer más pruebas», dijo. Empecé a sentir pánico. «¿Cree que podría ser leucemia?». Recordé que el daño a la médula ósea producido por la quimioterapia y la radioterapia tenía ese riesgo.

«Realmente, no puedo estar seguro en esta fase. Necesitará un diagnóstico formal de su oncólogo. Veamos qué dicen los análisis de sangre».

La médula ósea es donde se forman los glóbulos rojos. Junto con los glóbulos blancos, tienen una rápida renovación que los hace muy vulnerables a la quimioterapia y la radioterapia. El daño cromosómico al ADN causado por los tratamientos puede provocar una reducción del número de glóbulos

---

[57] Un estudio en Hong Kong demostró que tomar aspirina en dosis bajas durante siete años puede reducir a la mitad el riesgo de algunos cánceres. «El uso a largo plazo mostró una reducción significativa del 24 al 47% en los cánceres importantes del tracto gastrointestinal [GI], incluidos el colorrectal, el hígado, el esófago, el páncreas y el estómago. El uso prolongado de aspirina redujo el riesgo de cáncer de próstata en un 14%, de leucemia en un 24% y de cáncer de pulmón en un 35%», dijo el profesor Kelvin Tsoi. <https://www.express.co.uk/life-style/health/873318/ Aspirin-cancer-risk-study>

blancos y, si se tiene muy mala suerte, glóbulos rojos formados anormalmente. En lugar de ser discos bicóncavos bien formados, mis glóbulos rojos ahora tenían espículas extrañas que sobresalían a los lados. Sabía que la leucemia era más frecuente en pacientes más jóvenes, pero estaba convencida de que no me sucedería a mí a los treinta y nueve. Cuando la leucemia era el resultado de un tratamiento previo, el cáncer era rápido y fatal. Por lo general, unas semanas. ¿Viviría para ver mi cuadragésimo cumpleaños?

Gruñí. Sabía que mi pobre médula ósea pélvica debía de haber quedado muy afectada por la quimioterapia y la radioterapia. Mi oncóloga me había dado una gran dosis de ambos en 1994, y luego una dosis mayor de quimioterapia en 1999, aunque después de tres ciclos la había convencido para que la redujera. La esperanza era darme unos meses más, al cuerno con el riesgo de más cáncer. Sin embargo, había sobrevivido contra todas las expectativas.

Aquello fue un duro golpe. Habían pasado cuatro años desde mi diagnóstico secundario y nueve años desde mi diagnóstico primario. Al parecer, el mejor momento para que aparezca una leucemia relacionada con el tratamiento. Me daban ganas de vomitar. Una vez más, el tiempo para encontrar la respuesta podría ser escaso. Decidí guardarme todo esto para mí. Preocupar a Andrew en esta fase sin más información haría que ambos entráramos en pánico. No me había acompañado a estas consultas porque viajaba mucho por trabajo, así que no quería distraerlo; poco podía hacer él. Pero, ¿qué podía hacer yo? Cuando llegué a casa, retomé de inmediato mis investigaciones.

Leí que los Rouleaux están presentes en los mielomas y en la leucemia mieloide aguda. Los síndromes «mielodisplásicos» (glóbulos rojos de forma anormal) después de la quimioterapia o la radioterapia evolucionan rápidamente a leucemia mieloide aguda. Los cánceres de sangre relacionados con la terapia tienen un pronóstico desfavorable, mucho peor que otros cánceres de sangre y representan menos del diez por ciento de los cánceres de leucemia. Mierda, mierda, mierda. Pensé que había hecho todo lo que podía. Lo había intentado con todas mis fuerzas. Iba a morir, no por el cáncer original, sino por el tratamiento tóxico que había recibido ¿Me había sometido a demasiado estrés con mi negocio y había permitido que esto se desarrollara? Casi seguro.

¿Cuál era el tratamiento para la mielodisplasia o AML? Más quimioterapia. Se utilizaba un tratamiento con retinoide (un tipo fuerte de vitamina

A) para la leucemia mieloide crónica. O un trasplante de médula ósea, pero esto no se ofrecía a pacientes que habían tenido cáncer previamente[58].

Quizás la situación no fuera tan mala. Me dije a mí misma que no debía entrar en pánico, «céntrate en el presente», hasta que tuviera los resultados de la prueba.

Cuando vinieron un par de semanas después, esta vez Andrew me acompañó a la cita.

El doctor Kenyon me entregó un papel con los resultados.

**Número Neurotech: 05/03/3936**

**Paciente: Ms. Jane McLelland**  H/S  **Fecha de nacimiento: xx-xx-xx**
Fecha de la muestra: 23-05-03

**Marcador tumoral 2 piruvato quinasa**
Resultado:  397 unidades/ml. de plasma
Valor normal:  < 15 unidades/ml. de plasma

**Metaloproteasa de la matriz 2**
Resultado:  1.500 copias/ml. de plasma
Valor normal:  >1-<1.000 unidades/ml. de plasma

**Expresión del gen interferón gamma**
Resultado:  850 copias/ml. de plasma
Valor normal:  3.000 - 10 000 copias/ml. de plasma

*Resultados de los análisis de sangre - mayo '03*

«¿Qué significa todo esto?», le pregunté. Miraba los rangos normales y cada una de las pruebas mostraba que mis resultados estaban muy por encima. El marcador tumoral TM2PK parecía particularmente alarmante. Sabía lo que significaba.

---

[58] La leucemia mieloide aguda relacionada con la terapia es como el pequeño secreto sucio de la oncología. El diez por ciento de los diagnósticos de AML son el resultado directo de una terapia previa, ya sea quimioterapia y/o radioterapia. Sin embargo, es esta minoría del diez por ciento la que se encuentra significativamente peor, probablemente debido a la toxicidad acumulada del tratamiento previo que resulta en un sistema inmunológico ya debilitado.

Me entregó otra hoja. «Estos fueron los resultados del otro análisis de sangre», dijo. Su rostro revelaba poco.

«La falta de proteína p53, sumado a los otros resultados sanguíneos y su fatiga y sudores nocturnos, significa que necesitará discutir todo esto con su oncólogo. Podría sugerir más quimioterapia».

¡Más quimioterapia! De ninguna manera. Haría cualquier cosa para evitarlo.

El gen p53 que yo recordaba era un supresor de tumores. ¡Mierda! Con este gen eliminado, significaba que los frenos estaban desactivados para que el cáncer arrasara mi sangre y mi médula ósea. Volví a mirar los resultados y traté de mantener la calma. No quería asustar a Andrew, pero el pánico se apoderó de mí.

«Tiene usted una respuesta inmune anormal», añadió. «Sus valores de interleucina 5, que mide su alergia o respuesta humoral, son muy altos. Los resultados de la interleucina 12 y del factor de necrosis tumoral beta muestran que están inhibidos, y ambos controlan las células NK. En otras palabras, cuando aumenta la respuesta alérgica, se suprimen las células NK».

Mi lectura de interleucina 5 (IL5) era de 26 000 cuando se suponía que lo normal estaba entre 3.000 y 4.000[59]. ¿Pensaba el doctor Kenyon que estaba viendo un accidente de coche a cámara lenta, viendo cómo me dirigía de nuevo hacia el impacto? Sentí un escalofrío por la espalda. Después de todo lo que había hecho para mantenerme con vida, tal vez iba a morir.

«Creo que tenemos que darle más vitamina C por vía intravenosa durante algunas semanas», dijo.

«¿Puedo empezar mañana?», le respondí. Me dijo que se encargaría de ello.

¡Menos mal que había sido proactiva con mi salud y él tenía un equipo listo para ayudar! Esto podría haberse pasado por alto fácilmente con el «estándar de atención» habitual. Los tratamientos convencionales serían lamentablemente inadecuados, como sabía por las estadísticas.

Abracé a Andrew en el aparcamiento y le aseguré que esto era un simple «problema», que solucionaría con la vitamina C intravenosa, y que mis

---

[59] La cimetidina ayuda a revertir la relación Th1:Th2 anormal, pero no hice este descubrimiento hasta 2007.

marcadores de SCC aún estaban estables. No me atrevía a mencionar que era casi seguro que se trataba de otro cáncer, así que solo asintió y asumió que todo estaba bajo control.

Cuando llegué a casa, llamé a mi oncóloga y le conté lo de la falta de anticuerpos antiproteína p53. Me sorprendió su respuesta. Estaba loca de rabia. «¡No se puede hacer una prueba sin el asesoramiento adecuado! ¡Envíame el resultado! ¿Quién ha realizado esta prueba?». Estaba tan alterada por su reacción que me callé y no dije nada sobre la mielodisplasia. El cáncer de sangre no era lo más importante en su mente, estaba preocupada por una posible reaparición de mi cáncer de cuello uterino. Esos marcadores parecían normales. Si descubría que era un posible cáncer de sangre, querría darme quimioterapia y eso podía acabar en una discusión. Mejor guardar silencio. Caminaba con pies de plomo entre mis médicos, sobre arenas movedizas. Así que le envié el resultado de la prueba de p53 y ella hizo que un inmunólogo lo revisara.

No le dije nada sobre el análisis de sangre viva, ya que pensé que ella también podría desdeñar esta prueba, pero la tanteé sobre la prueba TM2PK. Ella nunca había oído hablar de eso[60]. La razón es que el metabolismo anormal del cáncer todavía no se considera importante, ni para las pruebas ni para el tratamiento. El tratamiento convencional se centra por completo en los genes, para los que se encuentran disponibles o en desarrollo atractivos y costosos medicamentos. Al parecer, no había ningún fármaco disponible para la glucólisis anormal, la descomposición de la glucosa, ergo, se consideraba irrelevante.

Todavía seguía teniendo un enorme respeto por mi oncóloga, pero me daba cuenta de los errores de la vía convencional y su negativa a tratar el metabolismo anormal del cáncer. Yo no tenía ninguna intención de seguir

---

[60] TM2-PK son las siglas del marcador tumoral piruvato quinasa 2 (o PKM2), una enzima que utilizan las células cancerosas para producir su energía, que no está presente en gran medida en las células normales. Analiza la piruvato quinasa, un subproducto de la «glucólisis aeróbica», el metabolismo anormal o el «efecto Warburg» presente en las células cancerosas. Los niveles elevados están asociados con la presencia de cáncer. Haiyan Zhu, Hui Luo, Xuejie Zhu, Xiaoli Hu, Lihong Zheng y Xueqiong Zhu: «Pyruvate kinase M2 (PKM2) expression correlates with prognosis in solid cancers: a meta-analysis». *Oncotarget*. [03/01/17]. 8(1): 1628-1640.

el camino convencional si eso significaba más quimioterapia. Tendría que averiguar cómo lidiar con esto sin su ayuda.

Esa noche, despierta, la cabeza me iba a cien por hora. «Podría matarte con todo esto», fue la frase que ella había pronunciado mientras me administraba las dosis máximas de quimioterapia y radioterapia durante los primeros días. Las palabras negativas se quedaban atrapadas en mi cabeza. Estaba tan segura de que lo había estado haciendo todo bien, manteniendo bajo mi marcador sanguíneo de SCC. ¿Qué más podía hacer?

Sentía como si me hubieran dado una patada en el estómago. Había estado caminando sabiendo que el camino podía estar lleno de obstáculos, pero no me esperaba este duro golpe tan de repente. Había sido proactiva, me había preparado para enfrentarme al monstruo si regresaba, pero me había estado preparando para el regreso del cáncer de cuello uterino, ¡no para esto! Un cáncer de sangre significaba un enfoque completamente nuevo, ya que obviamente no respondía a la dieta ni a ninguno de los suplementos. Me había estado acechando a pesar de mis mejores esfuerzos. Con el corazón triste y apesadumbrado, sentí que estaba de vuelta en el punto de partida. Fue realmente desgarrador.

Quería llorar, pero no podía permitirme venirme abajo por la desesperación. Me obstaculizaría en mis esfuerzos por decidir qué hacer a continuación. ¡Qué estupidez que el tratamiento para la mielodisplasia relacionada con la terapia y la leucemia mieloide aguda fuera aún más quimioterapia! No solo era tóxico y debilitaba el sistema inmunológico, sino que la quimioterapia aumentaba el riesgo de tromboembolismo venoso o un coágulo de sangre o, incluso, peor[61]. No iba a recibir más quimioterapia, me daba igual lo que dijeran.

Muchos pacientes con cáncer corren el riesgo de sufrir enfermedades cardíacas, accidentes cerebrovasculares, TVP (trombosis venosa profunda) o embolias pulmonares debido a los efectos del cáncer sobre las plaquetas y el fibrinógeno plasmático. Puede aumentar el riesgo de trombosis venosa de cuatro a siete veces. Este es un efecto secundario tácito de la enfermedad y sabía que este riesgo estaba subestimado, a pesar de ser una de

---

[61] Kirwan C.C., Nath E., Byrne G.J. y McCollum C.N. «Prophylaxis for venous thromboembolism during treatment for cancer: questionnaire survey». *The BMJ,* septiembre de 2003.

las principales causas de muerte entre los pacientes. Alrededor del 25 por ciento de los pacientes con cáncer muere posteriormente por un accidente cardiovascular que nunca se atribuye directamente al cáncer, por lo que no se incluye en las estadísticas. La simple adición de una prescripción de aspirina de dosis baja a cada paciente con cáncer podría salvar muchas vidas o, al menos, prolongar su supervivencia.

El asunto quedó en suspenso mientras buscaba una respuesta. Tenía que estar ahí fuera, de eso estaba seguro, ojalá me diera tiempo a encontrarlo… Estaba desesperada y aterrorizada, pero el pánico no me iba a ayudar. ¿Qué había pasado por alto? ¡Concéntrate, piensa, piensa, Jane!

Me había suscrito a varias revistas, una de las cuales era *Townsend Letter for Doctors and Patients*. Un artículo publicado anteriormente sobre un medicamento para las enfermedades cardiovasculares llamado dipiridamol me llamó la atención. Mientras buscaba en la bibliografía, vi una nueva mención al dipiridamol. Una pequeña columna en la sección de «Cartas», escrita por un caballero llamado Wayne Martin, me hizo sentarme. En su carta describía el dipiridamol, un fármaco antiplaquetario para problemas cardiovasculares y cómo sus efectos anticancerígenos habían sido ignorados. Al leer la carta, resultaba evidente que ahí había un poderoso medicamento contra el cáncer que tenía efectos directos en la sangre. Sentí un escalofrío de emoción mientras seguía leyendo. ¿El dipiridamol me iba a ayudar a rescatarme? Estaba segura de ello.

Reproduzco aquí la carta de Wayne Martin, porque contiene mucha información valiosa.

## El efecto anticancerígeno del dipiridamol

Se trata del efecto anticancerígeno del dipiridamol. Es un fármaco inocuo de uso generalizado en el tratamiento de pacientes que han sobrevivido a un episodio de accidente cerebrovascular trombótico o trombosis coronaria que tiene un gran potencial para ser un fármaco eficaz contra el cáncer.

Primero veamos el informe de *The Lancet* en el número del 23 de marzo de 1985, pág. 693, por E.H. Rhodes *et al.* del St. Helier and Kingston Hospital, en Surrey, Inglaterra. Estos médicos durante los últimos once años habían estado manteniendo a los pacientes con melanoma con niveles de Clark IV y III con dipiridamol, 300 mg al día. Treinta de estos pacientes se mantuvieron con esta dosis de dipiridamol. De ellos, veintiséis tenían enfermedad de nivel IV y cuatro tenían enfermedad de nivel III. A los cinco años, la supervivencia de los pacientes de nivel IV era del 74%. La supervivencia a cinco años para el total de treinta con enfermedad de nivel III y IV era del 77%. Ninguno de los pacientes de nivel III murió. Se hizo referencia a que la supervivencia esperada a cinco años para el melanoma de nivel IV es del 32%. En el caso del melanoma, el 100% de las muertes se deben a metástasis distante. Se hizo referencia a que cuando se forman metástasis en muchas formas de tumores malignos sólidos a partir de la red vascular, las células tumorales que se mueven en la circulación sanguínea, al comienzo de la formación de metástasis, se unen al endotelio vascular. También se ha hecho referencia a que el dipiridamol tiende a prevenir esta unión de las células cancerosas que fluyen en la circulación sanguínea hasta el endotelio y, por lo tanto, tiende a prevenir la formación de metástasis.

El dipiridamol, como la aspirina, inhibe la adhesión de las plaquetas y, por lo tanto, tiende a prevenir la trombosis vascular de los ataques cardíacos y los accidentes cerebrovasculares. En *The Lancet* en la edición del 12 de diciembre de 1987 (págs. 1371-1374) estaba el informe del *European Stroke Prevention Study*. La introducción de este informe reseñaba la falta indicada de beneficio en el tratamiento con aspirina, pacientes que habían sobrevivido a un pequeño accidente cerebrovascular, un AIT, un ataque isquémico temporal. En este ensayo, se agregó dipiridamol 300 mg al día al tratamiento con aspirina y los resultados fueron sobresalientes. Durante un período de dos años, las muertes por accidente cerebrovascular se redujeron en un 50%, las muertes por infarto de miocardio disminuyeron en un 38% y las muertes por cáncer en un 25%. El número de pacientes involucrados fue pequeño; sin embargo, aquí hay otro indicio de un efecto anticanceroso del dipiridamol.

He tenido un largo intercambio con la doctora Betty Rhodes, quien lleva jubilada desde hace unos ocho años. Ella trató el melanoma con dipiridamol porque es dermatóloga y ese es el tipo de cáncer que trataba. Está decepcionada por el hecho de que no se haya realizado un seguimiento de estos indicios tan esperanzadores que ella ha demostrado sobre el dipiridamol para el tratamiento del melanoma. Considera que el dipiridamol puede ser igualmente eficaz en el tratamiento de muchas otras formas de tumores malignos sólidos.

El efecto anticancerígeno del dipiridamol antes indicado puede deberse únicamente a la prevención de metástasis, sin embargo, Eva Bestida *et al*, de la Universidad de Barcelona, publicó un informe en *Cancer Research* en el número de septiembre de 1985 (págs. 4.048-4.062) sobre la inhibición de ciertos crecimientos de células cancerosas humanas por dipiridamol. Causaba una inhibición de más del 80% de adenosina, timidina y uridina. Estas son sustancias que las células cancerosas necesitan para prosperar. Esto puede indicar un efecto anticancerígeno del dipiridamol que no sea en la prevención de metástasis.

En 1958, el profesor R.A.Q. O'Meara del Trinity College, Dublín, Irlanda, publicó un informe sobre la coagulación y el cáncer en el *Irish Journal of Medical Science*, vol. 394, págs. 474-479. Me reuní con él brevemente en 1965. En ese momento, él pensaba que, tanto con el tumor primario como con una metástasis, los factores de coagulación son liberados por las células cancerosas y luego las células cancerosas tienden a recubrirse con fibrina. Opinaba que nuestros inmunocitos que matan las células cancerosas pueden matar las células cancerosas de manera más eficaz cuando son capaces de entrar en contacto con las células cancerosas. Él pensaba que esta capa de fibrina en las células cancerosas actúa como una barrera protectora para evitar que mueran por un ataque inmunológico.

Creo que L. Michaels pudo haber sido uno de los estudiantes de O'Meara. En cualquier caso, Michaels publicó un informe en *The Lancet* en el número del 17 de octubre de 1964 (págs. 832-835) con el título «Cancer Incidence and Mortality» en pacientes que reciben terapia anticoagulante. En ese período de tiempo, casi todos los pacientes que habían sobrevivido a un ataque cardíaco o a un accidente cerebrovascular trombótico se mantuvieron durante año tras año con warfarina. La idea era que la warfarina evitaría la formación del trombo rojo o de fibrina. Michaels realizó un estudio de estos pacientes con más de 1.500 pacientes en un año. Entre ellos solo hubo una muerte: la de un cáncer de pulmón primario cuando en este grupo se esperaban ocho muertes por cáncer.

La warfarina tenderá a prevenir la parte roja o fibrina de un coágulo de sangre. El dipiridamol, al prevenir la formación del trombo blanco o plaquetario, también evitará la formación de un trombo de fibrina, pero sin agotar la vitamina K como hace la warfarina.

La tendencia de las células cancerosas a emitir factores de coagulación pone a los pacientes con cáncer en un riesgo mucho mayor de muerte por trombosis vascular. Tienen un riesgo mucho mayor de muerte por un ataque cardíaco o un derrame cerebral.

En 1958, cuando se publicó el primer informe de O'Meara, se le daba muy poca importancia al papel de las plaquetas en los ataques cardíacos y los accidentes cerebrovasculares trombóticos. A partir de 1945, el tratamiento estándar para los supervivientes de ataques cardíacos o accidentes cerebrovasculares trombóticos era evitar la coagulación con warfarina o medicamentos anticoagulantes similares. En 1970, esta práctica había sido abandonada casi por completo. Se llegó a la conclusión de que el tratamiento anticoagulante no aumentaba la supervivencia. Para entonces se entendía que en el árbol vascular nunca se formaría un trombo rojo o de fibrina sin que primero hubiera un trombo blanco o plaquetario. El descubrimiento de los factores en la cascada del ácido araquidónico y de la sustancia de agregación plaquetaria tromboxano A2 fue la base para el Premio Nobel de Medicina en 1982. Luego se supo que un trombo plaquetario sin trombo de fibrina podría ser una oclusión suficiente para causar un accidente cerebrovascular trombótico o ataque cardíaco.

Al conocer esto, junto con el hecho de que la aspirina tiende a reducir la agregación de plaquetas, todo el *establishment* médico reemplazó la warfarina con aspirina en el tratamiento de ataques cardíacos y accidentes cerebrovasculares trombóticos.

Desde entonces, se han realizado tres ensayos en Inglaterra sobre el uso de aspirina en la prevención de ataques cardíacos y dos en Estados Unidos. De estos cinco ensayos, solo uno, el *Physicians Health Study,* en los EE.UU., mostró algún beneficio. En este ensayo que reportó algún beneficio en la prevención de un ataque cardíaco se utilizó *Bufferin,* y este contiene aspirina y magnesio.

Hay muchas razones para creer que el dipiridamol a 300 mg al día será mucho más eficaz en la prevención de ataques cardíacos y accidentes cerebrovasculares que la aspirina. Además, el dipiridamol no tiene ninguno de los efectos secundarios dañinos de la aspirina.

A partir de marzo de 1999, ahora se arroja una nueva luz sobre el daño de la agregación plaquetaria, esta vez con respecto al cáncer. En *Cancer Research*, marzo de 1999, págs. 1295-3000, B. Nieswandt *et al.* de la Universidad de Ratisbona, Alemania, presentaba un informe sobre la agregación plaquetaria y el cáncer. Usando tres líneas de células tumorales diferentes en ratones, se demostró que las células tumorales pueden activar la agregación plaquetaria y que los agregados plaquetarios desactivan las células NK citotóxicas, evitando que las células NK maten las células cancerosas. Esto sugiere que el dipiridamol es un medicamento inocuo. La forma genérica cuesta menos de un dólar al día para el tratamiento. En un pequeño ensayo se ha demostrado que es eficaz contra el melanoma. Hay muchas razones para pensar que puede ser eficaz contra un amplio espectro de cánceres. Si se admitiera que todos los pacientes con cáncer tienen un mayor riesgo de sufrir ataques cardíacos y accidentes cerebrovasculares, es de esperar que muchos médicos tratasen a los pacientes con cáncer con dipiridamol por este motivo. Sin embargo, al hacerlo, pronto se descubriría que el dipiridamol tiene un marcado efecto anticancerígeno.

*Wayne Martin*
*25 Orchard Drive. Fairhope, Alabama 36532 USA*
*334-928-3975  •  Fax 334-928-0150*

Me sentí como Alicia en el país de las maravillas de nuevo, mirando otra botella con la etiqueta «Bébeme». Este medicamento podría ser la línea de vida que necesitaba.

De la carta, recopilé que el dipiridamol podría:

- Detener la formación de coágulos de sangre al descomponer la fibrina
- Detener la agregación plaquetaria
- Detener la formación de metástasis
- Trabajar en sinergia con la aspirina y el magnesio
- Permitir que el sistema inmunológico permanezca intacto y no se desactive

- Permitir que las células NK accedan a las células cancerosas circulantes
- «Privar al cáncer» de nucleósidos de ADN celular nuevo (por ejemplo, adenosina y timidina) y mantener las proteínas en la circulación

Era esto o más quimioterapia. No había duda de que lo iba a tomar, suponiendo que me lo recetaran. Era una obviedad, pero con todos estos efectos anticancerígenos, ¿por qué nadie lo usaba? Seguro que el hecho de que no tuviera patente y fuera barato, no tenía nada que ver en que hubiese sido ignorado, olvidado y descartado... Sabía lo suficiente sobre el funcionamiento de las grandes farmacéuticas para saber que era más que probable que esa fuera la razón.

Wayne Martin escribió en otra carta que los comerciales de Boehringer Ingelheim solían hablar de los efectos anticancerígenos del dipiridamol, pero cuando se agotó su primera patente no volvieron a mencionarlo. Eli Lily volvió a patentarlo para trastornos proliferativos como la artritis reumatoide, luego Boehringer Ingelheim recuperó la patente en 1998. Todo profundamente sospechoso. Las patentes médicas no se renovaban de esa manera. Una vez que expiraba una patente, otras empresas podían producir versiones genéricas más baratas. ¿Por qué pensaban que tenían que proteger a toda costa este medicamento tan barato?

¿Quién era Wayne Martin? ¿Un oncólogo experto o un médico complementario? Descubrí que no era ni lo uno ni lo otro. ¡Y que tenía 91 años cuando escribió esta carta! Murió cuatro años después, en 2006, lamentablemente antes de que pudiera estrechar su mano y darle las gracias por salvarme la vida. Era una persona notable, con una mente abierta, inquisitiva y científica, y un prolífico colaborador de la revista *Townsend Letter*.

El primer interés de Martin por la medicina surgió en 1926, cuando tenía quince años. Su madre, que entonces tenía cuarenta años, estaba al borde de la muerte, padecía una anemia perniciosa para la que no había cura. Un joven ministro bautista la había estado atendiendo a diario, dispuesto a darle los últimos ritos, y un día llegó anunciando que todo iba a salir «bien». Había aparecido un artículo en la revista *Baptist* que citaba una investigación de Harvard, donde cuarenta y seis pacientes con anemia en etapa avanzada se habían curado comiendo medio kilo de hígado todos los días. El joven Wayne Martin alimentó a su madre con hígado tres veces al día y, efectivamente, al cabo de tres semanas, se curó. Sin embargo, su médico se había burlado del razonamiento. «Es ridículo, los médicos no aprenden medicina de la revista *Baptist*».

Diez mil pacientes al año continuaron muriendo de anemia perniciosa hasta que, en 1938, doce años después, las firmas farmacéuticas lanzaron una dolorosa inyección para el hígado. Funcionaba para algunos, pero no para todos. Fue necesario hasta 1948 y el descubrimiento de la vitamina $B_{12}$ hasta que por fin se pudo anunciar la cura para la anemia perniciosa. Comer medio kilo de hígado rico en vitamina $B_{12}$ habría funcionado.

Martin se dio cuenta desde el principio de que los médicos en los EE.UU. solo prestaban atención si había algo que pudieran vender, y solo cambiaban su forma de actuar cuando la industria farmacéutica así lo indicaba. Se alienta a los médicos a ignorar los estudios, a pesar de que las verdades obvias los miran a la cara. Los ensayos clínicos aleatorizados pagados por las grandes farmacéuticas eran los únicos datos «aceptables». La evidencia de los ensayos era la «regla de oro», cualquier cosa distinta corría el riesgo de enfrentarse a acciones legales.

Después de sufrir un accidente de motocicleta en su adolescencia en el que perdió una pierna, Martín dejo la carrera de bioquímica y empezó a trabajar en la metalurgia. Fue inventor de muchas patentes importantes de aleaciones de aluminio, pero nunca perdió su sed de conocimiento médico y continuó siendo un ávido lector de literatura médica, tratando de hallar una cura tanto para el cáncer como para las enfermedades cardíacas, sus principales prioridades. Digería los hechos, reunía toda la investigación y proponía teorías, armando el rompecabezas como un Sherlock Holmes médico. Al igual que estaba tratando de hacer yo mismo.

Martin recopiló muchos estudios sobre la relación entre las enfermedades cardíacas y el colesterol y, en la década de 1970, fue el primero en proponer la teoría de que el colesterol HDL era beneficioso y protector, no dañino, como muchos se han empeñado en hacer creer desde entonces. Esto fue décadas antes de que el doctor Malcolm McKendrick y Kilmer McCully criticaran a la industria por usar el colesterol como biomarcador de enfermedades cardiovasculares. En lugar de evaluar los niveles de colesterol, Martin sugirió que la adherencia de las plaquetas era un indicador mucho más importante de enfermedad cardíaca, ya que se ha demostrado definitivamente que el fibrinógeno plasmático es el factor de riesgo más importante. El papel de las plaquetas se ha ignorado continuamente tanto para las enfermedades cardíacas como para el cáncer, sin embargo, estas pequeñas estructuras olvidadas tienen mucha más relevancia de lo que la mayoría de los médicos nos quieren hacer creer.

Martin consideraba que los anticoagulantes no eran lo suficientemente eficaces para prevenir enfermedades cardíacas. Fue un apasionado promotor del dipiridamol tanto para la prevención como para el tratamiento debido a sus efectos sobre las plaquetas.

En la década de 1970, ya se habían establecido firmemente dos puntos de vista opuestos sobre el cáncer: ortodoxo versus alternativo. La consternación de Martin por la forma en que las grandes empresas abusaban despiadadamente de los datos y los utilizaban para sus propios fines, dejando a un lado la innovación médica lo llevaron a escribir *Medical Heroes and Heretics* en 1977. Hace mucho que no se publica una nueva edición, pero me las arreglé para conseguir una copia vieja desechada de una biblioteca, la cual ahora es una de mis posesiones más preciadas.

Es un relato maravilloso sobre la historia de grandes figuras de la medicina. Habla de Max Gerson, John Beard, William Kelly, William Coley, Ernst Krebs Jr. y Otto Warburg, quien observó por primera vez el metabolismo anormal del cáncer. Todos estos nombres le resultarán familiares a cualquiera que esté investigando tratamientos complementarios contra el cáncer. Relata la agonía de los nuevos descubrimientos médicos que se encontraron con un rechazo casi inevitable por parte del *establishment*, era un tema que le resultaba muy cercano. En su libro también nos habla de Oliver Wendell Holmes Sr., quien hizo que los médicos se lavaran las manos; de Louis Pasteur, quien postuló la conexión entre enfermedades y bacterias; de Jonas Salk, que resolvió el misterio de la polio. A lo largo de los siglos, traza los caminos de muchos científicos que han sido condenados al ostracismo, ridiculizados, vilipendiados y que han visto sus vidas arruinadas solo para que al final se demuestre que tenían razón. Todos desafiaron la ira y el desprecio del *establishment* médico. Considerados al principio herejes, al final todos fueron coronados como héroes. Y parece que poco ha cambiado desde 1977.

Los descubrimientos médicos sufren en la actualidad de la misma manera. Han hecho falta noventa años para que las teorías de Warburg sobre el metabolismo del cáncer comiencen a salir de la sombra. Y es solo el uso de las redes sociales e Internet lo que está permitiendo que un número cada vez mayor de pacientes se dé cuenta de este flagrante error, un error alimentado por el dogma que se enseña en las facultades de medicina.

Martin identificó cuatro grupos distintos de personas involucradas en la conformación del *establishment* médico:

1. Investigadores sinceros, honestos y capaces que pueden y han seguido líneas de pensamiento revolucionarias, en beneficio eterno de la humanidad.
2. Hombres igualmente honestos y sinceros, pero que están o han sido engañados con conceptos falsos y que de manera equivocada promueven modalidades inútiles o dañinas.
3. Individuos deshonestos, incompetentes o embusteros que, buscando el beneficio propio, arriesgan o causan daño a la humanidad.
4. Investigadores que trabajan para grandes corporaciones con fines lucrativos y que a menudo no tienen los medios para oponerse a que su trabajo sea distorsionado o archivado por motivos económicos.

Por mi propia experiencia y conocimiento del funcionamiento de la industria farmacéutica, esto describe con precisión en qué nos hemos equivocado en el avance en el tratamiento del cáncer, y dónde falla este. En última instancia, se trataba de obtener beneficios económicos por encima de la salud. Un paciente sano no hace ganar dinero a las empresas farmacéuticas, mientras que las personas enfermas ofrecen todo tipo de posibilidades lucrativas.

Investigaciones posteriores revelaron que se había usado dipiridamol (DIP) junto con AZT para pacientes con sida en la década de 1980 debido a sus propiedades antivirales. Entonces, ¿quizás ayudaría contra el VPH, Epstein Barr, CMV y otros virus que ahora se ha demostrado que están relacionados con el cáncer? En 2014, la Universidad de Pittsburgh comenzó a reclutar voluntarios para un ensayo para incluir dipiridamol una vez más para la activación inmune del VIH en combinación con los medicamentos antirretrovíricos.

El dipiridamol me llamaba como una sirena a un marinero, pero ¿quién podría recetármelo? Decidí preguntarle al doctor Callebout. Concerté una cita urgente con él y le llevé mi copia del *Townsend Letter*. Gurú como es, estaba seguro de que habría oído hablar de él.

Se frotó la barba, pensativo.

«Leí sobre esto en la década de 1980», dijo. «Me preguntaba si alguna vez lo desarrollarían para su uso en el cáncer. Pensé que había acabado en el basurero de la historia, y nunca se supo más de él. Se creía que el dipiridamol era relativamente ineficaz para las enfermedades cardíacas hasta que se usó junto con la aspirina, momento en el que se dieron cuenta de que mejoraba significativamente los efectos de ambos».

Parecía como si toda la profesión médica estuviera descuidando el potencial del dipiridamol. Incluso para enfermedades cardíacas y accidentes cerebrovasculares, solo se usaba en etapas posteriores. ¿No sería un buen fármaco profiláctico combinado con aspirina y magnesio en lugar del uso generalizado de estatinas? ¿O debería usarse con estatinas? Estudios posteriores han sugerido que esto supondría una mejora importante con respecto a las líneas actuales ya que funcionan en sinergia, mejorando la circulación cerebrovascular en un cincuenta por ciento después de un accidente cerebrovascular[62].

«¿Hay algún efecto secundario que deba conocer?», pregunté.

«Bueno, es posible que tu presión arterial baje un poco, por lo que debemos vigilar eso y, para empezar, es posible que tengas algunos dolores de cabeza». Realizó algunos controles de mi presión arterial y otras pruebas habituales, y no vio ninguna razón por la que no pudiera hacerme una receta de inmediato. ¡Corrí, resoplando y jadeando hasta la farmacia más cercana para conseguirlo! De ahí en adelante tomaría dipiridamol, aspirina y magnesio.

El dipiridamol podría darme algo de tiempo. No podía arriesgarme a recibir más quimioterapia. Acabaría conmigo. Entonces, con cautela, comencé tomando una pastilla de dipiridamol de 100 mg al día durante una semana y luego la aumenté a dos veces al día, aunque el artículo había sugerido 300 mg al día.

Estaba nerviosa por lo que estaba haciendo, pero ¿qué tenía que perder?

---

[62] Una revisión Cochrane también sugirió que se debe usar dipiridamol en lugar de estatinas para la prevención. El Estudio Europeo de Prevención de Accidentes Cerebrovasculares de 1985 en *The Lancet* demostró que agregar dipiridamol a la aspirina redujo el riesgo de muerte por accidente cerebrovascular en un 50%, las muertes por ataques cardíacos se redujeron en un 38% y las muertes por cáncer en un 30%. Y esto sin la adición de magnesio que sin duda mejoraría aún más los resultados.

# Capítulo 11
## ARTILLERÍA PESADA

Si bien mi descubrimiento del dipiridamol fue como encontrar un ángel en el infierno, no estaba segura de que fuera suficiente para detener el inminente desastre de la leucemia. Todavía estaba muy preocupada por mi estado de salud y desesperada por encontrar más «armas potentes». ¿Quizás podría incluir la aspirina/dipiridamol a mi combinación de medicamentos? ¿Qué más podía haber pasado por alto en la literatura médica? ¿Habría otros medicamentos que hubieran escapado a la atención de la profesión médica o hubieran sido ignorados u olvidados?

Había dejado de lado varios informes de revistas a lo largo de los años y los revisé todos de nuevo, tratando de hallar cualquier cosa que no hubiera visto. Fue entonces cuando encontré un artículo sobre la lovastatina en el *American Association of Cancer Research Journal* de 2001. Cinco de los veinte pacientes de la Universidad de Toronto, Ontario, que tenían cáncer de cabeza y cuello, o de cuello uterino habían logrado estabilizar la enfermedad después de que otros tratamientos convencionales fracasaran, simplemente, al tomar esta simple estatina. ¿Sería también útil para la leucemia?

Yo también quería prevenir cualquier reaparición del cáncer de cuello uterino, así que naturalmente investigué sobre el tema. Para mí, aferrarme a la vida con uñas y dientes y cualquier cosa que pudiera ofrecer una enfermedad estable era algo realmente emocionante.

¿Para qué había resultado eficaz la lovastatina para otros cánceres? ¿Era esta la mejor estatina? Encontré varios estudios del mismo equipo de Toronto, dirigido por Linda Z. Penn, que había estado investigando la lovastatina y su uso para cánceres que respondían a los tratamientos con retinoides[63]. Los retinoides son análogos de la vitamina A y el doctor Callebout ya me había recetado una dosis de vitamina A emulsionada con el nombre de *A-Mulsin Hochkonzentrat*.

La investigación sugería que la lovastatina era más eficaz y menos tóxica. La estatina había causado una apoptosis pronunciada en leucemias mieloides agudas (¡hurra!) y neuroblastomas, y también había resultado efectiva para varios cánceres pediátricos, así como cánceres de cabeza y cuello y de cuello uterino. ¡Bingo! Otro escalofrío de emoción recorrió mi espalda[64].

Sin embargo, luego descubrí algo más. Una de mis lecturas habituales era la revista *Life Extension Magazine*, un gran diario para *hackers* de la salud como yo. Fue allí donde leí una «carta»[65] elaborada por el editor para que los pacientes la llevaran a sus oncólogos. En ella se sugería una combinación de una estatina (proponían lovastatina) y un medicamento antiinflamatorio no esteroideo. Se demostró que esta combinación es más eficaz para causar la apoptosis (muerte celular) que el uso de un AINE (antiinflamatorio no esteroideo) por sí solo al desencadenar algo llamado «cascada de caspasas».

Para mí fue una novedad que un AINE, como el ibuprofeno, la indometacina o el celecoxib, (pero no la aspirina) causara la apoptosis. ¿Cómo se me había podido pasar eso por alto? Pensaba que los inhibidores de la enzima COX-2 que había investigado en 1999, simplemente, evitarían su crecimiento. Quizás la aspirina, que había sido el foco principal de mi investigación, no era un inhibidor de la COX-2 lo suficientemente potente para realizar esta función apoptótica y necesitaba un AINE más poderoso para llevarlo a una espiral de muerte.

---

[63] Se demostró que los retinoides ejercen su efecto anticancerígeno al dirigirse a la misma enzima (HMGCoA reductasa) que las estatinas para producir sus efectos anticancerígenos al detener un sustrato de crecimiento llamado mevalonato.

[64] Jim Dimitroulakos, Lily Y. Ye, Mark Benzaquen, Malcolm J. Moore, Suzanne Kamel-Reid, Melvin. H. Freedman, Herman Yeger y Linda Z. Penn. «Differential Sensitivity of Various Pediatric Cancers and Squamous Cell Carcinomas to Lovastatin-induced Apoptosis: Therapeutic Implications». *Clinical Cancer Research*. [01/01/01]. (7) (1) 158-167.

[65] Puedes descargar la carta en: *www.howtostarvecancer.com*

La revista *Life Extension* sugería el uso combinado de lovastatina y etodolaco como un fármaco inhibidor de la COX-2 más seguro y más tolerado por el intestino que muchos otros. Por lo general, se prescribe para la artritis. La revista se hacía eco de un informe publicado en el *Wall Street Journal*[66] en el que se decía que los inhibidores de la COX-2 estaban demostrando ser útiles para la prevención y el tratamiento de muchos cánceres, ya que la COX era un combustible que los estimulaba.

No obstante, lo realmente interesante había sido publicado en la revista *Gastroenterology*[67], donde se afirmaba que, en conjunto, ¡la estatina aumentaba el efecto anticancerígeno de un AINE (en este caso, el sulindaco) hasta cinco veces! Era evidente que había una gran sinergia entre los AINE y las estatinas para desencadenar este proceso natural de muerte celular[68].

Esta combinación de estatinas y etodolaco me estaba llamando de nuevo, otro elixir perdido en la madriguera del conejo... Me preguntaba si podría tomar ambos medicamentos junto con el dipiridamol. ¿Habría una mala interacción o serían sinérgicas, maximizando aún más sus efectos contra el cáncer?

¿A quién podía acudir para que me recetara la combinación de estatinas y etodolaco? El doctor Callebout no iba a estar por la labor de recetarme más medicamentos, así que decidí probar con mi oncóloga. Tenía visión de futuro y, en general, una mentalidad abierta. Me sentía culpable por haberle ocultado muchas cosas. No me atrevía a hablarle sobre el dipiridamol, ya que podría disuadirla de recetarme el etodolaco y la estatina, pero era mi vida la que estaba en juego, era mi decisión, mi elección, y discutir la mielodisplasia no haría más que añadir confusión y retrasar las cosas. Tenía muy claro que no quería más quimioterapia, pero si había medicamentos que pudieran ayudar, no quería tener que esperar hasta que el cáncer hubiera progresado, los quería ahora.

Con gran temor, llevé conmigo los artículos y la carta de *Life Extension* a mi siguiente cita. Yo esperaba un poco de batalla y tira y afloja después de

---

[66] 7 de septiembre de 1999.
[67] 1999, volumen 116, No. 4, supl. A369.
[68] <http://clincancerres.aacrjournals.org/content/7/1/158.abstract>

ver su reacción al teléfono a la prueba de proteína p53. De hecho, esperaba que ella se negara. Sin embargo, se mostró mucho más receptiva ante la idea de lo que yo esperaba. Ella misma había estado investigando sobre el uso de estatinas. ¡Un golpe de suerte!

«¡Puede que me hayas ayudado a acortar parte de mi investigación!», dijo.

Al final, decidió que no pasaba nada por recetar los dos medicamentos *off-label* (no para el uso previsto), dado mi diagnóstico de cuello uterino en fase IV, pero claramente todavía estaba preocupada por mi cantidad de p53 o, mejor dicho, la falta de ella. También me advirtió sobre posibles problemas intestinales con el etodolaco, así como que estuviera atenta a cualquier debilidad muscular con la lovastatina, que era un efecto secundario poco común. Prometí que tendría cuidado.

Cuando salí de la consulta solté un grito de júbilo, abracé a Andrew y le dije que todo iba a ir bien. Estaba segura de ello. Él sonrió, feliz de que fuera lo que fuera que estuviera sucediendo marchara en la dirección correcta. Tenía plena fe en su Sherlock Holmes médico.

Comprobaría posibles interacciones con el doctor Callebout una vez que tuviera los medicamentos en mi poder. La estatina privaría al cáncer de mevalonato y colesterol. El etodolaco reprimiría su componente inflamatorio COX, que estimulaba su crecimiento, y lo llevaría a una espiral de muerte (apoptosis) en combinación con la estatina. El dipiridamol privaría al cáncer de adenosina, timidina y uridina (proteínas para fabricar nuevo ADN). Por último, con mi dieta y suplementos privaría al cáncer de glucosa y otras grasas.

El gen Ras estaba implicado tanto en el cáncer de cuello uterino como en la leucemia, según había deducido de mi investigación. Además, el gen Ras controlaba la vía del mevalonato, que producía colesterol. En otras palabras, ambos cánceres se alimentaban de manera similar, por lo que tal vez había una célula madre cancerosa común que iniciaba ambos.

¿Sería malo para el resto de mi cuerpo bloquear el colesterol? Muchas personas tomaban estatinas a largo plazo y las desventajas parecían ser pocas cuando se comparaba una estatina con la quimioterapia. Además, estaba tomando la estatina para el cáncer, no para una enfermedad cardíaca. La quimioterapia podría reducir el tamaño los tumores, pero cuando se trataba de sobrevivir, solo ayudaba con un patético 2,7%. La estatina por sí sola parecía estabilizar la enfermedad en el caso de la leucemia y del cáncer de cuello uterino avanzado. Evidentemente, era un «arma potente». ¿Cuál sería el efecto de sumar todos los medicamentos?

Cambiaría la aspirina por el AINE más fuerte durante tres meses y luego volvería a tomar aspirina si mi estómago estaba bien. Ya había estado tomando la combinación de dipiridamol/aspirina durante un par de meses. Interrumpiría esto durante un mes mientras probaba la combinación de etodolaco/estatina. La estatina y los AINE parecían ser fármacos más importantes para la leucemia y el dipiridamol podría o no potenciar el efecto. Comprobaría mis marcadores de forma regular y lo averiguaría.

No tenía nada que perder y mucho que ganar intentándolo. La arraigada teoría de la «bala mágica» había pasado a la historia. Nunca iba a haber una panacea. Eso era evidente.

Estaba segura de que lo que necesitaba era una combinación de medicamentos que atacara desde todos los ángulos, actuando sinérgicamente. Esta se ajustaba a mi estrategia de guerra de guerrillas para atacar al cáncer desde diferentes direcciones en lugar de un golpe más grande y tóxico desde una solo como hacía la quimioterapia, que lo único que lograba era que el cáncer se tomara otra ruta y se volviera más resistente.

La lovastatina fue la primera de las estatinas en el mercado, extraída del hongo *Aspergillus terreus*, y abrió las puertas a una nueva oportunidad farmacéutica para reducir el colesterol en sangre. Se había creado un nuevo mercado de medicamentos, fuera necesario o no. Nadie estaba completamente seguro de cómo funcionaban realmente las estatinas en esa época, solo se sabía que funcionaban[69].

A mí tampoco me importaba. Tampoco me importaba la falta de ensayos clínicos aleatorios. Lo único que me interesaba era que ya había medicamentos disponibles y había una gran probabilidad de que funcionasen. No quería esperar quince años a los resultados de un ensayo. Puede que no dispusiera ni de quince semanas.

---

[69] La teoría en 2003 era que actuaba sobre el gen Ras, pero era solo una teoría. En aquel entonces, los tratamientos contra el cáncer tenían que ver con los genes, no con el metabolismo. Sin embargo, Linda Penn había establecido que también lo era mediante la inhibición del mevalonato, un sustrato producido en exceso los cánceres en los que está implicado el Ras.

Tomar dipiridamol y aspirina durante dos meses ya había hecho bajar mis marcadores de SCC. No hubo efectos secundarios, ni siquiera dolores de cabeza. Pasé a tomar la combinación de etodolaco y lovastatina durante un mes y, antes de agregar el dipiridamol, verifiqué con el doctor Callebout que la combinación era segura. Me dio luz verde. La investigación ya sugería una gran sinergia y un aumento considerable de la eficacia con el AINE y la estatina. ¿Haría sinergia el dipiridamol también y multiplicaría aún más los efectos?

Me había dado cuenta de que todos los medicamentos matarían de hambre al cáncer de una manera diferente. Una vez privado de sus principales impulsores metabólicos, la combinación de estatinas y etodolaco asestaría el golpe mortal, desencadenando la apoptosis una vez que se debilitara y fuera vulnerable. Al menos eso es lo que esperaba.

Pero, ¿funcionaría? Estaba a punto de descubrirlo.

# Capítulo 12
# RATA DE LABORATORIO

Tomar este cóctel de medicamentos y suplementos fue un gran acto de fe. Que yo sepa, nadie había tomado esta combinación de medicamentos para tratar el cáncer, y muchos lo consideraban demasiado arriesgado debido a la falta de ensayos clínicos aleatorios. Confiaba en mi investigación que, combinada con mi dieta para matar de hambre al cáncer, tendría, al menos, poderosos efectos anticancerígenos. Reuní cada gramo de coraje que tenía y comencé a tomarlos todos juntos como un cóctel.

La autoexperimentación daba miedo. Era como navegar a través del Atlántico en medio de una espesa niebla con solo una brújula de mano, sin cartas de navegación ni radar. ¿Lo cruzaría sin hundirme? He navegado a través de rutas concurridas en el Canal de la Mancha en medio de una espesa niebla muchas veces y puedo decir que incluso con GPS, radar y todos los últimos dispositivos, sigue siendo siempre una experiencia aterradora. En ambos casos, el peor de los casos era impensable.

No tenía idea de si mi cóctel iba a poner mi cáncer en remisión ni por cuánto tiempo. Lo único que esperaba era ganar algo de tiempo extra.

Mis marcadores sanguíneos de SCC ya se habían reducido con el dipiridamol, pero no tenía ni idea de lo que habría hecho el cóctel de medicamentos con mis valores en sangre de TM2PK hasta que fui a ver al doctor Kenyon siete meses después para repetir la prueba.

Se sentó allí con una gran sonrisa en su rostro mientras me entregaba los resultados.

¡Bum! ¡Mis marcadores TM2PK habían bajado de 397 a 21,5! ¡Guau! ¡Casi bailé de alegría!

Yo también me quedé atónita. Para empezar, no podía creerlo. ¿Esa pequeña combinación había hecho lo que yo creía? ¿Había detenido la progresión de la leucemia relacionada con la terapia, que se consideraba

**Número Neurotech: 12/03/3936**

**Paciente: Ms. Jane McLelland**　　　　H/S　　**Fecha de nacimiento: xx-xx-xx**
Fecha de la muestra: 02-12-03

**Marcador tumoral 2 piruvato quinasa**
Resultado:　　　　　　　　　　　　　　　21,5 unidades/ml. de plasma
Valor normal:　　　　　　　　　　　　　< 15 unidades/ml. de plasma

*Resultados de los análisis de sangre - diciembre '03*

imposible de curar? Un resultado de TM2PK de menos de 15 era «normal», pero una lectura de 21,5 era lo suficientemente buena para mí. ¿Habría dado con una combinación metabólica mágica, una forma de matar de hambre a mi cáncer y vencerlo?

Andrew y yo lo celebramos en silencio esa noche; con el cáncer avanzado nunca hay certezas. También estaba nerviosa por el hecho de tomar todos estos medicamentos durante demasiado tiempo. Sabía que todos tenían una toxicidad relativamente baja (desde luego en comparación con la quimioterapia), pero no estaba segura del efecto que tendrían a largo plazo. Prefería una opción natural siempre que fuera posible.

¿Necesitaba continuar con ellos? ¿Volvería el cáncer rugiendo si dejara de hacerlo como hace con la quimioterapia? Eran aguas desconocidas sin referencias. Improvisaba sobre la marcha.

Decidí seguir tomando dipiridamol durante un tiempo, pero dejé la estatina al cabo de unos cinco meses. Solo tomé etodolaco (ese fuerte AINE) durante tres meses porque me preocupaba el revestimiento de mi estómago. No estaba segura de tolerarlo tan bien.

Todos los AINE están asociados con efectos secundarios importantes y deben abordarse con precaución. Además de sus efectos intestinales, es menos conocido que también pueden aumentar el riesgo de ataques cardíacos y accidentes cerebrovasculares a largo plazo[70], sobre todo si ya se padece una enfermedad cardiovascular. El celecoxib, en un principio aclamado porque era un inhibidor selectivo de la COX-2 con menos efectos

---

[70] Excepto en el caso de la aspirina.

intestinales (como el etodolaco), fue prácticamente retirado del mercado cuando salieron a la luz sus importantes riesgos cardiovasculares[71].

Sin embargo, el dipiridamol actúa de manera opuesta; relaja los vasos sanguíneos y reduce la presión arterial, inhibiendo la agregación plaquetaria y deshaciendo todos los efectos secundarios negativos de los AINE. Por lo tanto, un AINE combinado con dipiridamol parecía un matrimonio ideal. Además, sin que yo lo supiera en ese momento, la estatina reducía aún más el riesgo cardiovascular al actuar en sinergia con el dipiridamol. Las estatinas liberan óxido nítrico endotelial, lo cual hace que el dipiridamol se comporte como una especie de viagra suave (inhibidor de PDE) que relaja y mejora el flujo sanguíneo.

En 2011 y 2014, Linda Penn y Aleksandra Pandyra del centro de investigación *Ontario Institute for Cancer Research* publicaron más resultados sobre su trabajo con las estatinas. Observaron la potencia de la combinación estatina/dipiridamol para la leucemia, el mieloma y el cáncer de mama, que causa apoptosis en múltiples líneas celulares. Yo tenía razón sobre sus efectos sinérgicos:

### A. Pandyra

**Ontario Institute for Cancer Research, Toronto, Ontario, Canadá**

Las estatinas son fármacos que se han utilizado durante años para tratar la hiperlipidemia mediante la inhibición de la enzima limitante de la vía del mevalonato (MVA), la 3-hidroxi-3-metilglutaril coenzima A reductasa (HMGCR). Estudios recientes han demostrado que las estatinas poseen propiedades anticancerígenas contra una amplia gama de tumores sin ser tóxicas para las células norma-

---

[71] Este riesgo cardiovascular se debe a que además de inhibir las prostaglandinas malas que causan inflamación y dolor, también inhiben las prostaglandinas buenas que dilatan los vasos sanguíneos y aumentan el flujo sanguíneo, que es necesario para mantener la oxigenación en los tejidos. El resultado de esto es una presión arterial más alta de arterias más estrechas y un mayor riesgo de coagulación de la sangre.

les. El mieloma múltiple (MM) es en gran parte incurable y en la leucemia mielógena aguda (AML), menos del 50% de los pacientes con enfermedad citogenética deficiente tienen posibilidades de supervivencia a largo plazo. Por tanto, se necesitan con urgencia nuevas estrategias terapéuticas para tratar estas neoplasias hematológicas, subconjuntos de los cuales son sensibles a la apoptosis inducida por estatinas. Creemos que el análisis de una biblioteca química, permitirá la identificación de compuestos que potencian los efectos anticancerígenos de las estatinas, y revelará así nuevas rutas y/o dianas moleculares que pueden explotarse en combinación con la vía MVA para maximizar la muerte de las células tumorales en MM y AML.

En la línea celular MM KMS11 se examinó una biblioteca piloto de cien compuestos, formada por medicamentos farmacológicamente activos sin patente utilizados clínicamente para un amplio espectro de enfermedades. El dipiridamol (DIP), un agente antiplaquetario comúnmente prescrito, potenció los efectos anticancerosos de la atorvastatina. La combinación de DIP-estatina es sinérgica y capaz de inducir apoptosis en una variedad de líneas celulares de AML y MM, así como en muestras de pacientes con AML primaria. El DIP es un agente de acción amplia y se sabe que provoca numerosos efectos a nivel molecular y fisiológico global. Actualmente se están realizando más investigaciones a nivel de mecanismo y evaluación de la eficacia *in vivo*. Dado que tanto las estatinas como el DIP están preaprobados para su uso en humanos, sin patente y fácilmente disponibles, estas tienen el potencial de tener un efecto directo sobre el cuidado del paciente[72].

---

[72] A Pandyra, L. Penn *et al.* «Immediate Utility of Two Approved Agents to Target Both the Metabolic Mevalonate Pathway and Its Restorative Feedback Loop». *Cancer Research*, julio de 2014. «La combinación estatina-dipiridamol fue sinérgica e indujo apoptosis en líneas celulares de mieloma múltiple y LMA y muestras primarias de pacientes, mientras que las células mononucleares de sangre periférica normales no se vieron afectadas. Esta nueva combinación también disminuyó el crecimiento tumoral in vivo». La investigadora principal, Alexandra Pandrya, afirma que «hubo una inducción espectacular de la apoptosis cuando se combinó atorvastatina con dipiridamol sin el efecto de ninguno de los fármacos por sí solos». Lo importante era la combinación, la sinergia.

El progreso durante los meses siguientes fue bueno. Después de tomar mi combinación de etodolaco-estatina-dipiridamol, mis marcadores sanguíneos se mantuvieron dentro de los niveles normales, pero el estado mi sistema inmunológico aún dejaba mucho que desear. Ya no era resistente a los resfriados y la gripe; de hecho, me dejaban en cama durante semanas.

«Al menos tu sistema inmunológico está funcionando», dijo el doctor Callebout. «Con la enfermedad avanzada, por lo general se apaga y no reacciona ni a las bacterias ni a los virus».

¿Por eso había sido tan «resistente» antes? ¿No porque estuviera sana, sino porque todavía tenía la enfermedad avanzada y no tenía ninguna reacción? ¿Los nutrientes que estimulan el sistema inmunológico me habían ayudado en algo o había estado combatiendo el fuego con una pistola de agua?

# Capítulo 13
## DRAGONES Y REGALOS

Los amigos no tenían ni idea de lo mucho que me angustiaba en ese momento el cáncer. Ni siquiera Andrew sabía lo cerca que había estado de sufrir otra crisis. No iba a convertirlo en un gran problema. Todo estaba bajo control.

Tampoco me había sentido enferma o estresada con mi cóctel de medicamentos. No tuve náuseas. Nada. La aparente facilidad me daba confianza en que otros pacientes podrían curarse de sus cánceres de una manera similar. Estaba rebosante de seguridad en lo que había «descifrado» o, al menos, en parte. La respuesta parecía obvia. Hacer pasar hambre al cáncer era el camino correcto y mi cóctel había sido espectacularmente efectivo. ¿Funcionaría para otros cánceres en diferentes fases?

Cuando miraba el estrés bajo el que había estado, no era de extrañar que hubiera desarrollado la mielodisplasia. Había estado desesperada por lanzar el negocio, por producir esta nueva gama de artículos de aseo, pero había supuesto un gran menoscabo para mi salud.

Estos artículos de aseo y rituales de spa eran mis bebés, llenaban el hueco que había en mi vida y distraían mi atención del cáncer. Estaba orgullosa de haber logrado producirlos y venderlos tan ampliamente: mis primeros pedidos antes de lanzarlos alcanzaron las ciento veinte mil libras. No era un mal comienzo. No obstante, crear la marca fue relativamente fácil en comparación con recaudar el dinero, fabricar los productos y luego entregarlos a las tiendas. Como mujer que iniciaba un negocio por mi cuenta, encontré muchas barreras. Los bancos no me iban a prestar ni un céntimo.

Los grandes almacenes me hicieron esperar tanto tiempo para hacer sus pedidos que el fabricante con el que había estado trabajando en Lancashire decidió no trabajar conmigo. Me decepcionó muchísimo su falta de fe en mí. Me sugirieron que buscara un fabricante más pequeño para empezar y me rechazaron. Así que terminé usando un modesto fabricante de las Midlands. No tenía ningún otro lugar adonde acudir en ese momento, los pedidos por fin estaban llegando y necesitaba que hubiera existencias para Navidad. Estaba muy emocionada por el lanzamiento y la idea de ver por fin nacer a mi bebé y el producto terminado en los estantes.

Entonces ocurrió el desastre. El fabricante arruinó la producción. Eliminar los parabenos les había resultado demasiado complicado, y más tarde descubrí que era algo que nunca antes habían hecho. Como resultado, los artículos de aseo no se habían conservado correctamente y, muy a mi pesar, descubrí que todos los productos que habían suministrado contenían el mismo error. Aquello olía a malas prácticas de fabricación. Todas las existencias tuvieron que ser destruidas. Estaba destrozada.

Ya había tenido algunas sospechas cuando llegaron los productos porque no olían ni tenían el aspecto esperado. Estaban muy lejos de las muestras «aprobadas» que yo había firmado. Mis dudas se confirmaron cuando envié cada línea de productos para pruebas microbianas individuales. Tenía que asegurarme de que estuvieran bien antes de cumplir con los pedidos a las tiendas.

El otoño de 2001 lo pasé llorando mientras cada céntimo de los ahorros que tenía en el banco desaparecía. Estaba angustiada. Todo ese esfuerzo en vano… Ahora tendría que buscar un nuevo proveedor y empezar de nuevo, pero sin dinero. Lo que había recibido tras el lamentable acuerdo extrajudicial con el hospital del sur de Londres se había agotado. ¿Dónde podría encontrar ahora financiación y apoyo? Finalmente, utilizando una combinación de financiamiento comercial transaccional, reuní suficiente dinero, encontré un nuevo proveedor y comencé de nuevo. ¡Yo no era una mujer que aceptara la derrota en ningún aspecto de mi vida! No iba a abandonar.

Al año siguiente, en septiembre de 2002, finalmente lancé una gama de la que estaba realmente orgullosa. Saludable, natural y con un olor maravilloso. Lamentablemente, había perdido algunos de los pedidos iniciales del año anterior, pero, aun así, bastantes minoristas todavía creían en la nueva gama de artículos de aseo y volvían a pedir en cantidades decentes. Cuando mi ritual de spa de treinta minutos con adorables artículos de aseo de talasoterapia (*Bathrobics Beauty Spa*) por fin llegó a los estantes, la respuesta del público y la reacción de la prensa fueron sobresalientes. ¡Estaba encantada!

Sin ninguna expectativa, inscribí mi paquete «Beauty Spa» en el codiciado concurso *Gift of the Year* (regalo del año, en inglés). Para mi sorpresa, fui preseleccionada e invitada a la ceremonia de premios. Cuando anunciaron que había ganado, ¡me quedé realmente atónita! Fue toda una sorpresa y un placer recibir el premio de manos de la encantadora comediante Ruby Wax en el Hotel Savoy de Londres. ¡Un momento del que sentirse orgullosa!

A pesar de que había mantenido en silencio mis propios problemas de salud, seguí hablando sobre los efectos beneficiosos para la salud de los productos y los ingredientes naturales que estaba usando. Dediqué tiempo a instruir a los compradores de los principales minoristas. ¡Uno de los compradores incluso comentó que yo había cambiado el negocio de artículos de aseo en el Reino Unido! No estoy segura de poder afirmar eso, pero me apasionaba la idea de eliminar los químicos tóxicos de los productos. Una vez me dejan hablar sobre este tipo de cosas es difícil callarme.

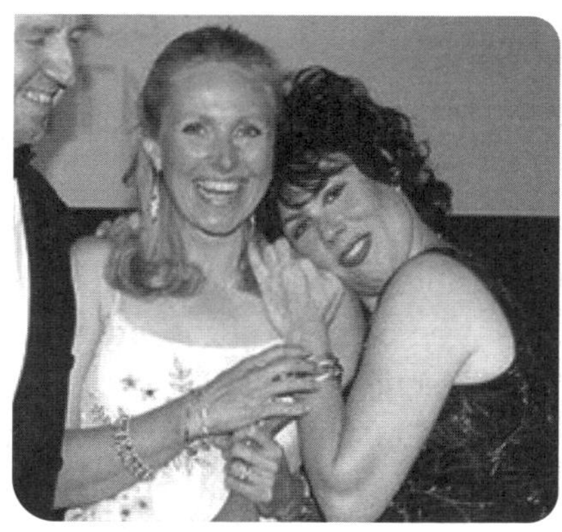

*Ganadora del premio «Gift of the Year»*

Mantener el negocio a flote después de su inestable comienzo se estaba volviendo cada vez más difícil. No podía permitirme el lujo de contratar personal, estaba inmersa en un montón de papeleo, haciendo malabarismos con la fabricación, las ventas y las relaciones públicas, y, aun así, estaba lo suficientemente loca como para sacar otras dos gamas: dos rituales con una gama de productos para el embarazo y luego mi paquete regalo «Tranquility Spa». Intentaba correr antes de aprender a caminar, y realizaba el trabajo de diez personas. Era de locos.

Necesitaba un socio comercial y un inversor desesperadamente. Andrew estaba demasiado ocupado con sus propios proyectos como para ayudarme. Hasta que mi negocio obtuviera buenas ganancias, tenía que centrarse en el suyo.

Boots the Chemist había mostrado interés en la gama, pero estaban en mitad de una fusión con Lloyds Pharmacy y aún no podían comprometerse. Finalmente, un importante canal de compras por televisión también se interesó. Con el comprador anterior celebrábamos nuestras reuniones al aire libre porque quería fumar al mismo tiempo, lo cual me costaba muchísimo, sonriendo dulcemente mientras echaba humo en mi dirección. Yo conocía ya al nuevo comprador porque su último trabajo había sido en Debenhams, donde había podido ver gran parte de mi gama en una promoción de ventas el año anterior. También se había interesado un importante minorista de los EE.UU. Yo había viajado a Minneapolis de regreso de un evento náutico y ellos querían comprar una línea de productos, pero yo sabía que no podía ir más lejos sin una inversión seria.

Buscar dinero ahora ocupaba la mayor parte de mi tiempo, cuando debería haber estado vendiendo, comercializando y cumpliendo pedidos. Me dijeron que, si tenía pedidos de los principales minoristas, entonces, los bancos me respaldarían, pero en realidad los bancos no daban nada. Ni un céntimo, ni siquiera permitían un descubierto. ¿Cómo podía alguien hacer que un negocio funcionara en este tipo de ambiente tan asfixiante? Lo aconsejable era retirarse y empezar de nuevo, pero eso parecía demasiado derrotista. Seguiría sin tener dinero.

Una mañana de junio de 2004, entró mi asesor financiero y me entregó el periódico *Evening Standard*. Había reparado un pequeño anuncio:

«¡Mira! Un nuevo programa en la BBC para ideas comerciales que necesitan inversión».

Bueno, podría valer la pena intentarlo.

Entonces me inscribí para este nuevo programa llamado *Dragon's Den*[73]. Para entrar en él necesitaba presentar un plan de negocios, así como una previsión del flujo de caja a cinco años, los cuales envié debidamente. Una semana después, recibí una llamada y una invitación para una entrevista. ¡Ay! ¿En qué me había metido?

---

[73] The US have an equivalent show called Shark Tank.

Allí estaba, como un cordero yendo hacia el matadero, entrando en la guarida del dragón*...

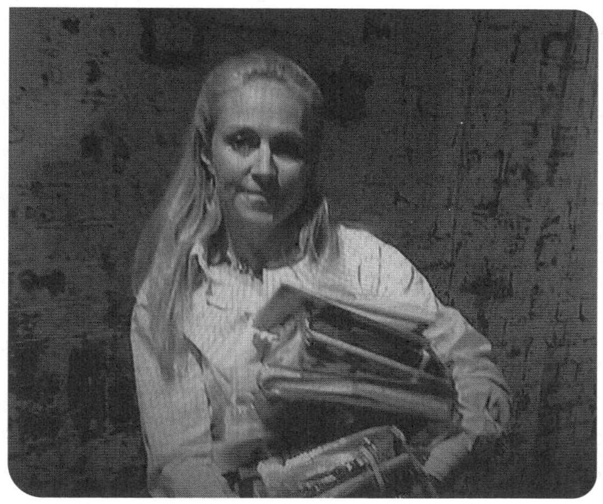

*Entrando en «the Den».*

Tener una enfermedad terminal y ser la única propietaria de un negocio no es exactamente un gran argumento de venta para conseguir un inversor. Así que nunca mencioné una palabra.

Parte del proceso de inscripción era un descargo de responsabilidad en el que afirmaba que estaba en forma y gozaba de buena salud. ¿Había tenido alguna operación importante en los últimos tres años? No. Fueron casi cinco años. ¿Había sufrido algún infarto o afección cardíaca? No. En ningún sitio me preguntaron «¿Le han diagnosticado cáncer terminal en los últimos cinco años?».

Hubo algunas preguntas de tanteo sobre mi salud mental. Entiendo que puede haber algunos participantes que se sientan tan angustiados después de su experiencia en el estudio que sufran crisis mentales. Sí, se podría decir que había sufrido depresión, pero era una reacción completamente natural a mi situación. No iba a describir mi intensa tristeza como una enfermedad.

---

* «Dragon's Den» significa «guarida del dragón» en inglés *(N. del T.)*.

Si hubiera sabido cómo me iban a tratar esos dragones, sus comentarios innecesariamente insensibles y crueles, nunca habría entrado. Sospecho que la BBC alentaba esta actitud mezquina. El señor Nasty (también conocido como Simon Cowell) estaba en buena forma en *X Factor* y Anne Robinson era la señorita Nasty en *The Weakest Link*, ambos muy populares en ese momento. En comparación con la siguiente temporada de *Dragon's Den*, en esta primera fueron particularmente malos, sobre todo la dragona femenina solitaria Rachel Elnaugh. ¡No mostró el menor signo de hermandad!

*Dragon's Den* era un nuevo programa. Estaba siendo grabado para la BBC2, en mi opinión, un bastión de la cortesía y la educación inglesas a la antigua, famosa por sus programas divulgativos y educativos. Obviamente, no iban a seguir la misma técnica de intimidación. Este sería un foro de negocios formal con discusiones comerciales apropiadas, ¿verdad?

Nada de eso. Se trataba únicamente de ver las cifras. En estos *reality shows*, hay personas *reales* con medios de vida *reales*, que son descartadas cruelmente y sin miramientos. Los dueños de negocios se marcharon con sus egos maltrechos y magullados y su confianza hecha jirones, un ingrediente crucial para el éxito en cualquier negocio. Si tienes una idea para un negocio, mi consejo es que evites ir a este programa, no importa lo tentadora que sea la publicidad que puedas ganar.

Dado que yo era una de las primeras participantes, no tenía ni idea de lo extenuante que podía ser la experiencia. Me había entrevistado un trabajador de la BBC que sostenía una cámara de video en una habitación contigua del tamaño de una caja de zapatos en la parte trasera del Beeb, en White City. No es que fuera precisamente una gran preparación. Me dijeron poco más aparte de que haría mi presentación ante cinco «dragones», todos ellos empresarios «de éxito». Me dijeron que preparara una presentación de tres minutos sobre mi negocio y que luego me harían preguntas sobre los números, las proyecciones, los planes de *marketing*, etc. Muy bien.

Había sacado algunos flujos de caja con mi asesor y todo parecía prometedor. Salvo que me llamaron de la BBC el día antes de la grabación y me dijeron que tenía que cambiar mis previsiones ya que los dragones no iban a invertir doscientas cincuenta mil libras, que era la cifra en la que había basado mis flujos de caja. Tenía que pedir un máximo de diez mil libras. Para un negocio de artículos de aseo que ya abastecía a los principales grandes almacenes, además de muchos otros puntos de venta, y que buscaba expandirse a los EE.UU., esa cifra no se aproximaba ni de lejos. Protesté, pero ellos insistieron. Estaba molesta por el hecho de que me hicieran esto en el último minuto. Aquello significaba cambiar todos los números y rehacer las cifras yo sola. Me pregunté si valía la pena presentarme. Después de hacer los ajustes necesarios, mis proyecciones de ventas para los próximos tres a cinco años parecían marcadamente diferentes.

Llegué al plató en taxi, cortesía de la BBC, con una mezcla de inquietud y emoción. La actitud del personal, que nos trató como ganado, tampoco ayudó a rebajar mis preocupaciones. Me condujeron a una pequeña habitación junto con otros participantes sin apenas sitio para estar de pie, y mucho menos sentarse. Estuve sentada en el borde de un sofá durante aproximadamente una hora antes de que me llamaran.

El programa se grabó en octubre de 2004 y estaba previsto que se emitiera en febrero de 2005. Ninguno de nosotros tenía ni idea de qué esperar. Había un gran aire de misterio y temor. Una vez que entrabas en la guarida y entregabas tu discurso, tenías prohibido volver a la Sala Verde. No sabíamos lo brutales que eran estos dragones. No tuvimos ningún aviso previo. Tan pronto como te expulsaban de la habitación, en muchos casos de malas maneras, Evan Davis, un conocido comentarista financiero de la BBC, te concedía una breve entrevista, luego te acompañaban inmediatamente hasta un taxi y te enviaban a casa.

Antes de entrar, me llevaron a un lado y me dijeron que no podía llevar todos mis productos conmigo a la habitación porque solo tenían una pequeña mesa de exhibición. ¿Cómo? ¿Y qué pasa con todos mis recortes de prensa? Tenía muchas citas brillantes de publicaciones como la revista *OK*, *Cosmopolitan*, el *Sunday Times*, el *Daily Mail*, el *Daily Express*, la lista era muy larga. Les habían encantado mis productos. Nada. No estaba permitido. ¿En serio? ¿Cómo iban a hacerse una idea de la gama completa de mis productos y la reacción del público con solo un puñado de productos y sin recortes de prensa? Estaba furiosa. Esto era una broma.

También me habían dicho que la única persona que podía aparecer era yo. No es que tuviera a nadie más a quien traer, pero un asesor financiero habría estado bien. Enseguida me di cuenta de que el programa estaba amañado, inclinado a su favor. Iba a convertirme en el blanco de sus comentarios. Estaba desanimada. Estaban cambiando las reglas del juego igual que habían hecho con los flujos de caja. Tenía que tomar una decisión rápida. ¿Debería entrar? Todavía confiaba en que mis productos se venderían solos ya que no había nada parecido en el mercado, pero consideré seriamente retirarme.

Lo intentaría. Así le daría a la gama un poco de publicidad. Además, era consciente de que no solo me hacía falta el dinero, también necesitaba un socio comercial. ¿Estarían estos dragones interesados en ponerse manos a la obra e involucrarse en mi negocio? Tendría que someterme a ese juicio. ¿Cómo de malo podía ser? Se trataba de la BBC2, por el amor de Dios.

Esta soy yo en el programa con una pequeña selección de mis productos.

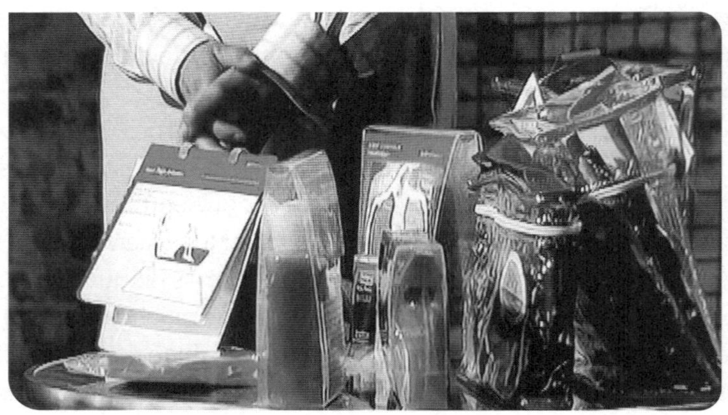

En «*The Den*» con algunos de mis productos.

Mi exposición de tres minutos, que nunca se emitió en televisión, había sido perfecta. Sin embargo, rápidamente me di cuenta de que ninguna de las inexpresivas caras que tenía delante de mí jamás invertiría. Mi negocio arrastraba deudas, y me di cuenta de que, a menos que en ese momento obtuviera una ganancia saludable o tuviera una patente jugosa que pudieran adquirir por casi nada, estaba perdiendo el tiempo. Todo lo que requiriera el más mínimo esfuerzo o cuestiones de deuda no tenía para ellos el menor interés. No mencioné el cáncer, los productos eran lo suficientemente buenos como para venderse sin el chantaje emocional que se veía en programas como *X Factor*. Desde luego, no quería compartir mis problemas de salud con aquellas personas tan desagradables.

Rachel Elnaugh, la única mujer entre los dragones, era la peor del grupo. Cuando les dije que había tenido mala suerte con un mal proveedor y que había perdido más de ciento veinte mil libras esterlinas en pedidos en un momento en que el negocio estaba comenzando, ella fingió empatía y luego trató repetidamente de hacerme llorar. Creo que estaba tratando de presentarme como alguien «débil». Conocía su juego.

¿No esperaba tener problemas con el conservante? ¡No! Las pruebas realizadas en todos los productos habían salido bien en el laboratorio. Tenía que tener cierta confianza en mi proveedor. Nunca esperé que me entregaran un lote no apto lleno de bacterias. Nunca había oído que nadie en la industria tuviera este problema. Además, tampoco esperaba que los fabricantes me mintieran y me dijeran que los productos estaban limpios mientras me despojaban de cada céntimo que tenía.

Además de esto, los dragones no acabaron de entender que los artículos de aseo naturales, sin parabenos, sulfatos y otros ingredientes tóxicos eran el futuro de este mercado. Les expliqué la diferencia, pero, aun así, no la entendieron. Rachel me dijo con voz burlona: «The Body Shop tiene productos naturales. Este mercado ya está abarrotado»[74].

Así que, en lugar de eso, me interrogó sobre mis planes de futuro. «¿Cómo ves tu gama en este mercado tan competitivo dentro de cinco años?». Le hablé de mis planes de expansión a mercados extranjeros como Target y QVC y otras oportunidades de *marketing*, y terminé con un escenario posible, uno que pensé que ella querría escuchar, pero que no era uno que yo necesariamente quisiera tomar. «Bueno, espero vender la gama algún día a una empresa como Estee Lauder o L'Oreal, como Jo Malone». Creo que Jo Malone se arrepintió de su decisión de vender.

«¿Quién demonios te crees que eres? No eres Jo Malone», se burló. Me sorprendió su rudeza. ¿Qué le daba derecho a decidir si yo era una «Jo Malone», lo que sea que quisiera decir con eso? Era relativamente fácil juntar las fragancias, y Jo Malone lo único que había hecho era reunir algunos aromas agradables en un envase sencillo y elegante. Sin embargo, mis rituales tenían muchos componentes. Naturalmente, tenía que mejorar mi envase, pero lo había logrado todo con un presupuesto muy ajustado.

---

[74] Quince años después, The Body Shop todavía no ha eliminado los parabenos de todos sus productos <https://help.thebodyshop.com/en-es/products-and-services/parabensin2018>

Rachel Elnaugh no sabía nada de mí. ¿Cómo se atrevía a sugerir que yo no era nadie? Me mordí la lengua. «Lo siento, pero ¿podría decirme quién es usted, por favor?», respondí, genuinamente curiosa acerca de esta persona tan grosera que estaba sentada delante de mí y cómo habría hecho su supuesta fortuna. Me habló brevemente sobre Red Letter Days. ¡Ah! Entonces, lo que ella había hecho era los coger negocios de otras personas, como escapadas a spas y coches de carreras, y luego vendérselos a la gente en forma de «experiencia». Sabía cómo funcionaba eso. Su negocio dependía de que la gente comprara todo el día y luego no usara el cupón. De modo que su gran idea era actuar a modo de «intermediaria» y sacar tajada de las transacciones fallidas. Debo de haber parecido poco impresionada, lo cual era cierto; y con razón según se vio después.

La tensión en la guarida aumentó. No quería su dinero. Eran tan arrogantes y era obvio que no tenían intención alguna de esforzarse por mi negocio. Lo que también era evidente era que todo lo que sabían sobre artículos de aseo podría tatuarse en el trasero de una hormiga.

Decirle a aquella panda de tarados que eliminar parabenos, estrógenos falsos y otros químicos tóxicos era el futuro de este mercado cayó en oídos sordos. Desde 2003, la tasa de cánceres provocados por estrógenos se ha incrementado más allá de las predicciones. Los cánceres de ovario, de mama y de pulmón de células no pequeñas están relacionados con los estrógenos. Las tasas de cáncer de pulmón de células no pequeñas (CPCNP) han aumentado del doce al cuarenta por ciento del total de diagnósticos de cáncer en los últimos quince años, y esto es probablemente el resultado de la creciente presencia de plásticos e imitadores de estrógenos en nuestro entorno. Estas enfermedades afectan principalmente a mujeres jóvenes de entre treinta y cuarenta años. La mayoría de las personas no saben que el CPCNP está impulsado por el estrógeno, no por los cigarrillos. Los parabenos en los cosméticos y artículos de aseo constituyen parte de esta carga de estrógenos, y cocinar alimentos en el microondas en envases de plástico, lo cual se ha convertido en la norma para muchas familias atareadas, es una práctica que me llena de horror.

Pasaron varios meses entre la grabación del programa y su emisión. Al final, mi paso por el programa se redujo a cinco minutos en la televisión (lo redujeron aún más en el DVD) de las dos horas y media que estuve en el estudio. Sí, dos horas y media de infierno. ¡Uf!

Por supuesto, la BBC solo mostró una versión unilateral de lo sucedido. Al final de la sesión en la guarida, casi habían logrado hacerme llorar, más por pura frustración que por su enfoque beligerante. Sus razones finales para rechazarme fueron que estaba obsesionada con el negocio (pero espera, ¿no es la obsesión algo bueno en los negocios?) Y cuestionaron mi perspicacia comercial. ¿En serio?

Salí de la experiencia temblando de furia por haber sido tan mal tratada por la BBC, pero había salido bien en comparación con muchos otros. Dos horas y media de grabación pueden darle al editor mucho material con el que trabajar. Estaba completamente a su merced. Esta era la primera temporada, los «poderosos» dragones tenían que parecer invencibles y los participantes mansos corderillos. Así resultaba más interesante.

Como me dijo mi amiga cuando llegué a casa, realmente no importaba lo que había dicho en la guarida, ¡lo importante era que me tenía un aspecto estupendo! En los *realities* se trataba de salir bien. Ella me aseguró que no tenía nada de qué preocuparme. Yo no estaba segura de que fuera cierto, ¡pero me hizo reír!

Como estrategia para mejorar, es posible que me equivocara un poco. Quería hacer todo lo que pudiera en el menor tiempo posible, abarcarlo todo. En el fondo, estaba convencida de que iba a morir. El enorme estrés de mis problemas de salud, las dificultades financieras, los problemas comerciales y, para colmo, los golpes emocionales y psicológicos en el estudio de grabación realmente deberían haber acabado conmigo. Cualquiera que sienta que el cáncer es demasiado y aparentemente imposible de vencer debe animarse. A pesar de toda esta actividad frenética, sobreviví. Asumir tanto fue una locura, pero en ese momento no me daba cuenta de ello.

Eso demuestra lo bueno que debía de ser mi cóctel. Y demuestra también que, a pesar de la tensión, el estrés y la presión, aún es posible mejorar en las circunstancias más difíciles; el cuerpo humano puede ser muy resistente. Siempre hay esperanza.

Cuando supe que el negocio de Rachel Elnaugh había quebrado solo unos meses después de que se emitiera el programa (y que dos de sus compañeros «dragones» lo habían comprado por una libra), me avergüenza decir que me reí y sentí que se había hecho justicia. ¡Ja!

Cuando echo la vista atrás y sumo todo lo que estaba haciendo, desde la creación de los artículos de aseo, el *marketing* y las relaciones públicas, la búsqueda de productos, hasta la venta en tiendas, librerías, retiros de spa y farmacias, todo lo cual implicaba una gran cantidad de papeleo, me pregunto cómo pude hacerlo. Especialmente porque el efecto adormecedor en el cerebro de la quimioterapia todavía estaba pasando factura, y eso no incluía ocuparme de mis constantes y engorrosos problemas de salud. Lo que necesitaba era un socio comercial que se ocupara del negocio junto a mí, no un inversor rico y presumido que poco iba a aportar y que lo único que haría sería exigir aún más de mí. Bastante difícil era ya mantenerme cuerda sabiendo que el cáncer seguía acechándome, pisándome los talones, observando cada uno de mis movimientos. Yo había seguido adelante de todas formas. Mi negativa obstinada y sanguinaria a aceptar la derrota había supuesto que no me diera cuenta del daño que el estrés me había causado.

Pero, claro, yo no soy Jo Malone, ¿verdad?

# Capítulo 14
# VUELVE EL PELIGRO

No es de extrañar que, después de todo esto, me quemara. Nunca había reconocido por completo cuánto me había golpeado el cáncer. Había continuado como antes, negándome a ceder, creyendo que podía sobrellevarlo, casi hasta un punto en el que estaba negando que alguna vez hubiera tenido la enfermedad. Escondía los suplementos y medicamentos que estaba tomando, tragándolos furtivamente sin que nadie me viera, tratando de convencer al mundo de que estaba bien.

Si alguien se enteraba de mi diagnóstico quería que pensara que había salido ilesa; que ese cáncer no me había «cambiado»; que lo que había pasado no había sido la experiencia más devastadora de mi vida. Cuando echo la vista atrás, estoy bastante segura de que había retrasado el trastorno de estrés postraumático. Había dado todo lo que tenía, asumiendo más y más, y el negocio había asestado otro golpe.

Fue un golpe demasiado fuerte. Era consciente del vínculo que hay entre el estrés y el cáncer y, al final, me di cuenta de que la vida importaba más. Así que tomé la desgarradora decisión de dejar ir mi negocio.

Sin embargo, mi negocio era como mi bebé. Todas aquellas encantadoras creaciones que me había esforzado día y noche en crear. Lo aparcaría todo. Me dije a mí misma que solo sería hasta que me encontrara mejor, recuperara la compostura y me sintiera más como yo misma.

Todavía tenía todas las formulaciones, las marcas registradas y los derechos de autor de los rituales y los CD, así que quizás lo mejor sería relanzar los productos en un futuro. Con el corazón apesadumbrado, informé a mis compradores que el negocio cerraba.

Me acercaba rápidamente a mi 40 cumpleaños y necesitaba un descanso. Mis marcadores se habían mantenido estables, dentro de los niveles normales; era hora de frenar y tomar un respiro.

Seguía saliendo a navegar con regularidad, y mi cumpleaños coincidiría con la regata *Cork Week,* en Irlanda, una gran reunión de la fraternidad de la vela. Excelente regata y mayor diversión aún después de navegar. ¡Había llegado la hora de soltarme la melena!

Había comenzado a creer que de verdad podía vencer el cáncer. No me derrotaría. Aun así, seguía teniendo mucho cuidado con mi dieta. No podía relajarme por completo con eso. No obstante, ya no estaba tomando ninguno de los medicamentos, habían sido a corto plazo. Incluso solo tomaba aspirina de vez en cuando, ya que me preocupaba el daño que podría haber causado el etodolaco (un AINE). En ese momento no comprendía del todo lo importante que era seguir tomándolo.

Durante aquel verano me desmadré un poco. Me estaba acercando de nuevo a mi fecha de «fin del peligro» de los cinco años (¡ja!) y quería celebrar tanto eso como mi cumpleaños. En Cork salí de bares en varias ocasiones; la víspera de mi cumpleaños acudí a un bar de champán, y me dejé llevar animada por cócteles *Black Velvet*, una mezcla de cerveza Murphy's (una cerveza negra tipo Guinness que contiene muchísimo hierro), malísima para los pacientes con cáncer) y champán. Efectivamente, Jane se había soltando la melena.

Pero iba a ser un error. Después de llegar a casa, mi pierna derecha se hinchó con linfedema y unas semanas más tarde, comencé a toser y noté sabor a sangre. Los sudores nocturnos volvieron con fuerza. ¿Habría vuelto también la leucemia? Me entró el pánico.

Para mi horror, mis marcadores de SCC habían subido a 200, por encima del nivel que tenían cuando me diagnosticaron el tumor pulmonar. No tenía tiempo que perder, era una clara señal de peligro. Inmediatamente comencé a tomar mi cóctel de medicamentos, el pequeño alijo que conservaba del año anterior. Empecé con más vitamina C intravenosa junto con mi cóctel de dipiridamol y la estatina, y tomaba de vez en cuando etodolaco, preocupada por mi estómago y por cómo este lo soportaría.

El cáncer parecía haber regresado con fuerza y rapidez. Revisé mis investigaciones y encontré un artículo en el *Journal of Herbal Medicine* de 1999. Me di cuenta de que necesitaba *Mahonia aquifolium* con su potente contenido de berberina. Había olvidado esta valiosa arma. Inmediatamente, la agregué de nuevo a mi cóctel para matar de hambre al cáncer.

Dos meses después y para mi enorme alivio, mis marcadores habían vuelto a caer en picado por debajo de lo normal. Cuando me realicé una tomografía computarizada, ya no había nada que ver, si es que alguna vez había habido algo. Quizás había reaccionado exageradamente o quizás había evitado otro desastre. Nunca lo sabría. No obstante, me di cuenta de que no podía permitirme ser tan imprudente. El cáncer era un problema a largo plazo que debía controlarse, al igual que la diabetes o el VIH.

¿El cáncer desaparecería por completo con el tiempo? ¿O lo tendría siempre, acechando en la oscuridad, durante el resto de mi vida? Quizás necesitaba tomar los medicamentos con más regularidad. Si eso significaba tomar algunos medicamentos a diario, no sería un problema. Era perfectamente manejable.

Fuera lo que fuera, había superado con éxito otro «traspiés». Confirmó el poder de mi cóctel. Me demostró que había funcionado tanto contra el cáncer de cuello uterino como contra la leucemia, pero quizás la adición de la berberina había ayudado a potenciar aún más la sinergia. ¿Quizás la glucosa y la grasa potenciaban más el cáncer de cuello uterino que la leucemia?[75]. (Este es, de hecho, el caso. La glutamina potencia más la leucemia)[76].

Mi pequeña transgresión no había resultado fatal. Estaba de nuevo al mando, gracias a Dios. Había sido una lección valiosa. No me permitiría volver a descuidarme así. Decidí seguir tomando la estatina y obtuve otra receta de mi oncólogo, quien también opinaba que valía la pena tomarla por un período más largo.

Al cerrar mi negocio se produjo un vacío en mi vida. Tenía muchas ganas de centrarme en intentar tener un bebé. Ahora me sentía segura de que podría volver a vencer al cáncer si se me presentaba. Ya no estaba asustada por eso. No me importaba si los demás pensaban que mis acciones eran imprudentes, que podría morir y dejar al niño sin madre. Con todo el conocimiento que había adquirido durante la última década, no me sentía egoísta al traer a otra persona al mundo.

---

[75] «AKT Inhibitors Promote Cell Death in Cervical Cancer through Disruption of mTOR Signaling and Glucose Uptake». *PLOS ONE* 9(9): e107846.

[76] Emadi, Ashkan *et al.* «Inhibition of glutaminase selectively suppresses the growth of primary acute myeloid leukaemia cells with IDH mutations». *Experimental Hematology*, Volumen 42, Núm. 4, 247-251.

Después de hablarlo largo y tendido con Andrew, decidimos que con una donante de óvulos y una madre subrogante resultaría emocionalmente más fácil para todas las partes, aunque logísticamente fuera mucho más difícil. Hicimos correr la voz de que estábamos buscando a una donante, y para mi alegría una de mis encantadoras amigas me ofreció sus óvulos. Me sentí abrumada por su generosidad, era algo muy importante para ella. Tuvimos muchas largas charlas, ella estaba totalmente feliz de hacerlo. Que ella estuviera preparada para soportar inyecciones de hormonas y pasar por todo, para nosotros, fue el regalo más increíble.

También habíamos encontrado una madre subrogante en una antigua amiga de la escuela, ¡pero lograr que ambas mujeres sincronizaran sus ciclos era más fácil de decir que de hacer! Con grandes esperanzas, comenzamos el tratamiento en una conocida clínica de fertilidad en Harley Street. No había ninguna razón para que fallara, ambas partes habían tenido sus propios hijos y ambas tenían un historial de éxito. Mi donante todavía tenía menos de 35 años, seguía siendo una buena edad para donar.

Sin embargo, el primer ciclo nos dio una cantidad muy decepcionante de óvulos y, al final, solo logramos ocho embriones viables. De ellos, solo dos eran de una calidad razonable. Recuerdo que los miré a través del microscopio y pensé en lo asombroso que era que estos conjuntos de células pudieran transformar nuestras vidas.

Se llevó a cabo la implantación de nuestros dos pequeños embriones. Tuvimos que esperar unas semanas insoportables para ver si uno, o ambos (¡glup!) se habían implantado.

Nunca olvidaré el terrible golpe al descubrir que ninguno de los dos lo había logrado. No podía entender por qué no. Ambas mujeres habían tenido hijos. ¿Por qué era tan difícil este asunto de la fertilidad? ¿Había hecho la clínica algo incorrectamente? ¿Debería haberse realizado la transferencia en la oscuridad, ya que luego supe que era lo habitual en otra clínica?

Había escalado muchas montañas para llegar a este punto, así que me dije a mí misma que esto era un simple bache en nuestro viaje hacia la paternidad. Bueno, este ha sido solo nuestro primer intento.

Nuestra madre subrogante estaba muy decepcionada y se tomó el fracaso como algo personal. No me lo esperaba. Traté de tranquilizarla diciéndole que a menudo fallaba, sobre todo en el primer intento, pero se sentía demasiado agotada emocionalmente para seguir adelante. De hecho, le estaba pidiendo mucho. Sin pretenderlo, debo de haberle mostrado mis esperanzas frustradas y mi decepción. Fue una situación intensa. Lamenté que no quisiera seguir adelante, pero lo entendí.

¿Mi amiga se plantearía de nuevo donar óvulos? Afortunadamente, sí. Pero ahora teníamos que buscar otra madre subrogante. Afortunadamente, la agencia COTS tuvo éxito y dio con una subrogante, pero ella vivía cerca de la frontera con Escocia y ¡estábamos en Londres! Aun así, la distancia no importaba. Una vez que se completaron las visitas y todos los procedimientos, lo cual llevó varios meses, estábamos ansiosos por comenzar de nuevo. Sin embargo, justo cuando estábamos a punto de empezar, la madre subrogante descubrió que estaba embarazada de su marido e iba tener otro bebé. Nos decepcionó enormemente.

Ella ya había sido subrogante para otras dos mujeres y este era su séptimo bebé. Después de otra espera, COTS nos encontró otro ángel. Una mujer encantadora llamada Rebecca que vivía mucho más cerca de nosotros, en Londres. Perfecto.

Una vez más pasamos por el mismo proceso de implantación. Cruzamos los dedos y esperamos a ver si esta vez funcionaba.

Trataba de no llamarla el teléfono todos los días para saber cómo estaba. No quería parecer demasiado desesperada. De algún modo, estaba totalmente convencida de que esta vez iba a suceder. Entonces, una mañana, sonó mi móvil. Cogí el teléfono, nerviosa por la emoción.

«Me ha venido el periodo», dijo en voz baja. «Me hice una prueba de embarazo solo para estar segura. Lo siento mucho, pero no ha funcionado».

Nos dijo que había comenzado una relación con un hombre y que él no estaba interesado en que ella lo volviera a hacer. Me quedé anonadada. Me recompuse, le di las gracias y le dije que deberíamos vernos igualmente algún día para tomar una copa, pero no estaba segura de qué hacer a continuación.

Unos meses más tarde, la señora que vivía cerca de la frontera escocesa volvió a estar disponible. ¡Había dado a luz al bebé número siete! Ella era súper fértil, ¿cómo iba a fallar? A su médico no le hacía mucha gracia la idea de que volviera a ser subrogante, pero ella estaba muy contenta de seguir adelante después de unos meses de descanso. ¡No perdería la esperanza! Esperamos hasta que estuvo lista, luego se descongelaron los dos embriones restantes y se realizó el trasplante.

Recuerdo haber respondido a su llamada de pie en el probador de una tienda, a medio vestir. Respiré hondo mientras respondía. ¿Por fin íbamos a ser padres?

No en esta ocasión.

Mi amiga que había donado sus óvulos había pasado ya por dos ciclos para nosotros. Odiaba someterla a todas estas hormonas innecesarias. Sencillamente, no podía pedirle que lo hiciera de nuevo, era injusto. Fui a su casa, tuvimos una larga charla y le dije que iba a encontrar a alguien que pudiera hacer una subrogación «directa», sin la participación de una clínica. Además, económicamente no podíamos permitirnos volver a hacerlo a través de una clínica.

Los dos derramamos algunas lágrimas por el hecho de que no hubiera funcionado y nos abrazamos. Fue un gesto de hermandad en su máxima expresión. Nunca olvidaré su generosidad. Simplemente, me sentí abrumada por todas las mujeres que hasta ese momento me habían acompañado a lo largo de este viaje. ¡Qué ángeles tan increíbles hay en el mundo!

No obstante, Andrew y yo estábamos de nuevo en el punto de partida. No disponíamos de más embriones y no había más dinero en la hucha para financiar más intentos a través de una clínica. A pesar de que estaba destrozada, me aferré a la creencia de que en algún lugar había alguien especial que podría ayudarnos. Algún día sostendría en mis brazos a mi propio bebé, le miraría a los ojos, y sentiría el amor y el vínculo entre nosotros. Por favor, Dios.

# Capítulo 15
## DISEÑANDO MI «PLANO DE METRO»

Mi sistema inmunológico había quedado destruido por la quimioterapia y varios años después parecía que todavía no me había recuperado por completo del ataque. En 2002, había cambiado la berberina, que estimula el sistema inmunológico y reduce la glucosa, por la gymnema, ya que había olvidado la larga lista de razones por las que había elegido la berberina. De hecho, la berberina es tan eficaz como antimicrobiano que el ejército la está investigando como un suplemento antiántrax.

La reintroduje en mi dieta en 2004 cuando mis marcadores se dispararon nuevamente, pero todavía no había ningún otro estudio que pudiera encontrar al respecto, por lo que, viéndolo ahora, aún no lo tomaba con la regularidad que necesitaba. En cambio, busqué otras formas de estimular mi sistema inmunológico.

Fue en 2007, durante un brote de gripe aviar en el Reino Unido que provocó un enorme pánico e histeria, cuando descubrí la cimetidina como un refuerzo inmunológico, además de ser un potente fármaco contra el cáncer. Me preocupaba que, si contraía un virus potencialmente mortal, como la gripe aviar, pudiera afectarme peor que a otros porque estaba luchando fatal contra cualquier infección. Pillaba bicho tras bicho, y me dejaban postrada durante semanas. Pese a estar venciendo al cáncer, no estaba mejorando, simplemente, sobrevivía.

Tal vez tenía que reiniciar mi sistema inmunológico desde cero. Quizás necesitaba volver a aprender cómo reaccionar ante los resfriados y la gripe. Quizás el truco consistía en volver a construirlo lentamente, lo que le permitiría volver a aprender a reconocer los patógenos, pero esta estrategia no estaba funcionando. Cada resfriado era tan malo como el anterior. No estaba fortaleciendo mi inmunidad en absoluto.

Descubrí que mi respuesta inmune Th2, la respuesta humoral a los alérgenos, aumentaba constantemente (esto era lo que había comprobado el doctor Kenyon: mi resultado de IL5). Eso era lo que me impedía aumentar mi respuesta Th1 (patógena) a las infecciones oportunistas. Cuando una sube, la otra baja. Los fármacos antihistamínicos ayudan a revertir este problema, al reducir la respuesta Th2 permiten que la respuesta Th1 vuelva a aparecer. Las investigaciones demostraron que la cimetidina hacía precisamente eso. Era un antiguo medicamento que ya no estaba disponible sin receta en el Reino Unido, a pesar de que se recetaba generosamente en la década de 1980 para las úlceras gástricas.

Todavía estaba disponible en otros países como Alemania y Estados Unidos. Debería haberle pedido a alguno de mis amigos en Estados Unidos que lo comprara y me lo enviara. Sin embargo, opté por una farmacia canadiense en Internet. Como era un antiácido, lo tomé solo durante tres meses porque me preocupaba que a la larga pudiera estropear mi sistema digestivo. Tener un estómago ácido era importante para una digestión adecuada. ¡Era todo un acto de malabarismo intentar recuperar el equilibrio de mi cuerpo! Aun así, funcionó. De ser verme constantemente atacada por virus y bacterias, de repente, volví a ser mi antigua yo. ¡Hurra! Especialmente cuando agregué berberina a mi dieta.

También fue en 2007, buscando medicamentos para otros pacientes con cáncer, cuando llegué a la conclusión de que la metformina, un medicamento común para la diabetes, ayudaría a privar al cáncer de glucosa. Desde entonces he aprendido que también tiene muchos otros efectos contra el cáncer, como bloquear IGF-1 y la mTOR (una enzima clave para la división celular), estimular las bacterias buenas en el intestino y también mejorar la inmunidad. Además, bloquea la hexoquinasa 2, uno de los pasos en la ruta de la fosforilación oxidativa, reduciendo la conversión del lactato de nuevo en glucosa[77] y aumentando la sensibilidad a la insulina. La metformina, decidí, era un «arma potente» que ayudaría a potenciar cualquier

---

[77] Madiraju A.K., Erion D.M., Rahimi Y., Zhang X.M., Braddock D.T., Albright R.A., Prigaro B.J., Wood J.L., Bhanot S., MacDonald M.J., Jurczak M.J., Camporez J.P., Lee H.Y., Cline G.W., Samuel V.T., Kibbey R.G. y Shulman G.I. «Metformin suppresses gluconeogenesis by inhibiting mitochondrial glycerophosphate dehydrogenase». *Nature*. [26/06/14]; 510(7506): 542-6.

dieta sin cáncer, pero en lugar de tomarla después de una comida como hacen muchos diabéticos, ¿no sería mejor para los pacientes con cáncer con niveles de azúcar en sangre «normales» tomarla *antes* de las comidas, antes de que se produzca el aumento de glucosa?[78]. El momento, al igual que a la hora de hacer ejercicio (que decidí que era mejor quince minutos *después* de las comidas para reducir la insulina y la glucosa), es de vital importancia. Una gran parte de los efectos de la metformina se producen en el intestino, de forma similar a la berberina, modulando el «microbioma», que puede ser alterado desfavorablemente tanto por demasiadas grasas saturadas como por demasiados azúcares simples. Tanto la metformina como la berberina mejoran la cantidad de ácidos grasos de cadena corta, los cuales favorecen la salud en el intestino, reducen la inflamación y mantienen intacta la barrera intestinal[79].

Tanto la berberina como la metformina estaban incluidas en mi dieta diaria, alternaba entre las dos, pero de vez en cuando las sumaba. Quizás no debería haber hecho esto sin un glucómetro para controlar mis niveles de glucosa, pero no sufrí efectos nocivos. No era diabética y la metformina es «normoglucémica», en otras palabras, los niveles de glucosa no descienden por debajo de las lecturas normales. Es más segura de lo que muchos médicos creen, ya que durante años fue denostada en favor su hermana más peligrosa, la fenformina.

A estas alturas ya se corría la voz de que yo era una superviviente de la fase IV y que podría saber algo sobre cómo lograr la remisión en circunstancias imposibles. Me encontraba recibiendo cada vez más derivaciones de amigos y amigos de amigos. Tenía muchas ganas de dejar el cáncer atrás, pero también sabía que ahora poseía información valiosa que podría ayudar a otros. A regañadientes, acepté algunos casos: riñón, vejiga, páncreas, colorrectal y mama.

Traté de mantenerme a distancia, ya que investigar para ellos me devolvía todas las malas experiencias que estaba tratando de olvidar. Necesitaba

---

[78] Naguib A. *et al*, «Mitochondrial complex I inhibitors expose a vulnerability for selective killing of Pten-null cells». *Cell Reports*, [03/04/18].

[79] Xu Zhang, Yufeng Zhao, Jia Xu, Zhengsheng Xue, Menghui Zhang *et al.* «Modulation of gut microbiota by berberine and metformin during the treatment of high-fat dietinduced obesity in rats». *Scientific Reports*. [23/09/15].

mantenerme distante, por lo que rara vez conocía al paciente y solo me comunicaba por correo electrónico.

Junto con las terapias naturales y alternativas, hallé muchos medicamentos *off-label* que podían ofrecer beneficios a estos pacientes. El propranolol era un betabloqueante que ayudaría a reducir el VEGF, el factor de crecimiento que estimulaba el crecimiento de nuevos vasos sanguíneos para alimentar el cáncer. El propranolol también bloqueaba las metaloproteasas 2 y 9 de la matriz (MMP-2 y MMP-9), por lo que evitaba que la pared tisular alrededor de las células tumorales se descompusiera y permitiendo que el cáncer metastatizara, con lo cual pasó de ser un potenciador del cáncer a convertirse en un enemigo de este. No obstante, interactuaría con el dipiridamol, ya que ambos pueden reducir potencialmente la presión arterial. Sin embargo, descubrí que el dipiridamol también bloqueaba MMP-9 y la vía de señalización Wnt, esta última a menudo alterada en el cáncer. El sulindaco era un AINE que parecía muy útil para el cáncer colorrectal, pero muy difícil de obtener.

Animé a la gente a crear sus propias listas para su zona de molestia, pero estaba claro que después de un par de años, esta estrategia no estaba funcionando y la lista de suplementos parecía demasiado larga y confusa. ¿Cuáles eran los «peces gordos»? ¿Cuáles eran los medicamentos y suplementos más eficaces y por qué? La gente seguía muriendo y nadie conseguía que su oncólogo le recetara ninguno de estos medicamentos *off-label*. Sin embargo, tuve algunos éxitos espectaculares, dos pacientes en fase IV todavía están vivitos y coleando mientras escribo estas líneas, ambos al menos catorce años después de su diagnóstico terminal, y utilizando solo terapias naturales.

Estos éxitos fueron los que conocí en persona, solo entonces comprendieron por completo la importancia de la dieta de bajo índice glucémico, así como la necesidad de adoptar una estrategia completamente integral y tomar suplementos de forma regular. Sin este nivel adicional de apoyo, me di cuenta de que los pacientes podían abandonar sus dietas y, simplemente, volver a su oncólogo para mejorar. Una estrategia condenada al fracaso con la enfermedad en fase IV.

Cuanto más descubría, más me convencía de que todos los pacientes tenían que dejar a la vez los tres «macronutrientes» dietéticos, esto es, las grasas malas, los carbohidratos simples (especialmente la glucosa) y las proteínas (por ejemplo, la glutamina) para poder obtener los resultados más óptimos.

A pesar de las largas explicaciones por teléfono y el envío de artículos de *Pubmed* y *Medline*, sentía que estaba perdiendo el tiempo. La mayoría de los pacientes no entendían lo importante que era modular sus dietas o la importancia de añadir más a su arsenal para potenciar el «estándar de atención», tan desgraciadamente inadecuado. Las combinaciones eran esenciales. El libro de la profesora Jane Plant *Your Life in their Hands* estaba muy bien cuando se trataba de reducir IGF-1, eliminando la carne y los lácteos, pero yo opinaba que no iba lo suficientemente lejos. Yo había sido despiadada con el azúcar. Nada de miel, plátanos, uvas, alcohol; había que matar realmente de hambre al cáncer. Sin medias tintas.

Jane Plant creía que las pizzas y la miel estaban bien, mientras que para mí estaban en la lista prohibida sin ninguna duda. Era importante reducir la «carga glucémica» y ese peligroso pico de insulina después de las comidas. Eliminar IGF-1 era tan solo un ángulo, pero eliminar la glucosa y reducir la insulina, reducir las grasas saturadas y las proteínas junto con la reducción de IGF-1 era seguramente mejor.

Observando los comportamientos de otros pacientes, me di cuenta de que la mayoría seguía comiendo patatas, arroz blanco, plátanos, pan, miel, uvas y zumos de frutas. Sabía que no les iría bien sin los medicamentos que los ayudaran a comprender mejor cómo se alimentaba el cáncer.

Con un suspiro de resignación, supe que tenía que asumir un papel más activo. Así que me vi ayudando a los pacientes a diseñar sus propias listas para el punto de molestia, sentándome con ellos cara a cara, discutiendo qué cambios necesitaban hacer y a quién ver. Me convertí en una especie de «facilitador» que les guiaba en la dirección correcta para encontrar los medicamentos, médicos y suplementos que necesitaban.

Para explicar en términos simples lo que a mí me había funcionado, elaboré un diagrama en forma de triángulo que mostraba cómo cada uno de los medicamentos que había tomado había funcionado para privar al cáncer de cada uno de los «macronutrientes» de la dieta que este necesitaba. Mi teoría era que había que privar al cáncer de los tres lados del triángulo: la grasa, las proteínas y los carbohidratos simples de forma conjunta para obtener el máximo efecto. A medida que el cáncer se volvía más resistente, pasaba de la glucosa a la glutamina. Si solo bloqueaba una ruta, simplemente usaría otra. De hecho, lo hace a través de muchas líneas de combustible. El cáncer puede utilizar no solo glucosa y glutamina, sino también ácidos grasos, acetato e hidroxibutirato (cetonas) y lactato. Determinar qué nutrientes estaban siendo utilizado por el cáncer era importante, pero en esa época era difícil encontrar estudios al respecto. El metabolismo no se consideraba importante, la atención se centraba en los cambios genéticos.

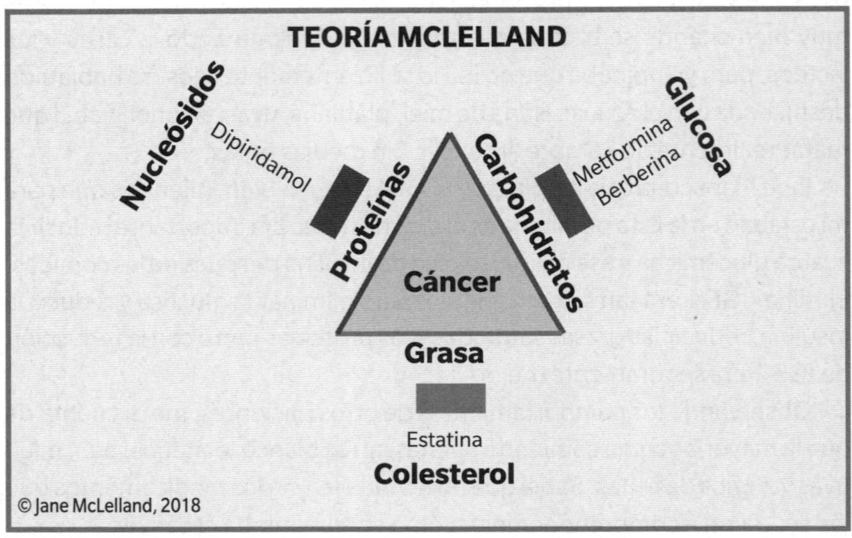


Fig. 15.1. *Mi teoría del triángulo para matar de hambre a los tres macros.*

Mi «Teoría del Triángulo» para matar de hambre al cáncer consistía en un diagrama muy sencillo, pero servía para explicar mi enfoque de forma fácil y visual; estaba basada en los escasos conocimientos que yo tenía hace diez años.

- El dipiridamol privaba al cáncer de nucleótidos y otras proteínas
- La metformina y la berberina privaban al cáncer de glucosa
- La lovastatina privaba de grasa (colesterol) al cáncer

Una vez muerto de hambre, yo le había asestado el golpe mortal con la combinación de vitamina C intravenosa, ozono, etodolaco (un AINE) y lovastatina; todos ellos habían desencadenado la apoptosis. De hecho, lo que había hecho para «matar de hambre» a mi cáncer era mucho más detallado de lo que dibujé anteriormente y solo en los últimos años he conseguido reconstruir exactamente lo buena que era realmente mi combinación. Este diagrama del triángulo se convirtió en una plantilla para incluir otras rutas de la grasa, la glucosa y la glutamina que yo había bloqueado y, a medida que aumentaba mi conocimiento sobre las rutas metabólicas, este triángulo finalmente evolucionó hasta convertirse en mi plano de metro (ver más adelante). Una combinación integral para combatir el cáncer, que se puede utilizar y adaptar para cualquier tipo de cáncer.

A los pacientes recién diagnosticados, le hacía hincapié en la importancia de seguir más de un tratamiento a la vez, para no depender del estándar de atención, que actualmente resulta inadecuado para tratar una enfermedad tan compleja. Tomar solo un poco de metformina junto con la quimioterapia, por ejemplo, no sería suficiente. Al igual que tomar un solo fármaco. Tampoco se pueden ignorar las muchas rutas metabólicas anormales del cáncer. Sin embargo, así era como sus oncólogos abordaban el tratamiento, usando únicamente un fármaco a la vez y cuando este fallaba (porque el cáncer muta), pasaban a utilizar otro fármaco, sin reconocer la importancia de la célula madre y cómo cambia su metabolismo, el cual, después de mucho investigar, he concluido que es la verdadera razón por la que el cáncer se vuelve resistente. Cambia su fuente de combustible para continuar alimentándose de una nueva manera. La búsqueda constante de nuevos fármacos «genéticos» solo sirve a la industria farmacéutica, no al paciente. Tuve que recordarles a mis amigos que no estaban en un ensayo. Esto era el mundo real y las combinaciones eran la clave, sobre todo cuando los medicamentos que yo les sugería que investigaran y pidieran tenían poca o ninguna toxicidad, y estaban respaldados por años de datos. El tratamiento tenía que seguir un enfoque integrador. Mi teoría era que las principales fuentes de combustible deben bloquearse al mismo tiempo para poder matarlo de hambre. Al cáncer no se le puede dar nada de cuartel.

A pesar de todo esto, era frustrante ver a los pacientes cometer los mismos errores una y otra vez. La mayoría no se daba cuenta del nivel de esfuerzo que hacía falta para mejorar. Algunos sentían que preferían morir antes que cambiar su dieta o tomar muchos suplementos y píldoras (¡y son muchos los que hay que tomar!). Los pacientes se muestran por naturaleza reticentes ante la idea de tomar muchos medicamentos. Y algunos se mostraban reacios a ofender a su oncólogo, la mayoría de los cuales se mantienen resueltamente en contra de cualquier tratamiento complementario y descartan las dietas por inútiles. Los pacientes prefieren hacer dócilmente lo que se les dice, poniendo toda su fe en la bata blanca y el «sistema».

Con todos esos pacientes lo único que hice fue malgastar energías. Solo pude ayudar a aquellos que estaban preparados y dispuestos a enfrentarse a la enfermedad; pacientes que reconocieron las fallas en el *establishment* médico actual y fueron capaces de dar esos pasos adicionales necesarios. Cuanto más avanzada estaba la enfermedad, más tenían por hacer. Yo solo podía ofrecer mis sugerencias y mi apoyo.

# Capítulo 16
# UN CHOQUE A CÁMARA LENTA

Un día de 2012 me llamó por teléfono mi amiga Louise.

«Rachel acaba de llamarme desde Dubái», dijo con la voz quebrada. «Me ha dicho que su cáncer de mama triple negativo se ha extendido. ¿Puedes ayudarla?».

Rachel era una amiga en común de Guernsey. Tenía dos hijos menores de cinco años y se había mudado a Dubái con su esposo. Me estremecí. El triple negativo tiene el peor pronóstico de todos los cánceres de mama: no responde al tratamiento hormonal ni al *Herceptin*. El tratamiento generalmente implica una combinación agotadora de cirugía, radioterapia y quimioterapia. Si no se consigue eliminar a la primera, progresa rápidamente. La supervivencia cuando reaparece se mide en meses.

Hablé con Rachel directamente más tarde esa semana. Estaba llorando.

«El oncólogo me ha dicho sin miramientos que todo el mundo tiene que morir, como si fuera normal» dijo sollozando. «Pero yo solo tengo cuarenta años. Tengo hijos pequeños. El cáncer no es normal. No quiero morir. Quiero que mis hijos crezcan y formen su propia familia. No es justo».

Me horrorizó el comentario despiadado de su médico. No era la primera vez que me preguntaba si algunos oncólogos se divierten al decirles a los pacientes que van a morir. Se les da tanto poder... Ellos manejan el hacha, ya sea mediante un tratamiento paliativo insuficiente o, a la inversa, mediante un tratamiento excesivo con grandes cantidades de quimioterapia e inmunoterapia.

A Rachel le habían diagnosticado meses antes un cáncer secundario en su mediastino (la sección entre sus pulmones), pero le acababan de dar su pronóstico. Muchos oncólogos creen que no diciendo nada al principio están protegiendo al paciente y a la familia, y entiendo por qué evitan revelar la cruda realidad, pero esto es crueldad indirecta. Si los pacientes se mantienen en la ignorancia hasta que están casi en su lecho de muerte, no se les deja tiempo para aceptar el diagnóstico, hacer planes, o encontrar otros tratamientos. La búsqueda desesperada de alternativas en esta etapa es desgarradora. Lo veo constantemente.

Los oncólogos ven venir el choque a cámara lenta como si fuera algo inevitable, imparable y engorroso. Su trabajo es simplemente amortiguar el golpe con tratamientos paliativos y dejar que la familia recoja los pedazos. Así es como ellos ven su trabajo. No es de extrañar que la oncología atraiga solo a las personalidades más fuerte.

A menudo, el paciente recibe una hoja de papel con un código críptico como T3N2M1, con la esperanza de que se marche y descubra por sí solo lo que esto significa exactamente de manos del doctor *Google*. Este código puede confundir fácilmente a los pacientes y hacerles creer que están solo en una fase III cuando en realidad M1 significa una metástasis distante, fase IV. Los pacientes se dejan llevar por una falsa sensación de seguridad, para luego enfrentarse a la dura realidad de su situación cuando el tiempo ha pasado y la posibilidad de cualquier uso eficaz de otras modalidades de tratamiento se vuelve más difícil.

«Creo que deberías regresar al Reino Unido para pedir una segunda opinión», le dije a Rachel.

Entonces concertó una cita con uno de los mejores oncólogos del Reino Unido, el profesor Justin Stebbing, en Londres. Cuando llegó, Rachel, Louise y yo nos sentamos alrededor de la mesa de mi cocina y pasamos toda la tarde estudiando algunas de las cosas que había encontrado para ella. Le hice una lista para su zona de molestia. En ella había incluido metformina, lovastatina y etodolaco. Le expliqué los motivos.

Le sugerí que llevara la lista a su cita con el profesor Stebbing, pero se mostró reacia. Estaba demasiado abrumada por su diagnóstico como para saber qué hacer.

Así que, en lugar de eso, acudió a la cita con Louise con una lista de preguntas, sobre si le recetaría metformina y lovastatina, si su tumor era inflamatorio y para pedir un AINE. Intenté explicarle cómo la inflamación estimula el cáncer.

En ese momento, no pude encontrar suficientes datos para respaldar la inclusión del dipiridamol para el cáncer triple negativo[80], pero esperaba que el profesor Stebbing pensara que valía la pena recetar los otros tres medicamentos, dado que estaba en fase IV, «terminal». Parecía razonable que se les permitiera a los pacientes buscar tratamientos que pudieran ayudarles a salvar sus vidas. ¿No era esto humano?

Durante la consulta, Rachel se olvidó de hacer cualquier pregunta sobre los medicamentos *off-label*. Louise me comentó que solo había hablado con el profesor Stebbing mientras se escondía detrás de su bufanda, probablemente para ocultar sus lágrimas. Insistí en ir con ella en su próxima visita. Ella aceptó.

Así que un mes después, entré en la consulta del profesor Stebbing junto a Louise y Rachel. Debe de haber sido un espectáculo extraño, las tres entrando juntas. Después de presentarnos, le expliqué que estaba allí para ayudar a Rachel a tomar algunas decisiones. Con el permiso de Rachel, me puse de pie y extendí el papel en DinA3 con la lista para la zona de molestia sobre su mesa. ¡Sus ojos se abrieron llenos de asombro! ¡Me di cuenta de que el profesor nunca había visto antes nada parecido! ¿Quién era esta mujer tan osada?

La lista tenía muchas sugerencias distintas, desde vitamina C intravenosa, radioterapia estereotáctica, terapia sónica y fotodinámica y ultrasonido focalizado de alta intensidad, hasta los inhibidores de PARP más convencionales (ya los estaba investigando). También enumeraba sus suplementos, dietas y sugerencias de desintoxicación. Y por supuesto la metformina, lovastatina y un AINE, como el etodolaco.

Ignorando por completo su reacción de asombro, me quedé allí recitando los posibles beneficios de la metformina y una estatina. ¿Los había recetado alguna vez? ¿Su tumor expresaba COX-2? ¿Qué opinaba acerca de usar un antiinflamatorio no esteroideo?

Una vez se recuperó del *shock* inicial, tuvimos una larga discusión sobre el uso de tratamientos complementarios.

---

[80] Desde entonces, he descubierto un artículo publicado en *Clinical Experimental Metastasis* publicado en enero de 2013. Investigadores de Nápoles, Italia, han descubierto que el dipiridamol detiene la progresión del cáncer triple negativo en ratones.

No estaba seguro acerca de la vitamina C intravenosa, pero accedió a que ella la probara, al igual que la terapia fotodinámica. Después de mucha deliberación, pero no un rechazo absoluto, dijo que no podía recetar los medicamentos.

«No se consideran tratamientos estándar para el cáncer y no quiero prescribirlos sin ensayos clínicos aleatorios», dijo.

Daba igual, ya había anticipado esta respuesta y había concertado otra cita para ella a la vuelta de la esquina con el doctor Kenyon, quien esperaba pudiera recetarle algunos de los medicamentos.

A estas alturas, Rachel tenía un tumor bastante grande en el mediastino. Tanto el profesor Stebbing como yo sabíamos que los tratamientos médicos estándar por sí solos nunca controlarían su enfermedad por mucho tiempo. Solo le comprarían unos meses, aunque no lo mencionamos en su presencia.

Una hora más tarde, el doctor Kenyon realizó algunas pruebas. Rachel todavía parecía tener una buena función hepática y la quimioterapia no la había destrozado por completo en esta fase. No había ningún problema en que empezara la terapia fotodinámica. Sin embargo, Rachel tenía otras ideas. Simplemente, no se sentía cómoda con los tratamientos alternativos. Quería ceñirse a la estrategia convencional, aunque aceptó la metformina, por lo que el doctor Kenyon, con un poco de insistencia por mi parte, le hizo una receta.

Me reuní con el profesor Stebbing varias veces junto a Rachel y me dio su dirección de correo electrónico. Juntos discutimos los tratamientos que finalmente decidió seguir, como la radioterapia estereotáctica y, a pesar del enorme tumor que descansaba entre sus pulmones, Rachel siguió viva durante veintidós meses más. Un tiempo precioso con su joven familia.

Cuando murió, sentí su muerte como un fracaso personal, a pesar de mis esfuerzos. Ojalá hubiera podido conseguirle todos los medicamentos que creía que necesitaba. Un cóctel adecuado que apuntaba a varias líneas de combustible. El cáncer de mama triple negativo era complicado. ¿Qué nutrientes usaba el CMTN que otros no? Era uno de los cánceres más difíciles de curar. En su honor, haría de averiguarlo mi misión. Si pudiera desentrañar qué es y cómo bloquearlo, tal vez ayudaría a revertir esta terrible enfermedad que aflige a demasiadas madres jóvenes.

Unos meses más tarde, me pidieron ayuda nuevamente para una señora que había sido diagnosticada con melanoma maligno. Así que me reuní con Beth y sus dos hijos, ambos de veintitantos. Todos nos sentamos en mi cocina e hicimos un plan de tratamiento juntos. Hice una lista para su zona de molestia y les mostré el rudimentario triángulo para matar de hambre al cáncer. Estudiamos muchos enfoques naturales diferentes que ella podría querer probar, además de antiguos medicamentos. Todos estaban satisfechos con el camino elegido por Beth. Era importante que las decisiones las tomara ella. Consideró que sería útil que la acompañara a ver a su médico en el Royal Marsden Hospital de Londres, el hospital oncológico más famoso del Reino Unido.

A raíz del estudio realizado por la doctora Betty Rhodes del St. Helier Hospital sobre pacientes con melanoma en la década de 1980, supe que el dipiridamol le sería útil. Incluso logré adquirir el artículo original de *The Lancet*. No obstante, convencer a los oncólogos para que prescriban cualquier cosa *off-label* sería particularmente difícil en este bastión de la medicina tradicional. Aun así, acordamos que valía la pena intentarlo.

Sumamos una estatina y un AINE a la lista porque había encontrado buenos artículos sobre ambos relacionados con el melanoma. No pude encontrar mucha evidencia para la metformina en ese momento, así que me limité únicamente a tres medicamentos: dipiridamol, una estatina y un AINE. A la semana siguiente me reuní con ella en el hospital.

Me saludó cuando entré en la sala de espera del Royal Marsden, repleta de pacientes y familias con aspecto sombrío y silencioso. No había sitio para sentarse. Sus hijos no pudieron asistir ese día y Beth me presentó a su hermano y a su hermana, que habían venido. Ambos me miraron con recelo, era evidente que mi presencia no les parecía bien.

Cuando entramos en la consulta, me di cuenta con cierta consternación de que era «de la vieja escuela». Nos miró por encima de sus gafas mientras nos sentábamos.

Beth, animada por su nuevo plan de tratamiento y sintiéndose más en control de su enfermedad, lanzó un discurso rápido sobre lo mucho mejor se sentía después de haber eliminado el azúcar de su dieta. Desafortunadamente, esto marcó la pauta para toda la reunión. La dieta era lo último de lo que él quería oír hablar.

«Ya le he explicado que cambiar su dieta es una pérdida de tiempo», dijo, como si regañara a una niña desobediente. «Nunca se ha demostrado que ayude a los pacientes con cáncer y lo único que está haciendo es privarse en una etapa crítica en la que debería relajarse y comer lo que más le apetezca», añadió.

Entonces, ¿podía atiborrarse de chocolatinas porque iba a morir de todos modos? No es de extrañar que los pacientes llamen a este hospital The Royal Mars Bar.

«Me gustaría saber qué opina acerca de que ella probara alguna terapia fotodinámica», le pregunté, arrepintiéndome de las palabras según salieron de mi boca. Pude observar cómo su actitud tranquila y tolerante tornaba en irritación.

Me miró directamente a los ojos con una mirada gélida.

«Tampoco hay evidencias de que eso ayude», respondió secamente. «Es ganas de desperdiciar su dinero»[81].

Si esto era un tema difícil de abordar, la cuestión de los medicamentos *off-label* iba a ser realmente complicado, pero por el bien de Beth, tenía que intentarlo. Cumplir solo con el estándar de atención no funcionaría.

«Bueno, aparcaremos esa idea», dije, solo para complacerlo. «También he estado estudiando algunos medicamentos *off-label* que podrían ayudar», agregué con nerviosismo. «Aquí tiene un artículo de *The Lancet* que demuestra que el dipiridamol, un fármaco antiplaquetario, podría ayudar a detener las metástasis. Detuvo la progresión en varios pacientes con enfermedad en fase IV».

Le entregué el artículo. Me quitó el papel, no dijo nada y se quedó mirándolo. Proseguí.

«El dipiridamol también tiene propiedades antivirales y el artículo sugiere que podría haber un componente vírico en el melanoma».

«¡Esto no supone ninguna prueba! ¡No un ensayo clínico aleatorio! ¡Es un estudio sobre unos pocos pacientes que se realizó en 1985!». Soltó un bufido y me arrojó el artículo. Beth me miró, me guiñó un ojo y puso los ojos en blanco como diciendo: «Justo la reacción que esperábamos».

«Ya sé que es antiguo, pero ¿y si lo han pasado por alto?», insistí, argumentando que el hecho de no ser nuevo no significaba que no funcionase. Era como decir que *Los Beatles* no valían nada porque se separaron en 1970.

«¿Y una estatina?», pregunté, sacando el siguiente artículo y consciente de que estaba perdiendo terreno rápidamente.

---

[81] Había leído un informe que mostraba claramente que la terapia fotodinámica podría beneficiar a los melanomas en fase III y IV. <https://www.ncbi.nlm.nih.gov/Pubmed/ 22653896>

«¿Qué fecha tiene ese artículo?, me preguntó.

«Mmm... 2005, publicado en *Melanoma Research*», respondí.

«¡Estamos en el año 2013! Si fueran útiles de alguna manera, ¿no las estaríamos usando ya?».

«Entonces, ¿no cree que puedan ser de alguna ayuda? ¿Quiere leer el artículo?», dije en voz baja. Obviamente no. El oncólogo se volvió hacia Beth.

«Quiero hablar con usted. A solas».

¡Vaya! La cosa no había ido bien. Sabía que iba a encontrar alguna resistencia, pero había resultado mucho peor de lo que Beth o yo esperábamos.

Se puso de pie, abrió la puerta y nos hizo señas para que su hermano, su hermana y yo saliéramos de la habitación. Salimos en fila y una vez más, me dedicó un gran ceño fruncido. Me volví para comprobar que Beth estuviera bien y me cerró la puerta en las narices.

Podía oírle hablar en tono acalorado con Beth. Me sentía mal. Había estado tratando de ayudar y no era justo que ella hubiera quedado atrapada en el fuego cruzado entre ambos. También me molestó que hubiera sido tan despectivo sin ni siquiera examinar todas las pruebas. ¿Dónde quedaba la elección del paciente?

Sin embargo, lo que me sucedió después fue realmente impactante. Nada más salir al pasillo, su hermano y su hermana se volvieron hacia mí. Dave se abalanzó sobre mí y me inmovilizó contra la pared.

Ambos empezaron a gritarme a la cara, Dave me golpeó en el pecho con el dedo.

«¡¿Quién diablos te crees que eres?! ¿Acaso eres médico? ¡Cómo te atreves a hacerle sugerencias al oncólogo! ¡No tienes ningún derecho a interferir en su tratamiento!».

Me quedé allí tratando de respirar con calma, «Yo...solo estoy tratando de ayudarla», acerté a balbucear.

Nunca antes me había pasado nada como esto. Estaba desesperada por escapar de allí. No tenía mucho sentido entrar en una discusión con ellos, no estaban de humor como para escuchar. Me zafé de él y me dirigí hacia la salida rápidamente.

«¡No te atrevas a ponerte en contacto con ella de nuevo!», gritó su hermana a mis espaldas mientras me apresuraba hacia la puerta.

El cáncer es una experiencia confusa y aterradora para toda la familia y sabía que solo estaban actuando conforme a lo que pensaban que era mejor para ella. Por mucho que me dije a mí misma que solo estaban siendo sobreprotectores, aquel abuso físico y verbal me alteró mucho.

Una vez a salvo fuera del hospital, le envié a Beth un mensaje de texto con una excusa sobre tener que ir a casa urgentemente.

Probablemente, ella supuso que habían sido groseros conmigo, pero nunca le dije lo que habían hecho. Beth y sus hijos se habrían sentido mortificados si alguna vez se hubieran enterado. Ya tenían bastante con lo que lidiar.

Ayudar a un paciente desesperado era una cosa, pero tratar con parientes protectores y enojados era otra muy distinta. Me prometí a mí misma que nunca más acompañaría a nadie en una visita. ¡No era bueno para mi propia salud! Pero, ¿cómo conseguirían los pacientes estos medicamentos? Parecía una tarea imposible. Los oncólogos estaban sujetos a estrictos protocolos. ¡Dios no quiera que receten algo tan innovador como una aspirina en dosis bajas para ayudar a un paciente moribundo!

Más tarde la envié a ver al doctor Callebout, pero nunca me pidió dipiridamol ni ningún otro medicamento. Creo que su oncólogo del *Royal Marsden* la desanimó. ¿Por qué se había mostrado tan enojado y hostil? ¿Por qué no debería intentar salvarse por todos los medios posibles? ¿El oncólogo se sentía amenazado por que yo cuestionara su autoridad? ¡Aquello no era una atención centrada en el paciente!

Muy a mi pesar, supe que murió seis meses después.

Sentí que había vuelto a fallar. No pude evitar preguntarme cómo le habría ido si hubiera tomado un cóctel de medicamentos. ¿Cuándo abriría los ojos la profesión oncológica? ¿No se daban cuenta de lo rígidos e inflexibles que eran? Cerrados a cualquier sugerencia, sin ninguna buena razón aparente. ¿Cómo habían podido volverse tan arrogantes? ¿Qué diablos había fallado en la profesión para que se comportasen como asesinos entrenados, negándose a permitir que los pacientes se salvaran? «¡A mi manera o la calle! Yo decido cómo vas a morir». La oncología estaba hecha un desastre y los que pagaban los platos rotos eran los pacientes.

Una vez a una le diagnostican la fase IV, apenas se ofrecen opciones, salvo utilizar una serie de medicamentos aprobados, ninguno de los cuales ha curado a nadie con una enfermedad en fase avanzada. Los nuevos medicamentos y ensayos están tan sobrevalorados en la prensa que la gente tiene demasiada fe en ellos. La industria farmacéutica ha engañado a los médicos y, sobre todo, a los pacientes vulnerables para que crean que la medicina moderna y sus medicamentos patentados tienen todas las respuestas. Es natural pensar que el último fármaco será mejor que el anterior, pero cuando examinamos las estadísticas, desgraciadamente, este no es el caso.

El presupuesto del sistema nacional de salud británico (NHS, según sus siglas en inglés) es tan ajustado que depende de que la mayoría de los pacientes con cáncer en fase IV sigan la primera opción de tratamiento, invariablemente quimioterapia de dosis alta, el tratamiento más barato, pero el menos efectivo. ¡Un paciente muerto es un gran ahorro! Es mucho más barato para el NHS si muere lo antes posible que si aguanta, aferrándose a la vida y necesita muchos cuidados de enfermería y costosos medicamentos. Y para rematar, el efecto secundario de la quimioterapia de dosis alta es que efectivamente arruinará o reducirá notablemente tus posibilidades de recuperación al destrozar tu sistema inmunológico, un ingrediente esencial para la supervivencia a largo plazo.

Si, contra todo pronóstico, has demostrado ser un candidato «digno» al sobrevivir a la quimioterapia de dosis alta, el NHS reserva las inmunoterapias más nuevas y, a menudo, increíblemente caras para las personas que llegan hasta aquí. Para entonces, las inmunoterapias son, por supuesto, menos eficaces ya que el sistema inmunológico está destrozado después de haber sido bombardeado por la quimioterapia. Y luego nos preguntamos por qué el Reino Unido tiene las peores tasas de supervivencia de Europa.

Como paciente en fase IV en el NHS, si solo sigues terapias convencionales, estás jugando un juego mortal de serpientes. Si sobrevives a la quimioterapia, cuando el cáncer regrese (como sucederá, la quimioterapia por sí sola no logra matar las células madre cancerosas), es posible que te ofrezcan un salvavidas, una escalera en forma de medicamento de terapia dirigida para volver a subir. Si está disponible, lo agarras, agradecida, pero cansada y exhausta por el tratamiento anterior. Si tienes suerte, este nuevo medicamento funciona por un tiempo, pero los efectos son solo a corto plazo: los medicamentos de terapia dirigida en esta fase solo prolongan la esperanza de vida una media de dos o tres meses. ¡Zas! Aterrizas sobre otra serpiente y te deslizas hacia abajo de nuevo. Si todavía tienes suerte, ellos te «rescatan» una vez más con otra línea de tratamiento, tal vez un fármaco de inmunoterapia más reciente. ¡Qué agradecida estás por las maravillas de la medicina moderna! Tus esperanzas se elevan una vez más, solo para verse frustradas cuando la publicidad no está a la altura de las expectativas. Ya no hay más escaleras. Solo serpientes.

Todo el paradigma del tratamiento del cáncer está mal.

El cáncer tiene dos tipos de células. Células madre y células de división rápida. Los oncólogos se centran en las células que se dividen rápidamente. No hacen nada para abordar las células madre cancerosas. Y las células madre cancerosas son las que hacen que el cáncer se propague. Estas se encuentran en el corazón de cada tumor y no se ven afectadas por los tratamientos convencionales. La quimioterapia, la radioterapia y los medicamentos de terapia dirigida más recientes son solo soluciones a corto plazo, ya que dejan que las células madre vuelvan a crecer y se hagan más resistentes.

Es un juego medieval, cruel y despiadado. Y fácilmente podría ser diferente si la profesión médica considerara el uso de cócteles de medicamentos, no solo para atacar los genes y las células de división rápida, sino también para atacar a las células madre.

Como pacientes, debemos ser conscientes de este despreciable juego que las compañías farmacéuticas están jugando con nosotros. Mientras nos aferramos a la vida, nuestros cuerpos son utilizados sin piedad como ratones de laboratorio. ¿Cuándo recetarán los oncólogos medicamentos *off-label* además de la atención convencional? No me cabe duda de que será pronto. Como había señalado el médico del *Royal Marsden*, estábamos en 2013. ¿Cuándo iba despertar la profesión médica?

# Capítulo 17

# ENCONTRANDO A MI TRIBU

En febrero de 2015, estaba leyendo tranquilamente el periódico mientras tomaba mi taza de té matutina (té verde, por supuesto), cuando reparé en un artículo en *The Telegraph*[82]. ¡Al instante, di un respingo al darme cuenta de que trataba sobre el cáncer y el uso de antiguos medicamentos *off-label*! ¡Por fin!

A un profesor de psicología, Ben Williams, le habían diagnosticado hacía veinte años un tumor cerebral incurable. Había seguido las pautas de la medicina tradicional: cirugía, quimioterapia y radioterapia, pero se curó por completo usando algunos medicamentos que había investigado y añadido por su cuenta a su estrategia contra el cáncer. ¡Alguien más que se había curado mediante un cóctel de antiguos medicamentos! ¡Hurra!

Él había usado verapamilo, un bloqueador de los canales de calcio durante su quimioterapia (otro efecto de la berberina), y un antibiótico llamado *Accutane*, que se usa normalmente para el acné, un análogo de la vitamina A (que bloquea débilmente el mevalonato; yo había usado una estatina), lo que significaba cruzar la frontera con México para conseguirlo. También había usado tamoxifeno, el cual, además de su efecto bloqueador de estrógenos, es un inhibidor de IGF-1 (ahora estaba tomando metformina diariamente como bloqueador de IGF-1, tanto por sus beneficios anticancerígenos como antienvejecimiento).

---

[82] <http://www.telegraph.co.uk/lifestyle/wellbeing/healthadvice/11424747/The-professorwho-cured-his-cancer-with-a-cocktail-of-everyday-pills-and-20-years-on-remainsdisease-free.html>

Según seguí leyendo casi me caigo de la silla. Había una nueva clínica en Harley Street, aquí mismo, en Londres, investigando una combinación de medicamentos casi idéntica a la mía: metformina, una estatina y otros dos medicamentos. ¡Dios mío! Esta nueva clínica, llamada Care Oncology Clinic, estudiaba el uso de estos fármacos como complemento del tratamiento convencional, tal y como yo siempre había sugerido. Dos de los medicamentos no los había visto ni escuchado antes en oncología: la doxiciclina (un antibiótico) y el mebendazol (un medicamento antiparasitario). Sin embargo, no había señales del dipiridamol por ninguna parte. No obstante, estaban considerando agregar un AINE a algunos de los futuros programas de tratamiento. ¡Quizás también podrían agregar dipiridamol a su programa!

¡Lo más increíble es que el oncólogo jefe de la Care Oncology Clinic no era otro que el profesor Justin Stebbing! Según el artículo, estaba supervisando esta nueva clínica en Harley Street, ¡recetando los mismos medicamentos *off-label* que yo le había rogado que le recetara a Rachel!

Solo puedo describir lo que me sobrevino a continuación como una avalancha metafísica. Se me puso la piel de gallina o llámalo como quieras, la sensación fue increíble. Mis pies y piernas empezaron a sentir un hormigueo, y una sensación de picazón me recorrió toda la espalda y me bajó por los brazos.

Dicen que hay dos grandes momentos en la vida, el primero cuando naces, el segundo cuando te das cuenta de por qué naciste. Este fue ese momento.

Nada más terminar de leer el artículo, llegué al convencimiento de que por fin alguien había descifrado el código del cáncer, que la respuesta era, como yo siempre había creído, usar distintas combinaciones para matar de hambre al cáncer. Tenía que conocer a esa gente. Quería saber más sobre los medicamentos que habían elegido y por qué funcionaban.

La doxiciclina era un antibiótico, el mebendazol era una píldora antihelmíntica o antiparasitaria, que se usa comúnmente para los niños con lombrices intestinales. Siempre me había preguntado si el cáncer podría ser causado no por «mutaciones genéticas aleatorias», sino tal vez por algo tan simple como una coinfección de distintos microbios. Sin duda, estos fármacos tenían otros efectos además de los antimicrobianos. ¿Los microbios afectaban a las mitocondrias? ¿O la doxiciclina funcionaba porque actuaba sobre las mitocondrias, sobre el metabolismo, ya que en un origen habían sido bacterias? Si se supiera que los virus pueden causar cáncer, ¿sería tan exagerado pensar que otros microbios, como las bacterias, las levaduras o los parásitos, también podrían afectar al cáncer? ¿Era así en parte como funcionaban? ¿Era un microbioma alterado, el entorno o el terreno alrededor del cáncer lo que también le afectaba?

El artículo enumeraba varios medicamentos que estaban siendo investigados por la campaña «ReDo» (reutilización de medicamentos para el cáncer) por su potencial contra el cáncer. Entre ellos estaba la cimetidina, que también yo había tomado durante unos meses años antes por sus efectos inmunoestimulantes y anticancerígenos, pero el dipiridamol no se mencionaba en ningún lado. No importa, ¡la Care Oncology Clinic estaba trabajando con otros medicamentos! ¡No puedo deciros lo feliz y emocionada que estaba!

Me puse en pie, bailé alrededor de la cocina como una lunática y rápidamente rompí a llorar. La emoción brotó de mí. Me di cuenta de que esto lo cambiaría todo. ¡Qué alegría que por fin pudiera haber un cambio radical en el tratamiento del cáncer! ¡Un corte de mangas para todos esos oncólogos arrogantes que me habían ignorado! Esta prueba demostraría que tenía razón, ¡lo sabía! Estaba muy emocionada de tener finalmente un lugar al que poder remitir a los muchos pacientes que acudían a mí en busca de ayuda. Esta clínica significaba que ya no tendría que seguir luchando contra la profesión médica por mi cuenta, ni me cerrarían las puertas en la cara, ni se burlarían de mí, ni tampoco se mofarían, me menospreciarían o me clavarían los dedos en el pecho... Aquí estaba la confirmación de todo lo que yo había dicho y pensado sobre el cáncer y que había sido descartado como ridículo.

¿Cómo era posible que una humilde fisioterapeuta hubiera sobrevivido a una fase IV, cuando tantos eminentes científicos investigadores del cáncer habían muerto? A los ojos de los médicos, yo era una remisión espontánea, una anécdota, una anomalía médica. Ahora había encontrado a mi tribu, que luchaba contra estas doctrinas arraigadas, no en el otro lado del mundo, ¡sino aquí mismo en Londres! ¡Apenas podía creerlo!

Me di cuenta con consternación de que esto significaba que al final tendría que escribir mi libro, y que al hacerlo despertaría muchos recuerdos dolorosos. Aun así, me preocupaba que sin mi ayuda esta clínica tuviera problemas. Conocía la Ley de Cáncer de 1939, lo que significaba que no se les permitía hacer publicidad. Necesitarían algún paciente para defender su causa. Y yo era la paciente cero.

No quería que el cáncer volviera a jugar un papel central en mi vida. Quería enterrarlo desesperadamente, que se olvidaran de mi sufrimiento, que la gente nunca supiera por lo que yo había pasado…, pero mi historia tenía que ser contada. Los pacientes necesitaban saber que yo había estado en su situación, que yo también había sentido el dolor, la tristeza, la desesperación. Necesitaba que supieran que había esperanza y que todavía había mucho que podían hacer. No obstante, eso supondría revelar detalles íntimos de mi enfermedad, mis relaciones y mis luchas. Me desenmascararía. Mierda, mierda, mierda.

Sin embargo, esta vez no estaría luchando por conseguir mejores tratamientos para mí, sino por todas las madres, padres, hijas e hijos afectados por esta terrible enfermedad, cada uno de ellos gravemente defraudado por el deficiente estándar de atención actual. Los pacientes se merecían algo mejor, estaban demasiado enfermos para luchar por sí mismos o darse cuenta de lo mal que las compañías farmacéuticas los estaban tratando. Estaba convencida de que, con el cóctel adecuado, ya disponíamos de todos los medicamentos necesarios para curar el cáncer.

¿Quién había fundado la clínica? ¿Qué esperaban ganar? ¿Quién la estaba financiando? No podía ser una gran empresa farmacéutica, ya que todos eran medicamentos baratos sin patente y no ofrecían ningún interés económico. Estaba confusa, ¡pero igualmente emocionada! ¡Esta clínica podría revolucionar todo el estamento médico! Seguro que no iba a ser popular entre las grandes farmacéuticas.

Si tenía tanto éxito como yo creía que iba a tener, esta clínica sacudiría a los gigantes farmacéuticos hasta la médula. Sabía que necesitarían de toda la ayuda que pudieran obtener para superar la resistencia y los intentos por cerrarla. Inmediatamente, llamé a mi amiga Louise. Acordamos vernos en un café para almorzar.

«¡Es increíble!», dijo cuando le mostré el artículo. «¡Menudo cambio de rumbo de Stebbing! ¡Está recetando los mismos medicamentos que no quería que Rachel tuviera hace tan solo unos años!».

«Para ser justos, no creo que él pudiera haberle recetado metformina porque ella no era diabética, y la estatina es para reducir el colesterol y no se usa normalmente para el cáncer, por lo que estaba en una posición muy difícil. Los oncólogos tienen las manos atadas por estrictos protocolos. Es complicado para ellos recetar estos medicamentos; en muchos sentidos, ahora parece más difícil que hace diecisiete años cuando yo los conseguí, aunque las investigaciones sean más sólidas».

El camarero me sirvió mi taza de té verde, el cual con mucho gusto habría cambiado por una copa de vino tinto para celebrarlo. «No es fácil para los médicos salirse de las estrechas opciones establecidas por el NICE. Tienen que ser muy valientes y estar seguros de que ni el paciente ni sus familiares van a demandarlos después. La gente es muy litigiosa hoy en día».

«Sí, pero si saben que el paciente se está muriendo. Si hay algo puede funcionar, ¿no deberían intentarlo?».

«Estoy de acuerdo contigo, Lou. Es de locos».

«Vas a hacer esa cosa horrible con la bolsita de té, ¿verdad?»

Me vio exprimir las últimas gotas de la bolsa en mis manos y untarme la cara. «¡Así está mejor! ¡Joven y hermosa!».

Ella se rio. «Admito que no pareces demasiado mayor para tu avanzada edad».

Había investigado mucho sobre humectantes e ingredientes antienvejecimiento para mi gama de artículos de aseo y encontré mucha similitud con los nutracéuticos. El té verde era buenísimo tanto interna como externamente; no me importaba un carajo lo que pensara la gente en una cafetería. El beneficio de estar en el lado equivocado a los cuarenta es que te importa muy poco lo que la gente piense de ti.

«Recuerdo claramente a Stebbing diciéndote que te sentaras cuando sacaste tu lista de medicamentos y suplementos para la zona de molestia de Rachel», dijo, sacando la cabeza de detrás del menú. «Creo que lo aterrorizaste».

Me eche a reír. «¡Terrorífica Jane!».

Quizás lo había hecho. La mayoría de los pacientes y familiares están tan asustados y son tan obedientes que están dispuestos a hacer cualquier cosa que les sugiera el oncólogo. Saltarían por una ventana si les dijeran que así iban a mejorar. Esto les da a algunos oncólogos una sensación malsana de poder y un aire de arrogancia y superioridad. El profesor Stebbing no era así, les daba a sus pacientes su número de teléfono y estaba listo para ayudar día y noche. Él era su héroe. Aun así, verme entrar a grandes zancadas en su consulta, decidida, exigente y resuelta, debió de ser un espectáculo bastante inusual.

Yo no había ido con intención de buscar un enfrentamiento. Simplemente, estaba tratando amentar la lista de medicamentos de Rachel y mejorar los tratamientos convencionales[83].

Mientras estaba allí sentada con Louise, no tenía ninguna duda de lo que tenía que hacer. «Hoy voy a escribirle al profesor Stebbing», le dije. «Esta clínica va a tenerlo difícil. Esos tratamientos van a encontrar mucha resistencia por parte de las grandes farmacéuticas y, probablemente, una gran cantidad de oncólogos».

Stebbing realmente está arriesgando su cuello. En privado, le envié muchos correos electrónicos y discutimos muchas cosas de las que nunca te hablé durante el cuidado de Rachel, no solo sobre estos medicamentos. ¡Quizás al final le convencí!»

«¡Igual, sí! ¡Eres persistente, eso seguro! Escríbele y yo te apoyaré hasta el final», bromeó.

Más tarde ese día, le envié un correo electrónico:

### Estimado profesor Stebbing,

¡Estoy segura de que se acuerda de cuando nos conocimos hace unos años con Rachel T-C y le exigí que debía recetarle metformina y una combinación de lovastatina y etodolaco! Le pido disculpas por aquello. Creo que se debió a una mezcla de frustración y... bueno, mucha frustración. No puedo decirle lo feliz que me hace saber que algunas personas se han unido para abordar el cáncer como una enfermedad sistémica y no solo como un problema local. Hoy en día se hace demasiado hincapié en las terapias microdirigidas y se presta poca atención a lo macro. Me alegra mucho ver una clínica oncológica que ofrece el uso de estos «viejos» medicamentos baratos, ya que yo misma tomé muchos de ellos para superar el cáncer en 1999, junto con algunos cambios en mi dieta y productos *détox*. Puede que lo haya olvidado o que yo no se lo dijera, pero hace dieci-

---

[83] Que quede bien claro: ¡La confrontación no es la mejor manera de abordar a tu médico! ¿La mejor manera? Pruebas, pruebas y, sí, más pruebas. Averigua todo lo que puedas sobre el tratamiento.

séis años estaba en fase IV de cáncer de cuello uterino que se había extendido a mis pulmones. Convencí a dos médicos integradores para que me recetaran dipiridamol (*Persantin*) y luego metformina, esta última todavía la sigo tomando, y más tarde también tomé cimetidina durante un breve periodo de tiempo, la cual me avergüenza admitir que compré directamente por Internet en una farmacia canadiense. La lovastatina y el etodolaco eran una combinación sobre la que mi oncóloga (ahora jubilada) decidió que había suficiente investigación como para recetármelo en dosis altas durante tres meses. De hecho, estaba encantada cuando le entregué mi investigación, ¡ya que ella estaba investigando las estatinas en aquel momento! Sé que es usted presidente del Congreso Mundial de Vacunas y me pregunto si ha leído el siguiente artículo en *The Scientist* sobre probióticos y vacunas.

<http://www.the-scientist.com/?articles.view%2FarticleNo%-2F40973%2F title%2FBacteria-Boost-Viral-Vaccine-Response%2F>

Ya sé que no es reciente y que este artículo está relacionado con la gripe, pero creo firmemente que el intestino y el sistema inmunológico están indisolublemente unidos y que para obtener el mejor efecto de una vacuna unas semanas antes de inyectar al paciente, el paciente debe tomar un probiótico realmente bueno. La vitamina C intravenosa también prepararía al sistema inmunológico para las vacunas contra el cáncer. ¿También está investigando el 2-metoxioestradiol? Estoy segura de que está totalmente al tanto de la interesante investigación sobre la vitamina D. La combinación sulindaco/lovastatina para el cáncer de colon, gemcitabina/curcumina para el cáncer de páncreas, la naltrexona en dosis bajas y el ácido alfa lipoico, y podría seguir... Me encantaría visitarle y hacer un trabajo voluntario para usted, ¿hay algo en lo que pueda serle útil? En cualquier caso, ¡me alegro muchísimo de ver esta clínica en funcionamiento! Les enviaré pacientes. Sepa que me tomo muy en serio el trabajo, ya que quiero hacer algo significativo mientras escribo mis memorias.

Atentamente,

Jane McLelland

Apreté el botón de enviar y me pregunté cómo responderían el profesor Stebbing y la clínica.

# Capítulo 18
# MOVILIZANDO A LAS TROPAS

Se viera como se viera, la Care Oncology Clinic estaba tratando de lograr algo colosal, y yo sabía que tenía que ayudar. Si tenían éxito, amenazarían no solo a los gigantes farmacéuticos, sino también a las principales organizaciones benéficas contra el cáncer como *Cancer Research UK* (CRUK). Estas últimas sobreviven tanto porque el cáncer es incurable como porque mantienen a la industria farmacéutica con un suministro constante de conejillos de indias para sus ensayos y nuevas patentes. La misión de CRUK era conseguir que más pacientes participaran en ensayos clínicos, «evitar que murieran más pacientes» (mientras tomaban muchos medicamentos costosos), no encontrar una cura.

Las compañías farmacéuticas basan el lanzamiento de nuevos medicamentos en un rendimiento de ganancias a treinta años, con medicamentos desarrollados para fomentar la repetición de recetas durante muchos años en lugar una única cura. Los viejos medicamentos *off-label* les hacen ganar muy poco dinero.

Entonces, ¿quiénes eran esas valientes personas detrás de esta clínica que se atrevían a desafiar el *statu quo*? Investigando un poco los antecedentes, descubrí que la clínica es propiedad de Seek, una empresa privada de biotecnología con algunos científicos realmente buenos. Están volviendo a desarrollar la metformina y otros medicamentos antiguos, así como el ibuprofeno, para que puedan administrarse de manera más eficaz en las zonas necesitadas con menos efectos secundarios. Brillante.

No esperan ganar mucho dinero con la clínica; está allí para estudiar las combinaciones de medicamentos, poner en práctica un enfoque metabólico y permitir que los médicos hagan el trabajo para el que se matricularon como estudiantes de medicina. Para mejorar vidas y mejorar a los pacientes, no para envenenarlos con medicamentos cada vez más tóxicos y hacer de sus últimos meses en la tierra un infierno.

Al día siguiente, recibí un correo electrónico de Gregory Stoloff, de la Care Oncology Clinic. ¡Parecía que estaban igualmente emocionados de haberme descubierto! ¡Gregory y el doctor Robin Bannister querían reunirse conmigo lo antes posible para compartir ideas! Madre mía. No podéis ni haceros una idea de la sorpresa que fue esto. Durante años había desafiado la manera en la que los oncólogos prescriben tratamientos, y librado silenciosamente una pequeña guerra por mi cuenta, defendiendo los medicamentos antiguos y perdiendo. Que quisieran saber mi opinión y escuchar mis ideas era algo completamente extraño a la mayor parte de la profesión médica, hablar con la mayoría de los oncólogos era como hacerlo con una pared.

Cuando conocí a Gregory y Robin quedé impresionada por su entusiasmo y compromiso. Estábamos tan en sintonía que me entraron ganas de llorar. Habíamos recorrido caminos completamente diferentes para llegar al mismo punto, ¡y ahora íbamos en la misma dirección! A pesar de que su cóctel actualmente es rechazado por la profesión médica en general, no encontré nada controvertido en su estrategia. Coincidía totalmente con la mía. Combina los medicamentos antiguos y ataca los distintos impulsores metabólicos. Estresar al cáncer, matarlo de hambre, debilitarlo y luego desencadenar la apoptosis.

Gregory había trabajado en fusiones entre gigantes farmacéuticos. Había visto de primera mano cómo los medicamentos antiguos se dejaban en un estante acumulando polvo. Es difícil hacer que Gregory hable sobre sí mismo, pero he deducido que al principio estudió medicina y luego se pasó a las finanzas, aun así, mantuvo la mente abierta y una visión más amplia de los grandes problemas de la medicina. Sin embargo, a pesar de crear su propia empresa farmacéutica para explorar sus ideas, siempre ha sido un extraño en ese mundo. Su enfoque fresco y lateral de los problemas es lo que la industria necesita, pero las personas como él no son bienvenidas en un mundo dominado por grandes corporaciones con intereses creados para mantener los precios altos y anteponer las ganancias a la salud de las personas. No encaja en el perfil.

Fue una reunión increíblemente emotiva para mí. No creo que entendieran lo mucho que significaba ese reconocimiento por todo el tiempo y esfuerzo que había dedicado a la investigación, no solo para mí, sino también para mis amigos y familiares. No sabían los obstáculos a los que me había enfrentado; seguir adelante a pesar del rechazo y el desprecio; darme cuenta de lo cerca que podría haber estado de salvar a algunos de mis amigos si hubiera conseguido que les recetaran algunos de los medicamentos de la lista. Yo sabía que, usados adecuadamente, en el momento correcto, en la combinación correcta y en las dosis correctas, tenían mucho potencial para salvar vidas. Siempre habrá pacientes para quienes el tratamiento llegue demasiado tarde. Nada, por sorprendente que sea, funcionará si el daño orgánico causado por otros tratamientos o por el cáncer en sí es ya demasiado severo. La remisión a largo plazo, incluso en pacientes en una fase avanzada, es el objetivo de la clínica, y tengo plena confianza en que pueden lograrlo.

Es difícil hablar de una cura. No he tenido un «episodio» de cáncer desde hace años, pero no puedo decir que esté curada. Estoy segura de que mi enfermedad está controlada, sí, pero curar es una palabra muy incómoda. Ciertamente, cuanto más tiempo permanezco libre de enfermedades, más confianza tengo.

Cuando les dije que creía que mi tratamiento de quimioterapia había sido excesivo, estuvieron completamente de acuerdo. ¿Cómo? Tuve que pellizcarme para asegurarme de que había escuchado correctamente. De hecho, su idea es que los pacientes vuelvan a la normalidad utilizando quimioterapia de dosis baja siempre que sea posible, convenciendo a su oncólogo para que esté de acuerdo.

Cuando salí de aquella reunión, me sentía más motivada que nunca. Sabía que haría lo que fuera necesario para que los médicos convencionales aceptaran esta terapia. Los pacientes ya habían sufrido bastante.

¿Cómo iba a correr la voz? Cuando mencionaba cómo había curado mi cáncer con un puñado de medicamentos antiguos y que había una nueva clínica que ofrecía un cóctel similar en algunos grupos de Facebook, no obtenía la respuesta entusiasta que yo esperaba. Los pacientes no estaban seguros de usar ningún fármaco, por pequeña que fuera la toxicidad. La mayoría, en todo caso, quería curas naturales. Había que educar a los pacientes. Era el momento de «salir del armario» y admitir públicamente que había tenido una enfermedad terminal, a través de un grupo cerrado de Facebook dedicado a los medicamentos *off-label* con efectos anticancerígenos.

La ley prohibía la promoción directa de la Care Oncology Clinic. La Ley del Cáncer de 1939 es una norma anticuada que impide la publicidad de tratamientos contra el cáncer. Si bien entiendo que ayuda a evitar que vendedores corruptos hagan negocio vendiendo falsos remedios, también impide que las personas descubran una ayuda eficaz. En última instancia, permite a las grandes farmacéuticas mantener el control. Tenía que ser cautelosa, y solo mencionar la clínica por su nombre cuando me preguntaran.

La clínica necesitaba recibir pacientes. Sin datos estadísticos que demostrasen que la terapia combinada funcionaba, corría el riesgo de ser clausurada. Todavía lo hace. Durante los próximos años esperan reclutar a unos cinco mil pacientes para un estudio, por lo que mi misión se ha convertido en hacer correr la voz entre la gente. Con la Ley del Cáncer colgando sobre mi cabeza, la tarea está resultando más difícil de lo que pensaba. También me he encontrado con una resistencia bastante inesperada por parte de amigos y médicos.

Hace unas semanas, le estaba hablando a una amiga acerca de la clínica durante la cena cuando mencionó que su padre tenía un cáncer avanzado. «¡Debes enviarlo a la clínica!», le dije, esperando que ella mostrara tanto entusiasmo como yo. Le había explicado los tratamientos y cómo estos ayudarían a matar de hambre su cáncer. Pero su respuesta me cogió por sorpresa.

«No lo creo. Si es tan bueno, ¿cómo es que el oncólogo de mi padre no se lo está dando ya?», respondió ella con cara de incredulidad.

Debería haber sabido que esta podía ser la reacción. Es una pregunta bastante instintiva y surge con frecuencia. Como persona lega en la materia, solo te das cuenta de los fallos del *establishment* médico cuando te has visto dentro de él y te ha decepcionado. Incluso entonces, la mayoría de la gente tiene una fe infalible en que se ha hecho todo lo posible para salvar a su ser querido, pero ¿es realmente así?

No es extraño, ni siquiera inesperado, que un familiar bien intencionado de un paciente permanezca cerrado a sugerencias fuera del camino convencional. Sin saberlo, los familiares pueden ser el obstáculo más difícil para la supervivencia de un paciente. Adoptar un enfoque menos ortodoxo a sus ojos es demasiado arriesgado; pueden pensar que los tratamientos complementarios solo acelerarán el trágico final. Los nuevos medicamentos de inmunoterapia o las interesantes vacunas resultan muy atractivos, pero no se deben poner todos los huevos en la misma cesta. Incluir medicamentos metabólicos que matan de hambre al cáncer debilitará al enemigo y detendrá su resistencia a los medicamentos. Al añadir armas adicionales al arsenal contra el cáncer, se puede aumentar el poder anticancerígeno de los medicamentos tradicionales. Las combinaciones son la respuesta a este «rey de todas las enfermedades». No es inmortal.

El miedo a lo desconocido y la fe incondicional en el sistema es la fuerza motora que se esconde detrás de una oncología alimentada por los productos farmacéuticos. Seguir un camino alternativo puede provocar terribles discusiones, depresión, ansiedad y rupturas familiares en un momento en el que todos deberían estar más unidos que nunca. A menudo, el paciente se ve empujado en tantas direcciones, que es más fácil mantener la paz y seguir haciendo lo que se le dice.

Incluso mi propio médico de cabecera es reticente a la idea de utilizar una combinación de antiguos medicamentos. Cuando mencioné que iba a ser voluntaria en una clínica oncológica, me dijo: «Ese es el último lugar en el que debes estar». Me había llevado un recorte de prensa del periódico *The Independent*, sobre el doctor Bannister, la clínica y cómo los tumores de su esposa se estaban reduciendo con el tratamiento, y esperaba que no le importara que lo pusiera en el tablón de anuncios de su consulta. Se lo enseñé a la recepcionista, quien opinaba que la historia era asombrosa, especialmente a la luz de mi propia experiencia. «Por supuesto que puedes ponerlo», dijo. Antes de hacerlo, decidí que primero debía comentárselo a mi médico.

Echó un vistazo al artículo, lo leyó rápidamente y lo descartó. «Todo esto está muy bien, pero no hay ninguna ciencia detrás de ello. ¿Dónde está la evidencia?»

¿Cómo? Había un montón de ciencia. No podía creer lo que estaba oyendo. Aparte de toda ciencia que contenía el artículo, la prueba estaba sentada a su lado, viva y respirando, a pesar de un diagnóstico terminal. Creo que llevaba cuidándome tanto tiempo que se había olvidado que yo había estado en fase IV.

«Los resultados acabarán publicándose en una revista revisada por pares como el *British Medical Journal*, pero ya sabes que yo tomé estatinas, etodolaco y otros medicamentos. Incluso me recetaste la estatina después de que mi oncóloga sugiriera que siguiera tomándola. Ya ves que en mi caso funcionó. Mis marcadores se desplomaron durante ese tiempo».

«Si es tan bueno, échaselo al agua». Típica reacción instintiva de un médico. Sí, esa idea fue discutida hace años cuando las estatinas aparecieron por primera vez en el mercado en medio de mucha publicidad sobre sus efectos milagrosos. La lovastatina, la primera estatina y la que yo tomé, era mucho más débil que las estatinas más recientes y tenía muchos menos efectos secundarios. Desde entonces, las estatinas se han vuelto más fuertes y los efectos secundarios son más probables. La investigación sobre si realmente necesitamos reducir el colesterol para las enfermedades cardíacas continúa aumentando mientras se suprimen otros beneficios de las estatinas, como sus efectos antiinflamatorios. El dipiridamol había sido el primer fármaco recetado de forma rutinaria para las enfermedades cardíacas. Cuando se descubrieron las estatinas, dejaron de recetar dipiridamol. Nadie pensó en combinar los dos juntos, sin embargo, los dos medicamentos funcionan sinérgicamente mejorando su eficacia[84]. No obstante, para el cáncer, los efectos beneficiosos de las estatinas son bastante evidentes. Existe una cantidad cada vez mayor de estudios sobre la simvastatina, la atorvastatina y la lovastatina (las estatinas lipofílicas) para casi todos los cánceres, que muestran sus claros beneficios.

«Bueno, podría venirte bien que todo el mundo tomase metformina», le repliqué. «Nuestra dieta es demasiado rica en carbohidratos. No fuimos diseñados para comer como lo hacemos. La dieta occidental es terrible para el metabolismo. ¡Tomar metformina habitualmente evitaría el desarrollo de muchos problemas de salud y reduciría significativamente tu carga de trabajo!».

Si quería ciencia, le iba a deslumbrar con ella. Empecé a hablarle sobre la metformina y la vía mTOR, las estatinas y el receptor GLUT y la vía del mevalonato. Me di cuenta de que, en realidad, no estaba escuchando. Seguía mirando el artículo, con los ojos vidriosos. Después de fingir interés en lo que estaba diciendo durante un minuto, dijo con una sonrisa: «¡Aquí está el problema!».

¿Qué había visto? «¡Solo van detrás del dinero de la gente!», exclamó.

«¿Cómo?» El coste total del tratamiento, incluidas cuatro consultas y medicamentos durante todo un año, era de apenas mil doscientas cincuenta libras, aproximadamente cien libras al mes, ¡e incluía el coste de

---

[84] Kim, Hyung-Hwan *et al.* «Additive Effects of Statin and Dipyridamole on Cerebral Blood Flow and Stroke Protection». *Journal of cerebral blood flow and metabolism: official journal of the International Society of Cerebral Blood Flow and Metabolism* 28.7 (2008): 1285-1293. PMC. Web. [25/01/18].

los medicamentos! ¿Cómo podía verse eso como algo caro para una clínica en Harley Street, cuando el coste medio total del tratamiento del cáncer se estimaba en aproximadamente cien mil libras al año? ¿Cómo esperaba que la clínica pagara al personal y los gastos generales? ¿Con aire? ¿Y cómo exactamente iban a conseguir los pacientes estos medicamentos? No podían conseguirlos en el NHS.

«Bueno, buena suerte con eso, pero apuesto a que no funcionará», apostilló.

Ah, ¿sí? ¿En serio?, pensé. «¿Cuánto apuestas? ¿Un millón?».

Apostamos una miserable libra, que pienso obligarle a pagarme. Aun así, no me dejó poner los recortes de prensa en el tablón de anuncios de la consulta. Cuando salí, le comenté a la recepcionista su reacción. Lo leyó de nuevo. «¿Puedo fotocopiarlo y llevármelo de todos modos?», preguntó. «Claro», le dije, «¡Llévatelo!»

Puede que mi médico tuviera razón. Involucrarme en una clínica de oncología es potencialmente una opción psicológicamente desastrosa para cualquier paciente con cáncer, incluso uno sano. La pérdida, el dolor y el trauma me dejaron profundas cicatrices físicas y emocionales que aún tengo. No obstante, a lo largo de los años, he encontrado la fuerza y el coraje necesarios para dejar a un lado mis sentimientos personales y ayudar a muchos amigos y familiares con sus diagnósticos. He podido ayudar a muchos a sobrevivir mucho más allá de la fecha que les habían dado.

La mayoría de las clínicas oncológicas son lugares profundamente deprimentes que me llenan de pavor. Un ritual de cortar, quemar y envenenar el cáncer, mientras te dan pizza, patatas fritas y helado, servido con un panecillo y una botella de Coca-Cola para acompañarlo todo. Con la Care Oncology Clinic, ya no tengo que luchar contra un sistema anticuado. Si un paciente con cáncer me pide consejo, elaboro un listado para la zona de molestia, calculo los impulsores metabólicos de su cáncer (si se nutre principalmente de glucosa, glutamina, grasas, cetonas...), uso mi «Mapa de Metro» (ver más adelante) para dale al paciente algunas opciones de tratamiento y le indico la dirección de la clínica para que acuda a ver a un médico. ¡Luego me siento y suelto suspiro de alivio! ¡No más reuniones tensas con oncólogos arrogantes y ciegos! ¡Uf!

En el trascurso de unos pocos meses, ayudé a que se publicaran dos importantes artículos en el *Sunday Times* y el *Daily Mail*, hablé en una conferencia metabólica sobre el cáncer, visité al diputado Adam Afriye en Westminster varias veces[85], me reuní con el ex viceprimer ministro y ayudé impulsar algunos pequeños cambios en la legislación referente a los medicamentos sin patente. Por fin sentía que estaba llegando a algún lado, aunque lentamente.

Lo que logré con el profesor Stebbing fue una relación de trabajo inusual en oncología. En otras áreas de la medicina, pongamos neurología, los médicos trabajan con equipos multidisciplinarios que pueden incluir a un fisioterapeuta, terapeutas ocupacionales y un amplio equipo de enfermería. Los equipos integradores en oncología son muy inadecuados. En mi opinión, deberían incluir a un médico en complementaria o funcional, un nutricionista, un *coach* para enseñar a mejorar el estilo de vida, un dentista y un fisioterapeuta, y no solo a un oncólogo, un cirujano, un radiólogo y enfermeras de oncología.

Junto al profesor Stebbing elaboramos una estrategia integradora y exploramos las distintas opciones de tratamiento para Rachel. Formábamos un grupo de trabajo colaborativo. Como resultado, ella había tomado metformina, recibió terapia fotodinámica, vitamina C intravenosa, radioterapia estereotáctica (*Cyberknife*) así como tratamientos tradicionales, varios suplementos y modificaciones en la dieta. Fue muy reconfortante recibir ánimos y reconocimiento por su parte en lugar de burlas y desprecio. Además, no había ninguna duda de que nuestros esfuerzos conjuntos la habían ayudado a sobrevivir mucho más tiempo del que nadie había creído posible.

El profesor Stebbing es un hombre genuinamente cariñoso y no me sorprendió que se hubiera asociado con la Care Oncology Clinic. Como afirma uno de sus colegas en su página web: «El profesor Stebbing es un protagonista incansable y creativo en la batalla contra el cáncer. Siempre con la mente abierta y receptivo a nuevas ideas, tiene el coraje intelectual y la resistencia suficientes para plantarle cara al enemigo. Es alguien que asume riesgos, y necesitamos desesperadamente más personas como él».

En efecto. Ciertamente, las necesitamos.

---

[85] Sobre todo para hablar sobre el proyecto de ley sobre medicamentos genéricos y el proyecto de ley Saatchi, que ahora se han fusionado en el proyecto de ley de innovaciones médicas.

Sin embargo, en mi opinión, lo que hace que esta clínica destaque realmente es que recopilan información no solo sobre estos medicamentos, que serían lo suficientemente impresionantes por sí solos, sino sobre los demás suplementos y tratamientos del paciente. Durante la consulta, se observa si el paciente está recibiendo vitamina C intravenosa, oxígeno hiperbárico, vitamina D, laetrilo, aceite de cannabis o cualquier otro fármaco *off-label*, y lo mejor es que nadie se inmuta ante eso. No más mentiras ni engaños. Los datos se convierten en un crisol donde la verdad sobre lo que realmente funciona para cada tipo de cáncer, al final, acaba por salir a flote.

El ahorro que supondría el uso de estos cócteles de medicamentos baratos, junto con los tratamientos convencionales apropiados, y sumado a los consejos nutricionales adecuados, podría ser tan grande que no puedo ni imaginarlo. ¿Podría esto por sí solo salvar al NHS? El precio por tratar a la mayoría de los pacientes con cáncer es de aproximadamente cinco mil libras a la semana, mientras que la metformina cuesta solo unos céntimos al día. Incluso la metformina por sí sola es un fármaco maravilloso que revierte muchas enfermedades del envejecimiento. Podría, incluso, llegar a cambiar la salud de una nación cada vez más obesa y en riesgo de síndrome metabólico, diabetes, cáncer, enfermedades cardíacas y Alzheimer.

Mi esperanza es que algún día, pronto, la prescripción de medicamentos *off-label* para el cáncer se convierta en la nueva norma y que los poderosos suplementos naturales ocupen su lugar en nuestros botiquines. Ha llegado el momento de que se produzcan cambios radicales en el pensamiento médico, que no pueden demorarse ni un minuto. No obstante, el ímpetu del cambio debe provenir del paciente. Los médicos están demasiado limitados por sus protocolos y demasiado atenazados por el miedo y el acoso de los burócratas del NHS. Convencer a los médicos para que rompan la disciplina es una labor que tiene que provenir de los pacientes y de una oleada de presión pública.

¡Alguien me llamó activista esta semana! ¿Yo? ¡Caray!, supongo que lo soy. ¡Quién lo habría pensado! Sí, ahora estoy en una especie de misión. Me siento destinada a hacer esto, lo que quiera que sea «esto». Ciertamente, implica informar a la mayor cantidad posible de personas sobre este cóctel y difundir el mensaje. No hacer nada ha dejado de ser una opción para mí. Pero, ¿qué debo hacer a continuación?

¿Quizás deba liderar una marcha contra la corrupción de las grandes farmacéuticas? ¿O tal vez debería tratarlas con el desdén que se merecen?

El mejor castigo puede ser «matarlas de hambre» también privándolas de sus obscenas ganancias y dejándolas morir en silencio, por muy tentador que sea darles una buena patada mientras están en apuros. Quizás, nosotros, los pacientes, deberíamos iniciar una demanda colectiva contra los peces gordos por sufrimiento innecesario.

O tal vez la mejor manera sea simplemente continuar difundiendo estos medicamentos viejos y baratos y hacer que los pacientes se unan. Mi página de Facebook arma al paciente de conocimiento, fuerza, esperanza y solidaridad. Si eso les da el coraje que necesitan para enfrentarse a su oncólogo, como aquel hombre que se enfrentó a los tanques en la Plaza de Tiananmen, entonces, creo que, con la fuerza de los números, habrá un cambio gradual en las actitudes. Es absolutamente necesario hacer algo. La salud de la nación, tanto literal como económicamente, así lo exige.

Lo importante para mí, ahora, es asegurarme de que otros pacientes no tengan que sufrir los tratamientos contra el cáncer tan inadecuados que tenemos hoy en día. La gente está muriendo y sufriendo innecesariamente, las familias están destrozadas y la profesión médica tarda muchísimo en cambiar. No obstante, todo esto puede cambiar y cambiará con la llegada de medicamentos y suplementos de bajo coste. Los tratamientos contra el cáncer bárbaros y obsoletos al final se dejarán de lado. Las redes sociales son ahora demasiado fuertes para que las grandes farmacéuticas lo tengan todo a su alcance en el futuro. El conocimiento una vez aprendido no se puede desaprender. Mi grupo de Facebook crece día a día.

Me esforcé mucho por educar, enseñar y empoderar a mis pacientes con actualizaciones diarias sobre las últimas investigaciones, pero esto significa que me encuentro en un lugar incómodo. Estoy en un punto intermedio, entre la medicina convencional y el enfoque alternativo, no aprobado por ninguno de los dos. La división entre los dos enfoques sigue siendo abismal. Tanto es así que a menudo parece que haya una guerra abierta entre ambos. El clamor del campo alternativo es ahora tan fuerte que muchos pacientes ya no están seguros de si deberían probar alguna medicina convencional. Algunos pacientes que se beneficiarían de la quimioterapia ahora están demasiado asustados. El paciente se queda tambaleándose en el medio, completamente confundido, sin saber qué camino tomar. Los médicos convencionales pueden ser hostiles ante la mera mención de una sugerencia alternativa, mientras que, por otro lado, hay defensores acérrimos de todo lo natural que no permitirán que un solo medicamento toque sus labios. «Ningún medicamento viene sin efectos secundarios», es su réplica habitual.

Mientras tanto, yo estoy aquí en el medio, puedo escuchar la guerra de palabras volando sobre mi cabeza. Cualquier intento de llamar la atención sobre estos viejos medicamentos queda ahogado por el estruendo. Los médicos convencionales gritando «¡Charlatanes!» a los médicos integradores y ellos respondiendo «¡Envenenadores!». ¿Cómo cambiar estos puntos de vista tan arraigados, dogmáticos y polarizados?

En lugar de apuntar a la profesión médica o a los médicos integradores, decidí que la solución sería llegar a los pacientes. Dado que ambas partes aún no brindan una cura, cada vez más pacientes están investigando el camino intermedio, uniéndose a mi revolución *on-line*. Esta terapia del cóctel tiene implicaciones globales desde el punto de vista ético, social y económico, y esta revolución liderada por los pacientes se está produciendo ahora mismo. Los pacientes tenemos mucho más poder de lo que nos hacen creer y debemos aprender a manejarlo. Uno tras otro, a mi única voz se unen cada vez más pacientes. A la mayoría no le interesan los argumentos. Lo único que desean es mejorar su salud.

Gregory Stoloff, Robin Bannister, Justin Stebbing y su equipo de médicos, científicos e investigadores están arriesgando su reputación por estos viejos medicamentos baratos, igual que yo. Son valientes pioneros, completamente asombrosos.

# Capítulo 19
# PADRES, AL FIN

Es marzo de 2015 y estoy sentada en un estudio junto a Carnaby Street, un área de Londres llena de tipos super *cool* que visten ropa *hípster* (que en cualquier otro lugar podrías confundir fácilmente con personas sin hogar) y con un discurso de *marketing* apenas descifrable. Miro alrededor de la habitación y examino a la docena de otros padres esperanzados con su variedad de talentosos hijos. Me pregunto cuántos de ellos habrán luchado también contra la infertilidad, o cuántos estarán divorciados o separados, cuidando de hijastros o hermanastros. Las familias son tan complejas hoy en día… Contra todo pronóstico, Andrew y yo finalmente logramos ser padres. Nos había llevado diez años de fracasos desgarradores, pero finalmente nos convertimos en los orgullosos padres de dos hermosos niños. Ya casi nadie pensaba que la subrogación fuera extraña o infrecuente. Aunque tampoco es que yo se lo hubiera contado a mucha gente. En la escuela de Jamie, solo un par de las otras mamás de su clase lo sabían.

En ese momento, Jamie salió de la sala de audiciones con el rostro radiante.

«¿Cómo ha ido?», le pregunto. Nunca se me permite entrar con él en las audiciones, así que no tenía ni idea de lo que le habían pedido que hiciera.

«¡Les he dicho que anoche cené un cubo de pollo del KCF y que había sido la mejor comida que he probado!».

Las otras mamás se ríen de su confusión con el nombre, pero por dentro me lamento. Le había comprado dicha comida a modo de «prueba» para la audición para KFC. Tenía curiosidad por su reacción ya que nunca había probado ni un bocado de comida rápida. No es fácil de lograr con un niño de ocho años. En 2006, KFC se había sentado en el banquillo por su uso de grasas hidrogenadas. Y después de todo este tiempo educándolo sobre la comida saludable, con solo probar una vez los potenciadores del sabor químicos y las aves de corral insípidas criadas con hormonas y antibióticos quedó enganchado. ¡Maldita sea!

Por mi cabeza pasan imágenes de Jamie en el futuro. Lo veo holgazaneando en un dormitorio compartido con actores sin trabajo, un montón de cartón grasiento en la papelera y platos sin lavar en el fregadero.

«¡Bien hecho! Esperemos que te vuelvan a llamar, cariño», le digo mientras lo acompaño fuera del edificio. Si le llamasen de nuevo, yo tendría que rechazarlo por una cuestión de principios, y eso molestaría a su agente. Solo estaba allí para practicar la audición; lo último que yo quería era que consiguiera el trabajo. Con suerte, se desanimarían por la confusión en el nombre. ¿Cómo diablos podía un niño de ocho años no conocer su marca hoy en día?

Jamie había comenzado a actuar el año anterior y ya sé lo que estarás pensando. No, te prometo que no soy una madre que presione a sus hijos. De verdad. Es algo innato en él y me parecía justo aumentar su confianza en sí mismo alentando algo a lo que obviamente estaba destinado. Los viernes por la noche siempre monta un espectáculo de magia con su hermano menor, Sam, como su asistente de confianza, o bien los dos realizan una exhibición de baile o una obra divertida. Ya había aparecido en varios anuncios de televisión, algunos cortometrajes y estaba a punto de rodar un papel en *Call The Midwife* para la BBC. También estábamos esperando noticias para un largometraje.

Jamie puede pararse frente a una multitud de personas y simplemente hablar, sobre cualquier tema, sin aparente miedo escénico. Me asombra la facilidad con la que aprende sus líneas de diálogo, luego se entretiene sin preocuparse del mundo hasta que se oye la palabra «¡Acción!». Entonces se entrega con total convicción, incluso con acento *cockney* si es necesario. No es fácil para un niño criado en el suroeste de Londres.

Yo siempre he tenido miedo de hacer el ridículo en público y tenía una timidez aplastante cuando era adolescente. Hoy en día, tengo un enfoque más despreocupado. Vencer el cáncer terminal te hace sentir que puedes afrontar la mayoría de las cosas. Aun así, todavía soy un saco de nervios si me piden que hable sobre mi experiencia con el cáncer, algo que parece estar sucediendo cada vez con más frecuencia. Espero que sea más fácil, aunque no puede ser tan malo como mi extenuante experiencia en *Dragon's Den*. Quizás fue un buen entrenamiento para la situación en la que me encuentro ahora. Puede que tenga que hablar en eventos con una recepción hostil. La idea de tomar cualquier medicamento, sin importar lo seguro que sea, sigue siendo algo aborrecible para muchos. Al salir de la audición, miro el reloj. Deberíamos llegar a casa para darle un abrazo a Sam antes de dormir. Su hermano menor llegó tres años y medio después que Jamie a través de la misma madre subrogante, y es otra preciosidad. Sam es súper deportivo y no le interesa en absoluto el teatro. No creo que pueda hacer frente a dos actores en la familia, ¡la rivalidad entre hermanos ya es demasiado intensa de por sí!

Cogemos el autobús de regreso a casa y Jamie se pone con sus deberes en el piso superior. Nunca cogemos el metro a menos que sea tarde, ya que no puedo soportar el hacinamiento ni el tufillo de las axilas. Como de costumbre, a Jamie no le interesa lo más mínimo su libro. Es durante estos momentos a solas con él cuando a menudo pregunta sobre su nacimiento, sobre todo cuando tomamos el autobús número 14, que pasa por delante del Chelsea y and Westminster Hospital, donde entró en nuestras vidas como una ola de alegría.

Su interrogatorio ha progresado de «¿Cómo se hacen los bebés?» a preguntas un poco más profundas, pero siempre resultan interesantes y entretenidas de escuchar a escondidas.

«Cuando Tabatha me dio a luz, ¿me llevaste a casa enseguida?». Veo al hombre de delante fingiendo leer, con la cabeza ligeramente girada hacia nosotros. No tengo ningún problema en decirle a Jamie cómo lo creamos y lo increíble que es su «mamá de la barriga», Tabatha.

Una hermosa joven rubia de enfrente llama la atención de Jamie y él le sonríe descaradamente. ¡Es un ligón! Afortunadamente, ha dejado de sacarle la lengua a cualquiera que le sonríe. Cuando tenía dos años, una vez recorrió todo el autobús señalando a cada persona por turnos y diciendo: «Él tiene pilila. Ella no tiene pilila. Él tiene pilila…» mientras yo me sonrojaba furiosamente y trataba de detenerlo. ¡Mortificante!, pero muy gracioso. Timidez es una palabra que no figura en su diccionario.

«¿Duele tener un bebé?», me pregunta. Es evidente que ha visto algo recientemente en la televisión. Estoy tratando de prepararlo para su papel en *Call The Midwife*, así que estoy bastante relajada al respecto. Como parte de nuestra charla, le hablo de cómo el parto es diferente para cada mujer. Describo cómo funciona una unidad TENS para facilitar toda la experiencia del parto. El hombre sentado frente a nosotros lleva leyendo la misma página durante bastante tiempo.

La subrogación es algo sobre lo que siempre he sido franca tanto con Jamie como con Sam. A Jamie le encanta escuchar la historia de cómo nació, las prisas por llegar al hospital, cómo estuvo a punto de llegar a este mundo en el asiento trasero de nuestro coche, cómo nos saltamos los semáforos en rojo para llegar al hospital desde Kent y la absoluta alegría que fue para nosotros cuando lo abracé por primera vez. Andrew y yo habíamos esperado muchísimo ese momento. «Hola, Jamie», le dije mientras lo acunaba en mis brazos, mirando sus brillantes ojos azules, asombrosamente parecidos a los míos. Parpadeó hacia mí con su carita arrugada con una mirada de complicidad como si dijera: «Ah, estoy en el hospital y tú debes ser mi madre. Hola, mamá». Si hubiera sabido entonces lo mucho que le iba a gustar el teatro, me habría dado cuenta de que lo que realmente estaba diciendo era «¡Tachán!». Nunca lo olvidaré.

Lo que no le he contado nunca a Jamie es el ligero detalle de cómo las enfermeras, lamentablemente, no alcanzaron a comprender nuestra subrogación. Asistí a varias clases prenatales en el hospital, pero me miraban con cierto recelo porque no tenía ningún bulto. Al pensarlo ahora, tal vez hubiera sido mejor asistir con Tabatha en lugar de ir yo sola, pero ella vivía bastante lejos. Logísticamente resultaba complicado.

Cuando llegamos al hospital, Tabatha ya había dilatado diez centímetros y sus contracciones venían en rápida sucesión, así que me asusté un poco. Habíamos telefoneado con anticipación para decirles que era un acuerdo de gestación subrogada y que estábamos en camino. Resulta que en el hospital solo habían tenido un nacimiento subrogado antes y había sido una pareja gay. Supusieron que nosotros también seríamos hombres homosexuales con una madre subrogante, así que habían asignado a una matrona también gay para que nos recibiera. Al principio, todo eran sonrisas, pero su actitud cambió inmediatamente cuando se enteró de que se trataba de un acuerdo heterosexual. Su desaprobación era evidente. De modo que un acuerdo gay era perfectamente aceptable, pero si era una mujer la que le pedía a otra mujer que lo tuviera por ella, no. Se mostró tan indiferente ante nuestras preocupaciones que solicitamos otra matrona. Estoy convencida de que luego contaminó todo el personal con historias sobre lo horribles que éramos.

Tabatha fue trasladada al paritorio. Nos dijeron que el paritorio era demasiado pequeño para que entrásemos todos y que Andrew tendría que esperar fuera. Parecía destrozado. «Demasiado concurrido», habían dicho, pero ninguno de los dos se iba a perder el nacimiento de nuestro hijo. Tabatha y yo les dijimos claramente que queríamos que Andrew estuviera allí, así que desobedecimos las órdenes y entramos; y había espacio más que suficiente.

Jamie después se negó en rotundo a salir. Pero después de un poco de persuasión por parte del obstetra, ¡ahí estaba! Mi mundo cambió en un instante. Un niño. Nuestro chico. Mi Jamie. Me enamoré al instante.

Tabatha yacía allí sonriendo, aliviada de que todo hubiera terminado. La última fase había sido agotadora para ella.

«Es simplemente perfecto», le dije, acercándoselo a ella. «¿Cómo podremos agradecértelo?». Estaba llena de felicidad.

«¡Bueno, ahora es todo vuestro!», sonrió. «Yo he hecho lo fácil, ahora os toca a vosotros».

«Realmente, eres un ángel. La besé y le pasé Jamie a Andrew. En ese momento sintió el orgullo de ser padre por primera vez. Él también estaba abrumado».

No hubo ninguna muestra de alegría o júbilo por parte del personal. No era en absoluto como ellos habían imaginado. No tenían ni idea de cómo reaccionar en esta situación. ¿Estaba robando un niño? ¿Debían sentirse felices por mí? ¿Tristes por Tabatha? Al final, lo único que recibí fue un silencio sepulcral y frías miradas. Lo ignoré todo. Estaba en el cielo con mi hombrecito.

La actitud hostil no terminó ahí. Muy a mi pesar, continuó cuando regresamos a la sala. Había una atmósfera de desaprobación y censura. El personal me fulminaba con la mirada o actuaba como si yo no existiera. Me desairaron, me ignoraron, me juzgaron y fueron francamente groseros. Todo lo que hice fue criticado. Sin el aumento de las hormonas femeninas al dar a luz, ¿cómo iba saber qué hacer? Es evidente que las hormonas te enseñan todo lo que necesitas saber sobre el cuidado de los niños, ¿verdad? Por supuesto que no.

Tabatha era enfermera de maternidad neonatal. Ella también se sorprendió por su actitud. Las enfermeras se acercaron a las dos, pero en lugar de hablarme a mí, abordaron todos los aspectos de la maternidad, la lactancia, el cambio de pañales y el baño con Tabatha, ignorando por completo mi existencia. Ella amablemente les dijo que no era la madre y que por favor hablasen conmigo. Era tan innecesario.

No cabe duda de que no les gustó el hecho de que me negase a lavar a Jamie de inmediato, ni tampoco aprobaron que me quitara la blusa y le diera contacto piel con piel. ¡¿Cómo me atrevía?!

Al ver el vínculo que estaba estableciendo, una matrona me dijo secamente: «Ese niño tiene demasiado frío. Necesita vestirse». Bobadas. Hacía tanto calor en la sala que una madre acababa de desmayarse y todo el mundo se quejaba. Cuando finalmente lo vestí, de mala gana, con un ligero pelele, otra matrona comentó: «Ese niño tiene demasiado calor». ¡Buff!

Debido a que Jamie había tardado un poco en salir, tenía que permanecer en el hospital durante la noche para controlar sus pulmones.

«Tendrá que irse a casa y dejar a la madre biológica con el bebé», me dijo bruscamente la enfermera del personal. ¡¿Cómo?! ¿Y dejar que Tabatha haga vínculo con él? ¿Cómo iba a ser esa la mejor decisión? Tabatha estaba igualmente confusa.

«¡De ninguna manera voy a irme a casa sin mi hijo! Me quedaré aquí», dije. «Si hay que tomar alguna decisión sobre él, yo estaré aquí para tomarla».

Esta decisión no fue bien recibida. El personal se negó a dejarme permanecer en la sala. Al parecer, no había camas disponibles para mí, aunque conté al menos ocho libres en la sala y otras cinco habitaciones contiguas vacías. ¿Cuántas necesitaban? Bajé al pabellón privado para ver si podía alquilar una habitación para pasar la noche, pero no, tampoco había ninguna disponible allí. Corrí de regreso a la sala y les rogué que me dejaran quedarme. Tabatha dijo que se iría a casa y que yo podía usar su cama, pero al parecer esto no era aceptable. «No es la política del hospital». No parecía haber una buena razón para ello.

Discutí, pero no se daban cuenta de lo importante que era para mí permanecer con Jamie. Les expliqué que sería injusto para Tabatha pasar ese tiempo con Jamie, era un momento crucial de unión entre él y yo. Increíblemente, llamaron a la supervisora encargada de la gestión de camas del hospital para que viniera y hablara conmigo. Esa mujer corpulenta y autoritaria me dijo secamente que no había lugar para mí y que tendría que irme a casa. ¡Guau!

No me parecía que el hospital estuviera llenándose de una ola de mujeres embarazadas, así que esperé hasta que las enfermeras cambiaron de turno a las siete en punto de la tarde y la supervisora se fue a casa. Con descaro, me mudé a una habitación contigua, metí a Jamie conmigo y no dije nada. No me iría a mi casa, eso era definitivo. Tendrían que llamar a la policía.

Nadie me preguntó, así que me senté en la cama con mi hermoso bebé en mis brazos. «Hola, Jamie», dije de nuevo a los ojitos azules que me miraban. «Hola, mamá», dijo su carita arrugada. ¡Ah, qué alegría! Era la mejor sensación del mundo. Al diablo con el personal grosero. Mi mundo estaba aquí, en mis brazos. ¡Nadie iba a arruinar el mejor día de mi vida!

Más tarde, con Jamie dormido en mi regazo, una enfermera nocturna mayor me visitó y me explicó por qué estaban siendo tan malos. Ella me confió que todos pensaban que había obligado a Tabatha a entregarlo. Habían dado por hecho que ella estaría angustiada y molesta por renunciar a su bebé. En realidad, estaba totalmente encantada con su «trabajo» y lo estaba manejando muy bien. Estaba loca de alegría por haber logrado un bebé sano para nosotros después de todo lo que habíamos pasado.

«Los he oído hablar en la sala de personal. Simplemente, no lo entienden. Ninguno de ellos ha visto antes un acuerdo de subrogación. Creo que es una historia increíble, así que intenta ignorarlos. No dejes que te molesten».

Lo intenté, pero ya habían estropeado lo que debería haber sido una experiencia completamente maravillosa. Era solo una noche, me dije. ¡Tenía toda una vida de tardes felices por delante!

Aquella noche no pude dormir, estuve saboreando cada momento mirando a mi hombrecito, tan tranquilo y pacífico en mis brazos. Estaba llena de asombro por esta pequeña cosa, tan absolutamente dependiente de mí. ¡ERA MAMÁ! Guau.

A la mañana siguiente, la supervisora irrumpió en mi habitación. Estaba furiosa. Empezó a gritarme improperios, pero no me molestó lo más mínimo. Podía enfadarse todo lo que quisiera. Francamente, me importaba un pimiento. Sus palabras me resbalaban.

«No creo que separar a una madre de su hijo se la política del hospital, ¿verdad?», le dije. Le escribiré al director del hospital sobre su despreciable trato hacia mí. Ya puede recuperar su cama. No nos quedaremos ni un segundo más.

Llamé a Andrew para que trajera el coche con la nueva silla para bebés. Necesitaba estar en casa. Metimos nuestras maletas y nos fuimos. Tabatha vino con nosotros, los cuatro dejamos atrás aquella tensa atmósfera. Cuando nos marchamos, nos reímos a carcajadas de la actitud del personal y la furiosa supervisora. Había que ver el lado divertido. Estaba feliz de estar finalmente en casa con nuestro bebé. ¡Un niño! ¡MI bebé!

Tres años después, cuando llegó el momento del nacimiento de Sam, nuevamente a través del mismo ángel, Tabatha, no teníamos la menor intención de repetir la triste experiencia. Esta vez elegimos el Kingston Hospital. Habíamos aprendido mucho y nos dimos cuenta de que el personal necesitaba orientación, por lo que se les dio una lista completa de «qué hacer» si algo salía mal durante el parto, y un resumen de cómo esperábamos ser tratados. Dejamos en claro que si Sam necesitaba quedarse en el hospital y Tabatha estaba bien para irse a casa, yo me quedaría en lugar de ella.

El personal presente en el nacimiento de Sam no podría haber sido más diferente. La llegada de Sam fue recibida con el tipo de alegría y felicidad por parte de las matronas que esperaba con Jamie, no con miradas de desdén.

El nacimiento de Sam fue mucho más fácil, y el personal incluso me permitió ayudar en el parto, una experiencia increíble. Otro niño perfecto. ¡Nuestra familia estaba completa! La familia que siempre había anhelado y pensé que nunca tendría. ¡Me sentí totalmente bendecida y afortunada! Estaba conmovida por el amor que sentía hacia ambos.

La lucha por una familia había sido larga, dolorosa, difícil y cara. Después de renunciar a la donación de óvulos, nos pusimos de nuevo en contacto con la agencia COTS y les preguntamos si tenían subrogantes dispuestas a ofrecer subrogación «heterosexual», donde la madre subrogante se autoinsemina. Nos presentaron a Tabatha unos meses después y supe al instante que ella era la adecuada para nosotros. Era cálida, de corazón abierto y lo hacía por las razones correctas. Tabatha, una matrona con un hijo propio, dejó muy claro que quería hacerlo por nosotros porque había perdido amigos a causa del cáncer. Nos explicó que estaba rodeada de bebés todos los días y que le resultaría más fácil. Debo decir que esto no me convencía del todo, pero a medida que la conocí mejor, desarrollamos un asombroso sentido de hermandad. Realmente es una persona increíble y desinteresada.

A partir de ese momento, hice que enviaran productos naturales a casa de Tabatha todas las semanas, le proporcionaba multivitaminas, folato, probióticos, masajes y reflexología. Quería que se sintiera tan especial como, de hecho, es. Incluso entonces pasamos por tres embarazos fallidos y dos años de intentos hasta que finalmente logramos un embarazo saludable. En cada ocasión fallida, esperaba que Tabatha se echara atrás y dijera que ya había tenido suficiente, pero cada una de las veces nos dijo con determinación que continuaría y lo intentaría de nuevo. Al igual que yo, ella no se rinde. Amo a esa mujer.

Cuando llegamos a casa de la audición, Sam se había quedado dormido en la cama, pero nada más escuchar la puerta principal, saltó y bajó corriendo las escaleras para saludar y abrazar a su hermano mayor. Adora a Jamie. Aunque sé que su amor fraternal es bueno y sano, secretamente, me sentí un poco mosqueada por no haber recibido los primeros abrazos.

Más tarde disfruté de mis abrazos con Sam, me acurruqué en su cama mientras le cantaba una canción de cuna y le masajeaba la espalda. Jamie me pidió que dejara de cantarle canciones de cuna cuando cumplió los cinco años. Francamente, no puedo culparlo. Siempre era la misma canción y mis habilidades en ese ámbito dejan mucho que desear. Jamie me dijo que ya no era un bebé y que, por favor, dejara de hacerlo. ¡Qué penita…! Temo que Sam diga lo mismo. Me sentiré cada vez más innecesaria como madre a medida que se vayan haciendo independientes.

Mientras le daba a cada uno las buenas noches, dirigía mi oración diaria de agradecimiento en silencio a Tabatha, sin quien la alocada vida que llevamos ahora sería totalmente diferente. Ella ha transformado nuestro universo más allá de cualquier medida. La alegría que veo en sus caras cuando jugamos en el parque, en casa o en el barco, y los abrazos fáciles que me brindan, me hacen estallar de felicidad. Tienen un corazón enorme y una hermosa naturaleza llena de amor. Son realmente especiales. No llegaron sin los desafíos habituales, pero nuestros muchachos son el regalo más maravilloso que nadie podría habernos hecho.

# Capítulo 20
# ¿EL FUTURO?

«*A día de hoy, no es la ciencia la que nos limita, sino nuestra capacidad para hacer buen uso de la información y los tratamientos que ya tenemos. Con demasiada frecuencia, las vidas terminan trágicamente no por el cáncer, sino por la burocracia que vino con la inversión de la nación en la guerra contra el cáncer, por las juntas de revisión, por la FDA y por los médicos que no apoyan a sus pacientes o que tienen miedo de arriesgarse*».

Doctor Vincent DeVita,
exdirector del NCI (Instituto Nacional del Cáncer de EE.UU., según sus siglas en inglés), editor jefe de *The Cancer Journal*, y autor de *The Death of Cancer*

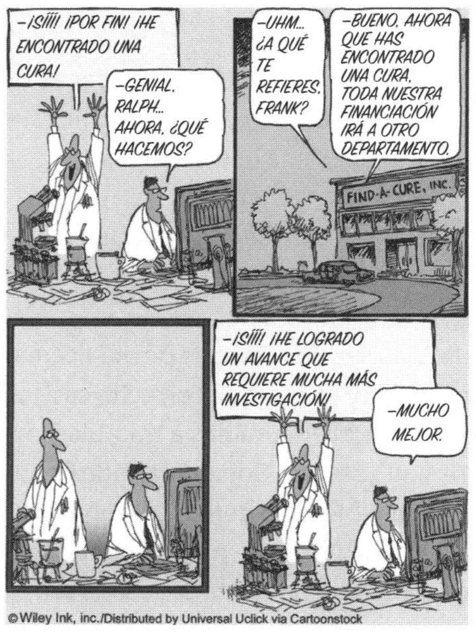

Cada vez resulta más evidente que la genética solo es una parte de la ecuación. Incluso James Watson, pionero del ADN (junto a Francis Crick y Rosalind Franklin) está profundamente frustrado por el lento progreso en el campo del cáncer. Aunque inicialmente tenía esperanzas sobre el proyecto del Atlas del Genoma del Cáncer, que trazó todo nuestro código genómico, reconoció que la secuenciación del ADN no revelaba la respuesta que todos esperaban. Recientemente, Watson se sintió alentado por el descubrimiento de que STAT3, un código de transcripción de los genes que les dice qué hacer, está involucrado en la mayoría, si no en todos los cánceres. Es importante destacar que STAT3 ahora está siendo reconocido como un modulador clave crucial de la «respiración» mitocondrial, la forma en que produce energía, lo cual apoya firmemente la teoría metabólica, en lugar de la teoría genética o «somática» de la oncogénesis (cómo se origina el cáncer).

Se ha demostrado que STAT3, un factor de transcripción, primero se altera (debido a la inflamación), esto luego da como resultado cambios mutagénicos que aumentan el apetito del cáncer de más nutrientes, impulsando una proliferación celular cada vez más rápida. Ahora, han aparecido evidencias de que la metformina, el medicamento para la diabetes, bloquea esta ruta que funciona mal, suficiente como para que James Watson tome metformina diariamente como prevención. Aun así, está frustrado por la lenta adopción de esta simple intervención para cada paciente con cáncer. Recientemente ha declarado:

«Lo deprimente de la «revolución» del cáncer es que son siempre las mismas personas las que se reúnen y forman comités, solo se discuten las mismas viejas ideas y todo es una mierda...».

En efecto.

A pesar de esto, todavía está seguro de que en cinco años verá cómo el ochenta por ciento los cánceres serán tratables, al igual que yo, si mi revolución despega.

Creo que, con la combinación correcta de medicamentos administrados en el momento adecuado y en el orden correcto, casi todos los cánceres en fase IV pueden revertirse de incurables a tratables, a menos que el daño orgánico sea demasiado severo. Con demasiada frecuencia, la muerte es el resultado de una quimioterapia demasiado agresiva o un efecto secundario de las terapias tóxicas que se ofrecen actualmente, como casi me sucedió a mí. Mi coqueteo con la mortal leucemia provocada por la terapia fue demasiado peligroso.

Necesitamos adoptar un enfoque más integral, que combine medicamentos de menor toxicidad y terapias naturales, para lograr una remisión «suave», una que mejore al paciente sin matarlo en el proceso.

Actualmente, los pacientes reciben tratamientos agresivos y crueles que emplean demasiada quimioterapia, radioterapia y, de hecho, una cirugía demasiado agresiva. Creo firmemente que podemos curar el cáncer si adoptamos un mejor enfoque sobre para qué y cómo usamos todos esos medicamentos que ya tenemos a nuestra disposición.

Estoy convencida de que la respuesta al cáncer ha estado ahí todo el tiempo, muchas de las soluciones están enterradas y perdidas en montones de revistas científicas esperando a que las descubramos. Y descubrirlas fue una cuestión de juntar la información antigua con los datos, como un rompecabezas, y encajar las partes metabólicas, tanto naturales como farmacéuticas, en combinaciones para matar de hambre al cáncer. ¿Había tropezado con una cura?

## La «revolución McLelland»

En lugar del enfoque actual, profundamente defectuoso y que aborda solo los cambios genéticos, la respuesta seguramente sea tratar de forma *conjunta* la señalización genética, metabólica y celular alterada.

Esta es *mi* «revolución»:

1. MATA DE HAMBRE A TU CÁNCER (mi «Mapa de Metro»)
2. DETÉN LA SEÑALIZACIÓN CELULAR ANORMAL (Hedgehog, Wnt, Notch, PPAR gamma, inflamación)
3. IMPIDE QUE SE EXTIENDA (bloquear los factores de crecimiento y las MMP)
4. ACABA CON ÉL (desencadenar la apoptosis de una manera más suave y natural a través de la cascada de caspasas y la oxigenación, usar quimioterapia y radioterapia de dosis baja)
5. RECUPERARSE. Lo cual implica desintoxicación, recuperación del sistema inmunológico y pérdida mitocondrial.

En ese orden, «controlando» la apoptosis de tal modo que las células muertas puedan eliminarse de forma segura sin una acumulación demasiado tóxica.

El doctor Chi Van Dang, director del centro oncológico *Abramson Cancer Center*, en Pensilvania, también cree que la respuesta es privar al cáncer de su combustible, reconociendo el apetito insaciable de la célula cancerosa. Él admite que son «adictos» a los nutrientes y que, sin suficiente combustible, simplemente, «se marchitan y mueren». Sin un suministro constante de alimentos, el cáncer no puede sobrevivir.

Entonces, ¿es posible que controlar el cáncer o incluso dar con una cura sea tan simple como tomar un puñado de medicamentos viejos y baratos, con pocos efectos secundarios, llevar un estilo de vida diferente y seguir una dieta para matar de hambre al cáncer? Imagina que, en el futuro, por desgracia, te diagnostican cáncer, pero solo en fase I o fase II, qué fácil y práctico sería si lo único que tuvieras que hacer fuera ir a la farmacia a recoger una receta de algunos medicamentos y, después, tal vez, recibir algún consejo sobre dieta y estilo de vida.

Los cánceres avanzados pueden necesitar algo más que esta estrategia, con un manejo más a largo plazo de la dieta y el estilo de vida y con el paciente teniendo que seguir tomando algunos de los medicamentos. ¿Podría ser esta la respuesta para mantener una remisión duradera, al igual que el VIH se controla hoy en día?

En mi visión del futuro, veo a oncólogos y pacientes trabajando conjuntamente con muchos otros profesionales de la salud, pero deberán ser especialistas. Cada paciente con cáncer necesitará una dieta y un régimen de ejercicio personalizados. Cada cáncer está impulsado por diferentes cambios metabólicos y genéticos, por lo que nunca puede haber una recomendación específica. Si tu cáncer se nutre más de la glutamina (por ejemplo, cánceres con un gen MYC sobreexpresado), puede ser importante seguir una dieta más vegana, eliminando las proteínas. Los melanomas, los cánceres de próstata y los estimulados por el gen BRAF, que dependen más de la grasa y la glutamina, deben evitar las dietas cetogénicas.

Hace tiempo que dejé de intentar cambiar la actitud de la profesión médica. En cambio, son los pacientes los que se están uniendo a mi revolución, individuos que han probado todo lo demás, tanto convencional como complementario, y que todavía tienen un cáncer que sigue arrasando sus cuerpos. Ellos son los que se unen a mí en el uso de estos medicamentos antiguos y otras terapias naturales para eliminar el cáncer. De forma lenta y segura, a medida que más pacientes obtienen resultados y se producen remisiones increíbles, se va corriendo la voz. Inspirados por el éxito de otros pacientes, cada vez más pacientes recurren a este enfoque de múltiples fármacos. Sin embargo, a pesar de ver los resultados ante sus ojos, muchos oncólogos continúan ignorando el enfoque metabólico, preocupados por si el hecho de recetar algo diferente pueda acarrearles una acción disciplinaria.

Incluso cuando se diagnostica por primera vez, sigue existiendo una falta de comprensión sobre la necesidad de controlar la señalización celular anormal del tumor, su demanda de nutrientes, la influencia del estrés y la urgente necesidad de sofocar la inflamación. Después de ser diagnosticado con cáncer, normalmente, te envían a casa sin más. Sin píldoras, sin tratamiento inmediato, solo con la cabeza echa un lío con todo tipo de escenarios aterradores.

Es comprensible que uno no pueda evitar imaginar cómo el bulto parasitario del interior sigue creciendo mientras no se hace nada. ¿Por qué no me han recetado nada los médicos? ¿Es tan grande el problema que no vale la pena tomar nada? Sin embargo, es en este punto, justo en el momento del diagnóstico, cuando tenemos la mejor oportunidad para comenzar a controlar su crecimiento. La prescripción de algo tan simple como un antiinflamatorio, otros medicamentos para combatir el cáncer y una visita inmediata a un especialista en medicina funcional y un nutricionista capacitado podrían tener un impacto enorme en nuestras terribles estadísticas de supervivencia.

Dentro de unos años, cuando las prácticas de oncología finalmente cambien, como ha de ser, estoy segura de que echaremos la vista atrás con tristeza al ver la cantidad de pacientes que murieron y sufrieron innecesariamente. Nos sorprenderá que la profesión médica insistiera durante tanto tiempo en tratamientos crueles y destructivos, engañada por la publicidad y las falsas promesas de los medicamentos farmacéuticos más recientes.

Desde 2003, cuando mis ojos se abrieron a nuevas y emocionantes posibilidades, he estado mirando, impotente, cómo se usaban enfoques tóxicos desastrosos en amigos y seres queridos, sabiendo casi con certeza que morirían como resultado de los mismos. Me he sentido completamente sola defendiendo los cócteles a base de antiguos medicamentos, desesperada porque los nuevos tratamientos dirigidos «que iban a cambiar las reglas del juego» inevitablemente fracasaban. Eran los viejos tiempos, la inútil estrategia farmacológica de perseguir únicamente las mutaciones genéticas. Lo único que yo podía hacer era esperar pacientemente a que la ciencia me respaldara. Ahora los artículos sobre fármacos metabólicos antiguos no paran de acumularse.

Existe una prueba innegable de su eficacia. No obstante, hay pocos «ensayos clínicos aleatorios» y, debido a esto, los médicos siguen despreciando estos medicamentos. A pesar del increíble potencial del cóctel de fármacos baratos, *off-label* y de baja toxicidad que describo en este libro, sigue siendo necesario adoptar una estrategia integral. Si los tomas sin abordar tu sistema inmunológico, tu dieta, tu salud intestinal, tu estilo de vida y el estrés, no obtendrás los mejores resultados. Un enfoque completamente integral, preferiblemente con un oncólogo que ayude al paciente a lo largo de sus elecciones, tanto ortodoxas como complementarias, y que comprenda la naturaleza metabólica del cáncer, será clave para el futuro de la profesión. La quimioterapia de dosis alta acabará por desaparecer, y se utilizarán una serie de nuevos cócteles de medicamentos, entre ellos dosis mucho más bajas de quimioterapia.

La investigación sobre la «reutilización» de fármacos está todavía en sus inicios y se considera experimental, pero funcionan. ¿Debería el paciente esperar hasta que se completen los ensayos clínicos aleatorizados, dentro de otros diez o quince años? ¿Deberían los médicos seguir haciendo lo que se les dice e ignorarlos?

Hasta el *British Medical Journal* en octubre de 2015 informó que un análisis retrospectivo de inmunoterapias recientemente aprobadas reveló que solo cinco de los treinta y seis medicamentos nuevos tenían algún efecto significativo en la supervivencia general[86]. La forma en que obtuvieron su aprobación es muy preocupante. No obstante, con lo que está en juego en cada lanzamiento de un nuevo medicamento, ¿es de extrañar que las compañías farmacéuticas estén aportando datos engañosos para su aprobación?

Conseguir que estos medicamentos antiguos *off-label* sean aceptados por parte de los médicos y del público como algo «revolucionario» para el cáncer puede ser difícil, simplemente porque son muy corrientes, familiares y baratos. No vienen en envoltorios nuevos y relucientes. No hay fanfarria ni algarabía en los medios de comunicación que revelen el

---

[86] Doshi Peter, Jefferson Tom. «The evidence base for new drugs». *The BMJ* 2015; 350: h952.

descubrimiento de la próxima generación. No hay destinos exóticos para la conferencia anual de oncólogos pagados por alguna compañía farmacéutica. Nadie puede pagar ese tipo de presupuesto de *marketing* cuando los medicamentos cuestan menos de diez céntimos al día.

Tanto los médicos como los pacientes tienen una tendencia natural a creer que cuanto más reciente sea el tratamiento y más caro es un medicamento, mejor funcionará, pero este no es el caso. Lo nuevo no siempre es mejor, la edad y la experiencia a menudo triunfan sobre la juventud y la belleza. Estos medicamentos son, de hecho, revolucionarios, por usar el lenguaje de las grandes farmacéuticas.

Las historias de otros pacientes que usan medicamentos *off-label* y otros enfoques metabólicos están llegando[87]. De forma lenta y segura, a medida que más pacientes logran la estabilización de la enfermedad y se producen remisiones increíbles utilizando cócteles de medicamentos antiguos y otras terapias para combatir el cáncer, se corre la voz. Sé que ya he marcado una gran diferencia para muchos, pero aún queda muchísimo por hacer.

Estamos en los inicios y el enfoque metabólico todavía se considera altamente experimental, pero la tasa de éxito parece muy prometedora. Cuando finalmente se publiquen los resultados de la Care Oncology Clinic, la eficacia de estos medicamentos estará disponible para que todos la vean. Sin embargo, a pesar de tener los resultados ante sus ojos, muchos oncólogos continúan ignorándolos. Peor aún, siguen burlándose de ellos y despreciándolos; y oponiendo mucha resistencia, lo cual complica la vida no solo a los pacientes que luchan por hacerse con los medicamentos que necesitan, sino para los médicos que trabajan en este campo. Es complicado crear conciencia sobre la importancia de estos fármacos metabólicos.

Así que ¡abajo lo nuevo! ¡Viva lo antiguo!

La mayoría de los pacientes que se unen a mi grupo de Facebook son diagnosticados con cáncer terminal. A muchos les han dicho que no hay nada más que la medicina convencional pueda ofrecerles. Entonces, sin nada que perder y mucho que ganar, unos pocos valientes comenzaron a usar los viejos medicamentos en 2015 y, a pesar de los sombríos pronósticos, muchos de ellos todavía siguen vivos a día de hoy. Uno a uno, otros

---

[87] Iré publicando más historias de supervivencia en mi web <www.howtostarvecancer.com>

los han seguido. Mi página ahora está creciendo rápidamente, únicamente a través del boca a boca, y estoy viendo cómo mi equipo (son como una familia para mí) logra algunas remisiones increíbles ante mis propios ojos. Pacientes con tumores cerebrales incurables a los que solo les quedan unas semanas de vida, educando a sus hijos en casa porque quieren pasar cada segundo con ellos, pasando todas sus pertenencias mundanas a sus familiares y preparándose para su inminente funeral... ¡de repente, se dan cuenta de que les devuelven la vida! Los tumores cerebrales, las metástasis pulmonares están remitiendo. ¡Vaya, vaya, vaya!

Las redes sociales están creando un retumbante espíritu militante de rebelión entre los pacientes, molestos por su innecesario sufrimiento. No hace falta ser un revolucionario. Cambiar de oncólogo o simplemente inscribirse en el estudio *Care Oncology*, y demostrar el valor de estos medicamentos, es quizás todo lo que se necesita. Y aunque el cambio llegue más lentamente, al final, llegará. ¡Hurra!

Para mí, el regreso a la «normalidad», hasta volver a encarrilar mi vida, ha sido un largo y duro camino. A veces, los obstáculos parecían demasiado altos de superar. Cuando todo parecía demasiado, me concentraba en poner un pie delante del otro. Dando un paso cada vez. Y muy lentamente, con cada paso que daba, me acercaba cada vez más a la cima.

Me quedo aquí mirando todos los caminos difíciles que he forjado para llegar hasta aquí. El sol ha atravesado las nubes. La vista es simplemente impresionante.

## Entrada de Facebook: abril de 2016

Hoy es un día muy especial. Hace muchos años me dijeron que nunca tendría hijos, pero gracias a un ángel increíble, hace diez años esa sombría predicción se dio la vuelta. Luchando a través del tráfico para recoger a nuestra increíble madre subrogante en su casa, corrimos desde Kent por la A2 hasta el Chelsea and Westminster Hospital. Mientras acelerábamos, superábamos los límites de velocidad, nos saltábamos los semáforos e invadíamos el carril bus para llegar a tiempo al hospital, los ansiosos futuros padres asomados a las ventanillas les gritábamos a los peatones que se movían lentamente para que se apartaran del camino. Jamie estuvo a punto de nacer en el asiento trasero. Lo logramos y salió la cosa más asombrosa del mundo, que aún continúa deleitándome, sorprendiéndome, divirtiéndome y llenándome de alegría. ¡Y volvimos a tener suerte tres años después con mi maravilloso Sam! Ambos son adorables. Ambos son divertidos, ingeniosos y tienen mucho talento.

De manera que, para celebrar el cumpleaños de J., nos fuimos un fin de semana especial, solos él y yo, en una gira cultural por París. ¿Qué cultura vimos? ¿El Louvre? ¿El Museo de Orsay? ¡¡No!! Hicimos un *tour* nocturno de fantasmas, nos metimos en las fuentes y rodamos por las riberas cubiertas de hierba junto a la Torre Eiffel, saltamos sobre grandes rejillas de ventilación cerca del Arco de Triunfo, observamos a los artistas callejeros, nos hicimos caricaturas (:-o!), dimos una gran vuelta en bicicleta por la ciudad y perseguimos burbujas en el exterior del Centro Pompidou. La exhibición de Lego en Les Halles fue lo más cerca que estuvimos del arte...

¡Feliz décimo cumpleaños, mi hermoso niño! ¡Qué maravilloso e increíble fin de semana! Me muero de ganas de hacerlo todo de nuevo con Sam.

# Segunda Parte

# El **PROTOCOLO METABÓLICO**

Capítulo 21

# TU CÓCTEL PARA MATAR DE HAMBRE AL CÁNCER

En esta segunda parte describo lo que creo que son actualmente los mejores y menos tóxicos medicamentos para matar de hambre al cáncer y eliminarlo. Como ocurre en todos los ámbitos científicos, esta es un área donde constantemente se producen avances, así que enviaré actualizaciones por correo electrónico a través de mi web.

## La analogía de «Piccadilly Circus»

Hace quince años, pocos investigadores del cáncer entendían bien la célula madre que hay en el corazón de cada cáncer, la célula responsable de la resistencia a los medicamentos y la metástasis. Tampoco se entendía hasta qué punto la célula madre cancerosa era «metabólicamente flexible», es decir, capaz de pasar de una vía de combustible a otra y redirigirse para mantener su suministro constante. Sin un cóctel completo que bloquee cada vía de combustible, el cáncer se vuelve «resistente». Sin embargo, no debemos ver la resistencia como una mera «adaptación genética». Borra ese pensamiento de tu cabeza e inserta la idea de «adaptación metabólica». Para la mayoría de las personas, se trata de un cambio de mentalidad que les permite darse cuenta de en qué lleva fallando el tratamiento desde hace décadas. En lugar de simplemente tratar los genes, deberíamos tratar el metabolismo alterado que lo acompaña.

Para que esto sea más fácil de entender, ahora se lo explico a los pacientes con cáncer con mi «analogía de Piccadilly Circus».

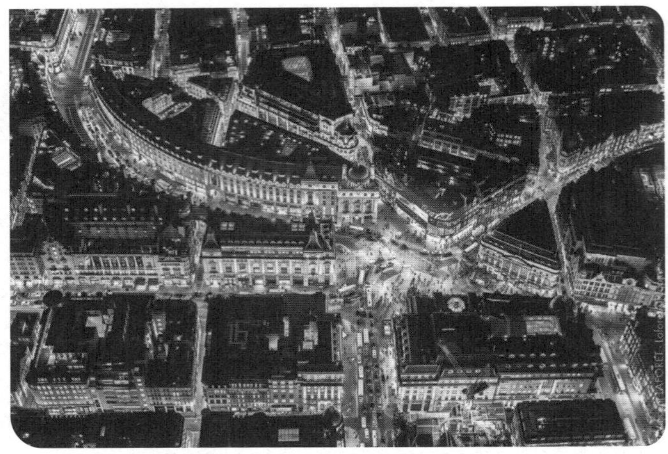

*Piccadilly Circus por la noche.*

Esta es una vista aérea de Piccadilly Circus por la noche. El lugar está hasta arriba, con muchos peatones, autobuses, taxis y coches. ¡Es un lugar vibrante y excitante! Incluso después de vivir en Londres durante casi veinte años, todavía lo encuentro emocionante. Bares, restaurantes, teatros, cines, discotecas, galerías... la lista es interminable.

Mirando hacia abajo desde arriba, se puede ver a los peatones que se dirigen en diferentes direcciones y los vehículos que suben y bajan por Regent Street, Shaftesbury Avenue, St. James' Street y Piccadilly.

Esto se parece en algunos aspectos al comportamiento de una célula cancerosa. Se sabe que las células cancerosas poseen distintas propiedades bioeléctricas porque utilizan diferentes canales iónicos (por ejemplo, canales de calcio), así como que hay cambios genéticos comunes en muchos cánceres, como el p53, el gen supresor de tumores. Las diferentes direcciones del tráfico y las rutas cambiantes de los peatones representan los cambios genéticos. Pueden moverse en muchas direcciones, alterando su dirección de flujo. De la misma manera, un tumor puede contener hasta dos mil mutaciones diferentes, lo que le permite evitar los tratamientos dirigidos genéticamente.

Lo que es menos visible es lo que sucede debajo de la superficie o en el corazón del cáncer. Debajo de la superficie está el sistema subterráneo, la red de metro, y esta tiene un número finito de rutas. Son como las líneas de combustible de las células madre cancerosas. Para llegar hasta Piccadilly Circus, si una línea de combustible está bloqueada, puedes coger el metro y llegar hasta tu destino en otra línea. De manera similar, la astuta célula cancerosa es capaz de redirigirse y alimentarse con una fuente de combustible diferente.

A diferencia de los cambios genéticos en los que puede mutar sin cesar, bajo tierra hay menos opciones para cambiar de ruta y más posibilidades de bloquear su crecimiento. La célula madre es el verdadero talón de Aquiles del cáncer y, sin embargo, actualmente la corriente principal, que trata solo a las células de división rápida, lo ignora.

Explicar la complejidad del cáncer a un paciente sin conocimientos médicos es difícil. Mi lista para la zona de molestia y mi sencillo triángulo para matar de hambre al cáncer, aunque útiles, en realidad no explican las rutas metabólicas más numerosas y la necesidad de utilizar un cóctel más grande. Yo había descubierto cómo matar de hambre a mi propio cáncer, revertir el metabolismo alterado bloqueando cada cara de mi triángulo. La misma combinación también ayudaría a otras personas de la misma manera. Yo creo que la combinación de mi cóctel de medicamentos junto con el cóctel de la Care Oncology Clinic funcionaría de manera muy eficaz en muchos cánceres al bloquear muchas rutas al mismo tiempo.

Los cánceres que son más agresivos o se comportan de manera diferente podrían necesitar más medicamentos y suplementos. Decidí investigar qué otras líneas de combustible usaban otros cánceres para que se comportaran de manera diferente, y buscar medicamentos *off-label* que añadir a mi triángulo para matar de hambre a cánceres como el cáncer de mama triple negativo o el cáncer de páncreas.

A base de mucho rascarme la cabeza, frotarme la barbilla, darme baños contemplativos, y analizar cientos de artículos de investigación, he conseguido reunir un cóctel de medicamentos completo, y creo que minucioso, basado en los hallazgos de los mejores investigadores que trabajan en el campo del metabolismo del cáncer (por ejemplo, el profesor Thomas Seyfried, la Care Oncology Clinic, el doctor Laurent Schwartz, el profesor Gregory Riggins, el profesor Michael Lisanti, el doctor George Yu, el doctor Michael Retsky, el doctor Pan Pantziarka, el doctor Ahmed Alsekka, el doctor Abdul Slocum y muchos otros). Cuantos más medicamentos agregues, menos cantidad de cada uno necesitarás, siempre que tengan como objetivo diferentes rutas. En teoría, al menos, esto significa que la quimioterapia y los medicamentos de inmunoterapia tóxicos podrían reducirse drásticamente.

## Mis sellos distintivos del cáncer

He identificado cinco procesos anormales que ocurren cuando una célula se vuelve cancerosa. Estos pasos o «sellos distintivos» del cáncer son:

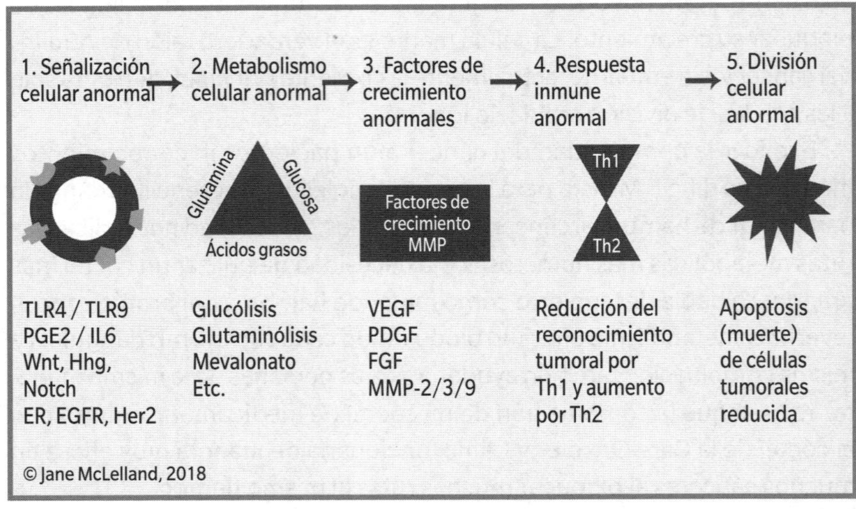


Fig. 21.1. *Mis cinco sellos distintivos del cáncer.*

Creo que es un poco menos confuso que los sellos distintivos característicos del cáncer de Hanahan y Weinberg identificaron en el año 2000[88], que son: «mantienen la señalización proliferativa, evitan los supresores del crecimiento, resisten la muerte celular, permiten la inmortalidad replicativa, inducen la angiogénesis y activan la invasión y la metástasis». Todos estos estaban relacionados con la inestabilidad genómica y la inflamación de los tejidos y no fue hasta 2011[89] cuando se dieron cuenta de que habían olvidado la reprogramación del metabolismo energético (descubrimiento de Otto Warburg en 1924) y la evasión del sistema inmunológico. ¿En serio? Vergonzoso.

---


[88] D. Hanahan y R.A. Weinberg; «The hallmarks of cancer». *Cell*, 100 (2000), págs. 57-70.

[89] Hanahan D. y Weinberg R.A. «Hallmarks of cancer: the next generation». *Cell* 144(5), 646-674 (2011).

Cada paso debe ser tratado, pero la investigación publicada demuestra claramente que abordar el metabolismo alterado y hacer que el tumor se muera de hambre es clave para lograr una remisión duradera.

## Señalización celular anormal

 Algunas de estas señales son «causa» y otras «efecto». Los símbolos son solo representaciones de los receptores de la membrana celular que reciben estas señales, y solo tienen una finalidad ilustrativa.

Hay nuevos indicios que sugieren que la causa del cáncer es una exposición prolongada a citocinas inflamatorias (por ejemplo, la citocina IL6 liberada de la grasa visceral profunda o una infección crónica o exposición prolongada a un carcinógeno), o la estimulación prolongada de los receptores tipo Toll (TLR, según siglas en inglés) o la estimulación de factores de crecimiento y hormonas como IGF-1 y la insulina. Los TLR son detectores de patrones de patógenos antiguos: TLR1 a TLR9, pero la mayoría de los TLR4 y TLR9 se activan en el cáncer[90]. Debido a que la señalización de IGF-1 y la insulina impulsan el crecimiento al aumentar la disponibilidad de nutrientes, los he incluido en el siguiente apartado, el metabolismo anormal. El cáncer puede ser el resultado de todos estos factores combinados. Las investigaciones aún tienen que establecer esto de forma definitiva.

## Cómo tratar la señalización celular anormal

Es distinta según el tipo cáncer. Tendrás que investigar por tu cuenta y preguntarle a tu médico para averiguar si tu cáncer «expresa» alguna de las siguientes para determinar lo que necesitas.

- **Señalización Hedgehog:** está presente en la mayoría de los cánceres. La berberina, la metformina y el antihelmíntico (antiparasitario) mebendazol, en particular, son tratamientos eficaces[91].

---

[90] Sato, Y., Goto, Y., Narita, N. *et al.* «Cancer Microenvironment» (2009) 2(supl. 1): 205. <https://doi.org/10.1007/s12307-009-0022-y>

[91] Larsen A.R., Bai R.Y., Chung J.H. *et al.* «Repurposing the antihelmintic mebendazole as a hedgehog inhibitor». *Molecular cancer therapeutics.* 2015;14(1): 3-13. doi: 10.1158/1535-7163.MCT-14-0755-T.

- **Señalización Wnt/beta-catenina:** la señalización Wnt está controlada por miR-34a, una hebra de micro ARN controlada epigenéticamente con actividad antivírica, por lo que puede estar relacionada con muchos tumores de origen viral[92]. La desregulación de la señalización Wnt es responsable de la invasión y progresión de los virus del herpes (por ejemplo, CMV, Epstein Barr, VPH). Estos virus han evolucionado para manipular y controlar esta vía vital y potenciar así la propagación vírica, evadir el reconocimiento inmunológico del huésped y mantener la latencia. La Wnt también parece desempeñar un papel en el fomento de las metástasis óseas al interferir con la actividad normal de los osteoblastos y osteoclastos. Además, también afecta al gen Myc y a la ciclina D1. El gen de la ciclina D1 amplifica su expresión y la proteína se sobreexpresa en muchos cánceres y en aproximadamente un tercio de los cánceres de mama. Otros cánceres en los que está involucrada la Wnt son el colorrectal, el ovárico, el renal, el cáncer de cuello uterino, el hepatocelular y los sarcomas.
  - *Tratamiento:* La aspirina y el dipiridamol ayudan a bloquear esta señalización celular anormal. Ambos también tienen efectos beneficiosos sobre la remodelación ósea[93,94] y efectos antivirales. La niclosamida, los AINE y la vitamina $D_3$ también mejoran esta ruta de señalización anormal.

- **Señalización Notch:** nunca comprobé que tuviera ninguna de estas señales celulares anormales en su día, pero ahora se sabe que

---

[92] Smith J.L., Jeng S., McWeeney S.K. y Hirsch A.J. «A MicroRNA Screen Identifies the Wnt Signaling Pathway as a Regulator of the Interferon Response during Flavivirus Infection». *Diamond MS*, ed. *Journal of Virology*. 2017;91(8): e02388-16. doi: 10.1128/JVI.02388-16.

[93] Kok-Yong Chin, «A Review on the Relationship between Aspirin and Bone Health». *Journal of Osteoporosis*, volumen 2017, artículo Nº. 3710959, 8 págs. 2017. doi: 10.1155/2017/3710959.

[94] Mediero A., Wilder T., Perez-Aso M. y Cronstein B.N. «Direct or indirect stimulation of adenosine A2A receptors enhances bone regeneration as well as bone morphogenetic protein-2». *The FASEB Journal*. 2015;29(4): 1577-1590. doi: 10.1096/fj.14-265066.

la vía Notch está relacionada con el cáncer de cuello uterino. Para combatir esto, lo que se necesita es el flavonoide natural luteolina[95]. Sin saberlo, había obtenido esto de forma natural gracias a mi zumo diario de vegetales ricos en apio, aunque ahora hago trampa y tomo un suplemento, ya que la luteolina también es un inhibidor de la SREBP-2 (ver más adelante). Los suplementos de sulforafano y quercetina también actúan sobre esta señalización celular anormal. La señalización Notch se asocia con una alteración en los fibroblastos circundantes y el gen c-MYC. Ambos pueden hacer que el cáncer sea especialmente agresivo. Los cánceres de señalización Notch (por ejemplo, cáncer gástrico, de cabeza y cuello, cáncer escamoso de cuello uterino, algunos cánceres de mama, colon, leucemia, glioma, meduloblastoma) podrían beneficiarse del fármaco niclosamida, un antiguo fármaco parasitario. La evidencia muestra que la niclosamida se dirige a múltiples rutas de señalización: Notch, OXPHOS, NF-κB, Wnt/β-catenina, ROS, mTOR y STAT3[96].

– *Tratamientos:* luteolina, sulforafano, quercetina, niclosamida. Todos tienen múltiples objetivos en el cáncer, pero si tomas sulforafano y luteolina, deberás suspenderlos temporalmente cuando desees pasar a la «fase letal» del tratamiento (ver más adelante).

- **TLR-4:** el papel de este receptor en el cáncer se ha estudiado recientemente, pero está presente en el cáncer de cabeza y cuello, esófago, gástrico, colorrectal, hígado, páncreas, piel, ovario, cuello uterino y mama.

– *Tratamiento:* Berberina[97]. Naltrexona de dosis baja (LDN)

---

[95] Zang M., Hu L., Fan Z. *et al.* «Luteolin suppresses gastric cancer progression by reversing epithelial-mesenchymal transition via suppression of the Notch signaling pathway». *Journal of Translational Medicine*. 2017;15: 52. doi: 10.1186/s12967-017-1151-6.

[96] Pan J.X., Ding K. y Wang C.Y. «Niclosamide, an old antihelminthic agent, demonstrates antitumor activity by blocking multiple signaling pathways of cancer stem cells». *Chinese Journal of Cancer*. 2012;31(4): 178-184. doi: 10.5732/cjc.011.10290.

[97] Chu *et al.* «Role of berberine in anti-bacterial as a high-affinity LPS antagonist binding to TLR4/MD-2 receptor BMC». *Complementary and Alternative Medicine* 2014, 14: 89.

- **TLR-9:** está relacionado con virus oncogénicos[98].
  - *Tratamiento:* Naltrexona de dosis baja. El profesor Angus Dalgleish, oncólogo del St. George Hospital de Londres, quedó tan impresionado después de presenciar la desaparición de algunos tumores avanzados que expresaban TLR-9 usando naltrexona de dosis baja (LDN) que investigó más y solicitó una patente para reutilizar el medicamento para el tratamiento del cáncer[99]. A pesar de haberme enterado en 2001, no he comenzado a tomarlo hasta hace muy poco. Desde que lo tomo, he experimentado una mejoría en mi linfedema. La cloroquina (hidroxicloroquina o sulfato de cloroquina), un fármaco antipalúdico, también es un posible tratamiento para la TLR-9 que también previene la macropinocitosis (ver más adelante en la sección sobre metabolismo anormal).

- **Integrinas:** las moléculas de proteína integrina están ubicadas en la superficie de las células que atraviesan la membrana celular de fosfolípidos (grasa) y normalmente «se agarran» a las células sanas como el velcro para formar tejidos y órganos. La señalización defectuosa de p53 hace que las integrinas retrocedan al interior de la célula y se envíen a la parte incorrecta de la superficie celular, lo que permite que la célula cancerosa se separe y viaje por el torrente sanguíneo[100]. Hay poca evidencia respecto a los tratamientos, pero supongo que el dipiridamol puede tener algún efecto ya que tiene afinidad por la proteína, por lo que puede ayudar a prevenir que la integrina retroceda al interior de la célula, manteniéndola en la superficie de esta para que realice su función a modo de velcro.

- **Receptor de estrógeno:** estos receptores se encuentran dentro de las células. Están regulados al alza en los cánceres de mama, ovario y

---

98 Martínez Campos C., Burguete García A.I. y Madrid Marina V. (febrero 2017). «Role of TLR9 in Oncogenic Virus-Produced Cancer». *Viral Immunology*. doi: 10.1089/vim.2016.0103. PMID 28151089.

99 <https://www.cancerdefeated.com/cheap-off-patent-drugfound-to-be-a-cancer-gamechanger/3963/>

100 Vousden, K. *et al.* «Mutant p53 regulates invasion via integrins and EGFR NCRI». *Conferencia sobre el cáncer;* [05/10/09].

endometrio, pero otros cánceres menos obvios también pueden ser potenciados por los estrógenos, como el gástrico y el NSCLC, incluso los cánceres de colon e hígado. El indol-3-carbinol (I3C o DIM)[101] y la melatonina[102] ayudan a bloquear los receptores de estrógeno al igual que la metformina[103]. Una investigación en Adelaida, Australia, ha demostrado que los cánceres con doble positivo, es decir, con estrógeno y progesterona positivos, obtienen mejores resultados que únicamente con estrógeno (ER). La progesterona administrada a estos pacientes doblemente positivos retrasó el crecimiento del tumor.

- **EGFR (receptor del factor de crecimiento epidérmico):** No sé si mi cáncer expresaba un EGFR activo, pero si lo hiciera, la berberina, el EGCG (té verde) y la curcumina son antagonistas naturales, así que ya lo tenía cubierto, o al menos en parte. A diferencia del efitinib, el erlotinib y el lapatinib, estas alternativas naturales no tienen efectos secundarios graves. La cloroquina puede ser la clave para prevenir la resistencia a los tratamientos dirigidos al EGFR y el HER2 (ver macropinocitosis), así como para muchos cánceres agresivos.

- **Interleucina 1 y 6 (PGE2):** estas citocinas inflamatorias liberan COX (ciclooxigenasa), una enzima que estimula el crecimiento, pero puede ser neutralizada por un antiinflamatorio no esteroideo (AINE).
  - *Tratamiento:* la aspirina o algo más fuerte. Al principio, usé aspirina y luego cambié al etodolaco durante tres meses. Nunca tomé los dos juntos ya que el no esteroideo más fuerte anularía los efectos antiplaquetarios de la aspirina y aumentaría significati-

[101] Aggarwal B.B. y Ichikawa H. «Molecular targets and anticancer potential of indole-3-carbinol and its derivatives». *Cell Cycle*. Sept. 2005.;4(9): 1201-15. Epub [06/09/05].

[102] del Río B., García Pedrero J.M., Martínez Campos C., Zuazua P., Lazo P.S. y Ramos S. «Melatonin, an Endogenous-specific Inhibitor of Estrogen Receptor α via Calmodulin». *Journal of Biological Chemistry*. [10/09/04]; pág. 10;279(37): 38294-302. Epub [30/06/04].

[103] Kim J., Lee J., Jang S.Y., Kim C., Choi y. y Kim A. «Anticancer effect of metformin on estrogen receptor-positive and tamoxifen-resistant breast cancer cell lines». *Oncology Reports*. 2016;35(5): 2553-2560. doi: 10.3892/or.2016.4675.

vamente el riesgo de hemorragias estomacales. En la actualidad, continúo tomando 75 mg diarios de aspirina como parte de mi estrategia de prevención y solo uso el AINE más fuerte ocasionalmente y solo con una comida.

- **PPAR gamma (receptor de peroxisoma-proliferador-activado gamma):** Este es un receptor en el núcleo que es un controlador maestro del almacenamiento de ácidos grasos y el metabolismo de la glucosa[104]. Cuando la señalización Wnt está regulada al alza, la gamma PPAR se regula a la baja. Esto ocurre en muchos cánceres. El PPAR gamma también controla la inflamación y la insulina, lo que la hace importante para regular todos los trastornos metabólicos, incluido el cáncer. Es el objetivo de varios medicamentos para la diabetes, las glitazonas, que reducen la resistencia a la insulina y aumentan la sensibilidad a la insulina, pero tienen efectos secundarios importantes. Las estatinas[105], la berberina[106] y otro extracto natural llamado honokiol activan el PPAR gamma. También es parcialmente activado por el ibuprofeno. Mientras funcionan, son un poco como tiritas adhesivas para activar este receptor. El problema de raíz está relacionado con una flora intestinal baja (bifidobacterias, en particular) y una falta de aceite de pescado (omega-3), vitaminas A y D y omega-7.

Una vez que hayas determinado cuáles de estas señales celulares anormales son aplicables a tu cáncer, puedes enfocar tu tratamiento, es decir, matarlo de hambre...

---

[104] Wayne D. Tilley Jason S. Carroll *et al.* «Progesterone receptor modulates ERα action in breast cancer». *Nature* Nº. 523, págs. 313-317 (16 July 2015) DOI: 10.1038/nature14583.

[105] Grip, O., Janciauskiene, S. y Lindgren, S. «Atorvastatin activates PPAR-y and attenuates the inflammatory response in human monocytes». *Inflammation Research* (2002) 51: 58. https://doi.org/10.1007/BF02684000.

[106] Chen, F.L., Yang, Z.H., Liu, Y. *et al.* «Berberine inhibits the expression of TNFα, MCP-1, and IL-6 in AcLDL-stimulated macrophages through PPARγ pathway». *Endocrinology Journal* (2008) 33: 331. <https://doi.org/10.1007/s12020-008-9089-3>

# Capítulo 22
# ¿CÓMO MATAR DE HAMBRE AL CÁNCER?

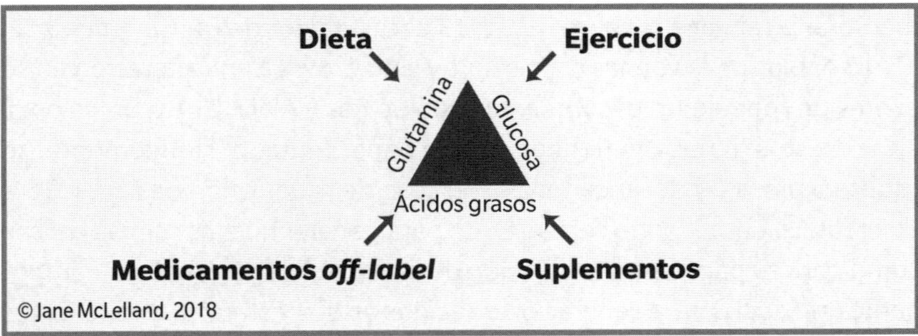


Fig. 22.1. *Mis cuatro pilares para matar de hambre al cáncer.*

## Tratamientos para el metabolismo celular anormal

Sería bonito pensar que se puede detener el metabolismo anormal en el tumor con solo un puñado de medicamentos y suplementos y no preocuparse por el ejercicio y la dieta, pero por lo que yo he visto, esto simplemente no es posible ni prudente. Aquellos que hacen el esfuerzo de eliminar la fuente de combustible apropiada (principalmente glucosa) de su dieta es a quienes mejor les va. Matar al cáncer de hambre, creo, es el paso *más importante* para tratar el cáncer. Una vez muerto de hambre, es débil y vulnerable. Entonces podemos acabar con él. ¡Zas!

Aunque esta es una estrategia radicalmente nueva para derrotar al cáncer, cada vez hay más evidencias que respaldan esta idea. No se trata de matar de hambre al cuerpo, aunque el ayuno intermitente ayuda. Se trata de atacar el tumor con medicamentos como la metformina para reducir la glucosa y las estatinas para reducir su capacidad de producir colesterol. A menudo escucho «tengo niveles normales de colesterol, no necesito una estatina», pero me es igual. Rechazan las estatinas por razones equivocadas. Las estatinas funcionan, matan de hambre al cáncer, hay un montón de pruebas. Si tienes dudas, busca en *Google* tu cáncer, por ejemplo: «Melanoma + estatina + Pubmed».

Entonces, ¿cómo se produce el metabolismo anormal? (¡Alerta! Jerga científica. Sáltate este apartado si esto no es lo suyo).

Las señales celulares anormales, especialmente la IL6 prolongada (inflamación) y señalización por TLR (patógenos) desencadenan algo llamado STAT3 en la célula a través de la síntesis de pequeñas hebras de ARN llamadas microARN que toman información epigenética (ambiental) de la membrana celular a la célula. El STAT3 es un «factor de transcripción». El STAT3 habla con los genes de la célula y esto provoca una alteración en su expresión (por ejemplo, sobreexpresión de Ras y AKT). Una regulación al alza de estos genes (no tienen por qué haber mutado, simplemente, se «sobreexpresan») desencadena un exceso de producción de acetil-CoA. La acetil-CoA es un nodo central tanto para generar nuevas células «hijas» como para su papel en la regulación de la expresión génica. Es el componente principal para la generación de ácidos grasos, esteroles, aminoácidos y nucleótidos, necesarios para la fabricación de las células «hijas». La célula cancerosa utilizará cualquier nutriente disponible en el sitio del tumor primario para mantener su crecimiento y especializar su metabolismo para crecer.

La producción excesiva de acetil-CoA conduce a la acetilación de las histonas del ADN (el andamio que rodea al ADN), lo que altera la polaridad del ADN. La acetilación tiene el efecto de neutralizar el potencial eléctrico de positivo a neutro, por lo que las histonas ya no se sienten atraídas por su polo opuesto, lo que permite que las hebras de ADN se separen o «disocien» y, por lo tanto, permitan que los carcinógenos y virus entren en el ADN o se reactiven. Es entonces cuando se producen mutaciones genéticas. (En otras palabras, los carcinógenos echan más leña al fuego).

## El plano del metro

Me ha llevado mucho tiempo investigar qué tratamientos y rutas son los mejores para abordar, pero aquí está, tu hoja de ruta para guiarte hasta los medicamentos, suplementos y terapias que necesitas para matar de hambre a tu propio cáncer, sin importar el tipo o fase de la enfermedad. Mi plano de metro representa la célula madre del cáncer, metabólicamente flexible, presente en cada cáncer, capaz de cambiar sus diferentes vías de suministro de nutrientes, con algunas rutas más fáciles de bloquear que otras.

Al igual que el subsuelo y el suelo en Piccadilly Circus, hay dos sistemas separados en un tumor, cada uno de los cuales se comporta de manera muy diferente y representa dos tipos diferentes de células cancerosas; células de división rápida y células madre cancerosas. Son bastante distintas y requieren dos estrategias de tratamiento completamente diferentes.

Mi «plano de metro» no solo me ha ayudado a averiguar cómo se alimenta la célula cancerosa, sino que es muy útil para que el paciente visualice lo que está sucediendo. Poco a poco, a medida que investigaba y agregaba más líneas de combustible, gradualmente fui descubriendo cómo el cáncer reconecta su metabolismo. He podido ver más allá de la complejidad de la enfermedad y desentrañar gran parte de su misterio. Ya no pienso en el cáncer como algo imposible de curar. Creo que todo lo que se necesita es atacar las células madre con el cóctel adecuado, al tiempo que se ataca a las células de división rápida. Esto difiere levemente según cada tipo de cáncer, dependiendo de cómo se haya «especializado» su metabolismo. El cáncer cambiará la forma en que se alimenta en función del combustible disponible en la ubicación del tumor primario a medida que se desarrolla[107]. Así pues, la clave para matar de hambre y derrotar al cáncer radica en determinar qué nutrientes está usando. Para eso hay que calcular el «fenotipo metabólico» del cáncer. Esto se puede hacer con la ayuda de artículos de *Pubmed* y un oncólogo que ponga de su parte. Mientras buscas, escribe las palabras de cada línea de combustible (por ejemplo, cáncer de mama HER2 + cloroquina o macropinocitosis). Introduciendo una a una cada línea de combustible. Puede que te lleve media

---

[107] Matt Vander Heiden, profesor del centro de *investigación Koch Institute for Integrative Cancer Research*, en el MIT de Massachusetts, está investigando esta teoría y, aunque es difícil de probar, está de acuerdo en que muchos datos apoyan esta hipótesis (confirmado por correo electrónico personal). Sin embargo, los diferentes cánceres de mama metabolizan los nutrientes de manera diferente, por lo que deben entrar en juego otros factores, como cualquier influencia patógena.

hora más o menos. Por ejemplo, una búsqueda revela que incorporar la cloroquina funciona para los pacientes con cáncer de mama HER2, por lo que este tipo de cáncer utiliza la macropinocitosis para eliminar las proteínas y grasas extracelulares[108].

Sin embargo, hay dos problemas con esto:

1. Los investigadores solo están trabajando en el fenotipo metabólico de cada cáncer, por lo que es posible que aún no esté disponible toda la información, pero puedes hacerte una buena idea de las principales líneas de combustible y si tu cáncer se nutre de glucosa, glutamina o grasa.
2. Una vez hayas determinado las rutas que deben bloquearse, ¿cómo conseguir los medicamentos que necesitas?

Al no poder obtener los medicamentos de su oncólogo o de su médico de cabecera, tengo pocas dudas de que los pacientes abrirán «clubs de compradores» de manera muy similar a lo que hicieron los pacientes con VIH en la década de 1980 (¿recuerdas la película *Dallas Buyers Club*?). Aunque esto esté mal visto por el *establishment*, ¿por qué un paciente no debería intentar salvar su vida? Si les han dicho que no se puede hacer nada más, ¿por qué tendrían que volver mansamente a casa para morir?

De modo que aquí lo tienes, mi plano del metro para que sepas cómo puedes matar de hambre a tu cáncer. Cada lado del triángulo representa las rutas de la glucosa, las rutas de la glutamina o aminoácidos, y las rutas de los de ácidos grasos.

Ten en cuenta que algunos de los medicamentos actúan sobre varias rutas a ambos lados.

---

[108] Cufí S., Vazquez-Martin A., Oliveras-Ferraros C. *et al*. «The anti-malarial chloroquine overcomes Primary resistance and restores sensitivity to Trastuzumab in HER2-positive breast cancer». *Scientific Reports*. 2013;3: 2469. doi: 10.1038/srep02469.

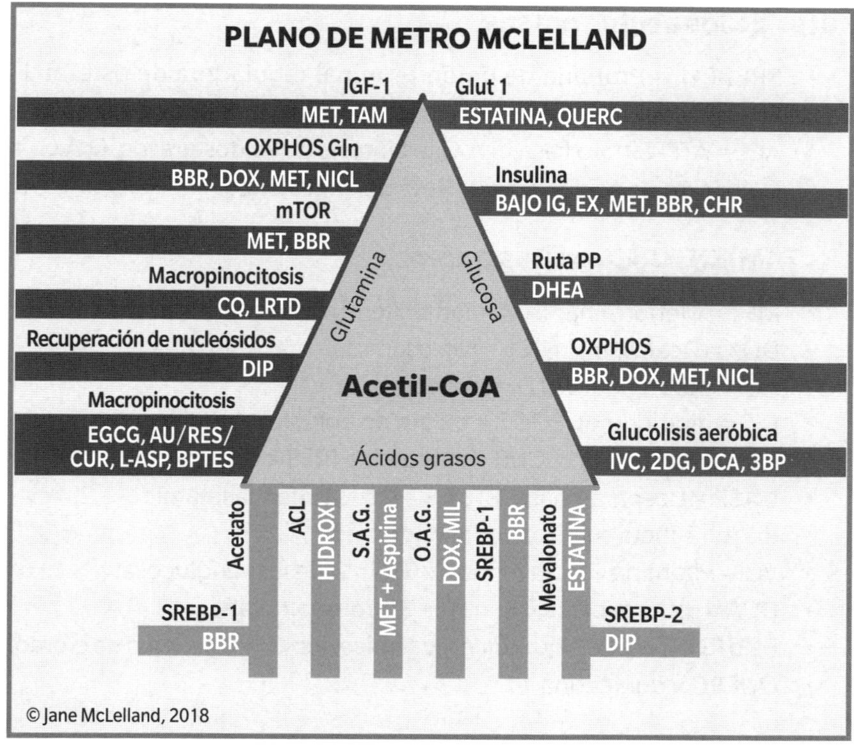


Fig 22.2. *Mi plano de metro para la célula madre.*

# RUTAS METABÓLICAS

## Rutas de la glucosa

- GLUT-1 = Transportador de glucosa 1, Insulina, Ruta PP = Ruta de las pentosas fosfato, OXPHOS = Fosforilación oxidativa, Glucólisis aeróbica

## Rutas de los aminoácidos/glutamina

- IGF-1 = Factor de crecimiento similar a la insulina-1, Gln OXPHOS = Fosforilación oxidativa de la glutamina, mTOR = Diana de rapamicina en mamíferos, Macropinocitosis (autofagia), Recuperación de nucleósidos (autofagia), Glutaminólisis, Ruta del acetato

## Rutas de los ácidos grasos

- SREBP-1 = Proteína de unión terminal reguladora de esterol-1, SREBP-2 = Proteína de unión terminal reguladora de esterol-2, ACL = ATP-Citrato liasa, S.A.G. = Síntesis de ácidos grasos, O.A.G. = Oxidación de ácidos grasos, Ruta del mevalonato

## TRATAMIENTOS (escritos a color)

- MET = Metformina, TAM = Tamoxifeno, BBR = Berberina,
- DOX = Doxiciclina, NICL = Niclosamida,
- CQ = cloroquina, LRTD = loratadina,
- DIP = dipiridamol, EGCG = galato de epigalocatequina,
- AU = ácido ursólico, CUR = curcumina, RES = resveratrol,
- L-ASP = L-asparaginasa, BPTES = bis-2-(5-fenilacetamido-1,2,4-tia-diazol-2-il)etil sulfuro, MIL = Mildronato,
- VCI = vitamina C intravenosa, 2-DG = 2-desoxi-D-glucosa,
- DCA = dicloroacetato, 3-BrPA = 3-bromopiruvato,
- Bajo IG = dieta de bajo índice glucémico, Pic-Cr = picolinato de cromo,
- QUERC = quercetina

Estas palabras puede que te suenen a chino, pero en realidad da igual que no comprendas totalmente cada ruta o cómo funcionan. La triste verdad es que los oncólogos tampoco las comprenden… todavía. No obstante, lo que sí necesitas entender es que para matar de hambre a tu cáncer y eliminar las células madre cancerosas es fundamental que estas rutas estén bloqueadas. Y esto se puede lograr principalmente mediante el uso de medicamentos y suplementos de baja toxicidad que no te matarán en el proceso. ¡Hurra!

Mi plano de metro muestra las rutas principales que usa una célula madre cancerosa para alimentarse. ¡El metabolismo alterado en el cáncer es mucho más complejo que la glucólisis aeróbica! Otto Warburg solo tenía razón en parte con su descubrimiento en 1924, como demuestran estas rutas. Aunque yo las muestro por separado, existe comunicación entre ellas, y no todas las rutas bloquean exclusivamente un macronutriente, por ejemplo, el mevalonato no solo detiene la producción de colesterol, sino que también detiene la prenilación de proteínas. No obstante, en aras de simplificar, he elaborado una guía de referencia útil para determinar qué medicamentos y suplementos necesitas para el fenotipo metabólico de tu cáncer en particular.

Casi todos los medicamentos y suplementos naturales que he elegido tienen efectos «pleiotrópicos», en otras palabras, actúan en varios objetivos al mismo tiempo, por lo que encontrarás que la lista de medicamentos y suplementos es menos extensa de lo que podría esperarse.

Todos los procesos metabólicos en la célula son una ruptura (lisis), como la glucólisis, la glutaminólisis (reacciones catabólicas) o son un proceso de reconstrucción (anabólico) para producir nuevos componentes celulares.

## ¿Por dónde empezar?

### El efecto Warburg (glucólisis) y el efecto Warburg inverso (OXPHOS)

Un aumento en la glucólisis aeróbica es una de las propiedades más comunes de las células cancerosas, se detecta mediante tomografías PET de glucosa en alrededor del 80-90% de todos los tumores, lo que significa que es el objetivo principal en la mayoría de los casos. No obstante, en algunos cánceres la glucólisis es, de hecho, muy baja[109], por ejemplo, en el cáncer de próstata, el efecto Warburg solo se da en etapas tardías después de muchas mutaciones. El cáncer de próstata, en cambio, depende de la lipogénesis (energía de la grasa) y la glutaminólisis (energía de la glutamina).

Otros cánceres regulan al alza la fosforilación oxidativa (OXPHOS) en las mitocondrias en lugar de la glucólisis en el citosol desde el principio, como ciertos melanomas[110], y el número de mitocondrias se reacumula en una gran cantidad de células cancerosas diferentes a medida que avanza el cáncer, con lo que resulta más difícil acabar con él solamente con los radica-

---

[109] Eidelman E., Twum-Ampofo J., Ansari J. y Siddiqui M.M. «The Metabolic Phenotype of Prostate Cancer». *Frontiers in Oncology*. 2017;7: 131. doi: 10.3389/fonc.2017.00131.

[110] Francisca Vazquez *et al*. «PGC1α Expression Defines a Subset of Human Melanoma Tumors with Increased Mitochondrial Capacity and Resistance to Oxidative». *Stress Cancer Cell*; volumen 23, N°. 3, [18/03/13], págs. 287-301.

les libres de oxígeno y la inhibición de la glucólisis[111]. Por eso es imperativo conocer los nutrientes que está demandando tu cáncer y hacer de ellos una prioridad. Apuntar al combustible incorrecto podría empeorar la situación al hacerlo aún más resistente. Generalmente, es útil recordar que la mayoría de los cánceres usan la glucólisis primero, y luego cambian a las rutas de la glutamina/grasa a medida que progresan. Los cánceres más agresivos, como el de ovario, hacen este cambio en una fase más temprana de su progresión, lo cual hace que se comporte de una manera más agresiva. Cuanto más agresivo es el cáncer, más rutas hay que bloquear.

La glucólisis aeróbica, el efecto Warburg, es el cambio de producir ATP (la moneda de energía) de manera eficiente en las mitocondrias a un proceso de fermentación ineficiente en el citoplasma, incluso en presencia de oxígeno, por eso se llama aeróbico a pesar de que es un proceso anaeróbico (de los más confuso...). Esta característica metabólica inusual del cáncer ha sido muy bien documentada y es la más conocida de todas las rutas metabólicas anormales. Esto hace que la glucólisis sea el objetivo principal para la mayoría de los tipos de cáncer.

El proceso de glucólisis implica varios pasos, cada uno de ellos brinda la oportunidad de usar un medicamento o un compuesto natural para bloquearlo. Los subproductos de la glucólisis se utilizan para la lipogénesis (la generación de ácidos grasos) para satisfacer la mayor demanda de energía y las macromoléculas (nucleótidos, membranas celulares, enzimas, etc.) necesarias para el crecimiento y la proliferación, por lo que al bloquear la glucólisis puedes empezar también a bloquear las rutas de las grasas. Tanta es la atención que recibe esta ruta, que a menudo lleva a la exclusión de las demás rutas. El uso de una combinación de DCA, 2-desox-D-glucosa, 3-BrPA y dietas cetogénicas puede lograr remisiones notables, pero puede ser un método demasiado extremo si no se abordan otras rutas al mismo tiempo. La doctora Nasha Winters, naturópata especializada en el metabolismo del cáncer, ha sido testigo de cómo los pacientes al final experimentan un efecto rebote. Lo más probable es que esto se deba a que el cáncer aprende a eliminar los nutrientes extracelulares y a utilizar las rutas de la glutamina, por lo que, en última instancia, el cáncer regresa de forma

---

[111] Maiuri, Maria Chiara *et al.* «Essential Role for Oxidative Phosphorylation in Cancer Progression». *Cell Metabolism*; volumen 21, N.º 1, 11-12.

más agresiva que nunca. Lograr la remisión es bueno, quedarse en eso es otra muy distinta. En mi opinión, centrarse solo en la glucólisis no es una buena estrategia a largo plazo. Estoy convencida de que se deben evitar los extremos y una reducción más lenta y segura del tamaño del tumor y la actividad metabólica es un mejor camino a seguir.

El lactato, un metabolito de la glucólisis, puede convertirse en combustible en un «efecto Warburg inverso» que conduce a una regulación al alza en la ruta de la fosforilación oxidativa (OXPHOS). El lactato no es solo un subproducto de la célula cancerosa, sino que puede ser fabricado por los fibroblastos circundantes en el tejido conectivo alrededor de la célula cancerosa. Los fibroblastos reciben instrucciones de la célula cancerosa vecina para que destruyan sus mitocondrias (mitofagia), y así puedan también obtener su energía de la fermentación de la glucosa, la glucólisis, cuyo producto es el lactato. El aumento de lactato en el microambiente del tumor se transporta de regreso a la célula cancerosa donde se convierte en piruvato. El piruvato después vuelve a entrar en el ciclo de Krebs (OXPHOS) en las mitocondrias de la célula cancerosa. Esto se conoce como el «efecto Warburg inverso». Muchas mitocondrias muestran un aumento en la actividad de las células cancerosas, contrariamente a la creencia de que estas centrales energéticas en las células están todas «apagadas» o dañadas en las células cancerosas. Con una enfermedad más avanzada, no es imperativo volver a encender las mitocondrias, como muchos sugieren, ya que esto podría empeorar la situación.

Lo que sí *es* imperativo es privar al cáncer de cada fuente de combustible que demanda. De manera que, aunque muchas mitocondrias pueden estar dañadas, otras están trabajando horas extras con un incremento del número para mantener el suministro de combustible. ¿Hay alguna buena manera de atacar estas mitocondrias altamente activadas? Descubrí que el antibiótico doxiciclina es muy eficaz ya que descompone estas mitocondrias, los orgánulos que dan energía y que se encuentran en las células cancerosas sobrecargadas[112]. Las mitocondrias eran bacterias antiguas que fueron fagocitadas por una sola célula hace más de mil millones de

---

[112] Fares M., Abedi-Valugerdi M., Hassan M. y Potacova Z. «DNA damage, lysosomal degradation and Bcl-xL deamidation in doxycycline and minocycline-induced cell death». *Biochem Biophys Res Commun* 463, 268-274 (2015).

años para ayudar a adaptarse a un entorno de oxígeno, lo que resultó en una de las asociaciones más exitosas de la historia. Todas nuestras células (excepto nuestros glóbulos rojos) son descendientes de esta disposición endosimbiótica. La berberina, con su efecto antibiótico, también puede reducir la hiperactiva ruta OXPHOS del cáncer, al igual que la niclosamida, un antiguo fármaco para la tenia.

Este concepto de «Warburg inverso» es difícil de comprender para muchos; bastante complicado de entender es ya el cambio metabólico glucolítico. La célula cancerosa se adaptará a las circunstancias cambiantes para satisfacer su sed de nutrientes, y puede tirar de casi cualquier cosa que pueda conseguir. Incluso en circunstancias de escasez de nutrientes, como en el cáncer de páncreas, la célula cancerosa desarrolla inteligentemente un proceso llamado macropinocitosis, una alteración de la membrana celular para engullir las proteínas y grasas extracelulares y así alimentarse[113]. Las limitaciones ambientales del cáncer de páncreas, incluida la hipoxia (falta de oxígeno), lo único que hacen es aumentar la agresividad del tumor. Los sarcomas, melanomas, linfomas, carcinomas mesoteliales y hepatocelulares se comportan de manera un poco diferente y usan el aminoácido arginina como combustible, por lo que privar de arginina a estos cánceres específicos puede ser una estrategia útil cuando bloquear las demás rutas no es suficiente.

Estas rutas metabólicas alimentan al cáncer con aminoácidos (por ejemplo, glutamina, serina, arginina), glucosa o ácidos grasos, y si una de ellas se agota (por ejemplo, con una dieta cetogénica), la célula madre cambia a otra vía de suministro. El mensaje importante es que bloquear varias, y no solo a una o dos de las líneas de combustible de las células madre, es vital para lograr una remisión duradera e impedir que el cáncer se reconfigure en un fenotipo más agresivo.

He incluido otras rutas de las que personalmente yo no me ocupé, como la macropinocitosis (por ejemplo, aumentada en el cáncer de páncreas, de mama HER2, de mama triple negativo) y la oxidación de ácidos grasos (hiperactiva en las proteínas c-Myc que sobreexpresa el cáncer de mama

---

[113] Kamphorst J.J., Nofal M., Commisso C. *et al.* «Human pancreatic cancer tumors are nutrient poor and tumor cells actively scavenge extracellular protein». *Cancer research*. 2015;75(3): 544-553. doi: 10.1158/0008-5472.CAN-14-2211.

triple negativo, el cáncer de próstata PC3, el linfoma de células B grandes, el linfoma de Burkitt y en el glioblastoma[114]), porque no tiene mucho sentido copiar lo que yo hice si tu cáncer es metabólicamente diferente al mío. Si tienes un cáncer más agresivo, deberás aumentar tu arsenal para matarlo de hambre, posiblemente agregando los fármacos inhibidores de la glutaminasa.

Al bloquear o reducir varias fuentes de combustible al mismo tiempo, yo lo había debilitado y lo había hecho más vulnerable al proceso de suicidio celular normal de la «apoptosis». Una vez muerto de hambre, solo fue necesario un pequeño cambio, ya sea bajando el glutatión (antioxidante) o un aumento en los radicales libres (ROS) para dejarlo indefenso ante la muerte.

Esta estrategia de golpear en distintos puntos es compartida por el profesor Michael Lisanti, de la Universidad de Salford, Manchester, Reino Unido. En 2017, publicó un artículo en la revista *Oncotarget*, que mostraba que el aumento gradual de los niveles de doxiciclina, un antibiótico común, durante varias semanas, bloquea la OXPHOS (alimentado con glutamina, lactato o glucosa) y la oxidación de los ácidos grasos. Esto crea resistencia farmacológica a la doxiciclina (recableado metabólico) y obligaba a la célula madre a pasar de un metabolismo OXPHOS a un fenotipo más glucolítico. A esto le siguió la adición de vitamina C intravenosa, que bloquea el paso 6 de la glucólisis y reduce el glutatión. Esto provocaba la muerte de las células restantes. Esta estrategia dual de atacar dos rutas conjuntamente resultó letal para muchos tipos diferentes de células cancerosas[115]. Lisanti también descubrió que añadiendo berberina mejoraba sus resultados. ¡No me sorprende!

Esta capacidad de las células madre cancerosas para cambiar su metabolismo y adaptarse a un nuevo entorno es aplicable a *todos* los tipos de células madre cancerosas.

---

[114] Camarda R., Zhou Z., Kohnz R.A. *et al*. «Inhibition of fatty acid oxidation as a therapy for MYC-overexpressing triple-negative breast cancer». *Nature medicine*. 2016;22(4): 427-432. doi: 10.1038/nm.4055.

[115] Ernestina Marianna De Francesco, Gloria Bonuccelli, Marcello Maggiolini, Federica Sotgia, y Michael P. Lisanti. «Vitamin C and Doxycycline: A synthetic lethal combination therapy targeting metabolic flexibility in cancer stem cells (CSCs)». *Oncotarget*. [15/09/17]; 8(40): 67269-67286.

Esta flexibilidad para cambiar a una fuente de combustible alternativa es fácil de detectar una vez que uno se da cuenta de que se produce, una vez revisas la literatura médica actual, ¡lo cual vas a hacer, naturalmente! Esta es la razón por la que el cáncer desarrolla resistencia a los medicamentos, no debido a los «genes». Los genes son el resultado de un metabolismo alterado, el cáncer que evade el tratamiento escabulléndose por otra línea de metro.

Mientras leía su investigación, aprendí que:

- Si bloqueas la mTOR, la célula cancerosa regula al alza un proceso llamado «autofagia»[116].
- Si bloqueas la glucólisis (en el citoplasma), la célula cancerosa aumenta la fosforilación oxidativa (OXPHOS) en las mitocondrias[117].
- Si bloqueas el mevalonato con una estatina, la célula puede regular positivamente la vía del colesterol a través de la SREBP-2[118].
- Ciertos cánceres, por ejemplo, sarcomas, linfomas, utilizan arginina como combustible. Cuando se ve privado de esta, la célula cancerosa utiliza una vía alternativa (autofagia) para adquirir glutamina[119]. La privación simultánea de arginina y la inhibición de la glutaminasa (reduciendo la glutamina) provocaron que las células cancerosas murieran de hambre.
- Si bloqueas la síntesis de ácidos grasos, la célula cancerosa puede regular el metabolismo de las cetonas y la glutaminólisis[120].

---


[116] Paquette M., El-Houjeiri L. y Pause A. «mTOR Pathways in Cancer and Autophagy». *Cancers (Basel)*. [21/01/18];10(1). pii: E18. doi: 10.3390/cancers10010018.

[117] Zheng J. «Energy metabolism of cancer: Glycolysis versus oxidative phosphorylation». *Oncology letters*, 2012.

[118] Pandyra A. y Penn L.Z. «Targeting tumor cell metabolism via the mevalonate pathway: Two hits are better than one». *Molecular & Cellular Oncology*. 2014;1(4): e969133. doi:10.4161/23723548.2014.969133.

[119] «Arginine Deprivation Inhibits the Warburg Effect and Upregulates Glutamine Anaplerosis and Serine Biosynthesis in ASS1-Deficient Cancers». *Cell Reports* 2007. <https://www.sciencedaily.com/releases/2017/01/170124140803.htm>

[120] Juri G Gelovani *et al.* «Metabolic shifts induced by Fatty Acid Synthase Inhibitor Orlistat in NSCLC». *Molecular Imaging and Biology*. Abril de 2013; 15(2): 136-147. Usar orlistat, una píldora para adelgazar, para bloquear la S.A.G. destrozará tu metabolismo. Esta es, en mi opinión, una herramienta bastante contundente.

- Si bloqueas la oxidación de los ácidos grasos, la célula cancerosa aumenta la glucólisis aeróbica[121].
- Si bloqueas la glutaminólisis, tu cáncer puede regular al alza la macropinocitosis[122].
- Si bloqueas la ATP-Citrato liasa (ACL), la célula madre aumenta las rutas SREBP1, SREBP2 y acetato[123].

Si observas la forma en que estos caminos se desvían al trazarlos en el plano de metro, verás cómo, generalmente, el cáncer se desvía hacia el mismo lado del triángulo, en otras palabras, si no puede acceder a la grasa de una manera, utilizará otra vía de grasa. El hecho de saber que este cambio metabólico se produce tiene enormes implicaciones para el tratamiento. Es esencial tomar un cóctel completo de medicamentos y suplementos, y lo mejor es tomarlos juntos en lugar de uno a la vez para evitar que se desvíe. ¡Tomar un poco de metformina no va a funcionar! Por maravillosa que sea. El momento y la dosis de cada uno también es importante y la mejor manera de determinarlo es con el asesoramiento de un médico que comprenda la naturaleza metabólica de tu enfermedad y que tenga experiencia en esta área. La Care Oncology Clinic sería el primer puerto en el que yo haría escala, a pesar de que no usan todos los medicamentos que yo propongo. Siempre puedes agregar más y yo tengo una lista de médicos para contactar en mi web.

Como mínimo, me centraría en las siguientes rutas con cada cáncer: GLUT-1, glucólisis aeróbica (usa 2 modalidades), reducción de insulina, IGF-1, mTOR, mevalonato, SREBP-2, síntesis de ácidos grasos, glutaminólisis (2).

---

[121] Qu Q., Zeng F., Liu X., Wang Q.J. y Deng F. «Fatty acid oxidation and carnitine palmitoyltransferase I: emerging therapeutic targets in cancer». *Cell Death & Disease.* 2016;7(5): e2226-. doi: 10.1038/cddis.2016.132.

[122] Recouvreux M.V. y Commisso C. «Macropinocytosis: A Metabolic Adaptation to Nutrient Stress in Cancer». *Frontiers in Endocrinology.* 2017;8: 261. doi: 10.3389/fendo.2017.00261.

[123] Nousheen Zaidi, Ines Royaux, Johannes V. Swinnen y Karine Smans. «ATP Citrate Lyase Knockdown Induces Growth Arrest and Apoptosis through Different Cell- and Environment-Dependent Mechanisms». *Molecular Cancer Therapeutics;* [01/09/12]; (11) (9) 1925-1935; DOI: 10.1158/1535-7163.MCT-12-0095.

## Cómo matar de hambre al cáncer que se alimenta de glucosa

**Insulina**: la hormona más peligrosa del cuerpo (¡no, no es el estrógeno!). Se reduce con una dieta de bajo índice glucémico, metformina, berberina, ejercicio adecuado y oportuno, picolinato de cromo y *Gymnema sylvestre*.

**GLUT-1:** (Receptor de transporte de glucosa) El receptor GLUT-1 asciende a la superficie en el cáncer (normalmente es solo GLUT-4) para aceptar más glucosa en la célula. Es inhibido por las estatinas y la quercetina[124].

**Ruta de las pentosas fosfato** - DHEA (no para cánceres hormonodependientes)[125].

**Fosforilación oxidativa**: metformina, berberina, doxiciclina y niclosamida

La metformina prácticamente suprime la función del complejo I de la cadena transportadora de electrones[126].

La berberina causa fragmentación y despolarización mitocondrial[127] y altera la permeabilidad de la membrana mitocondrial[128].

La doxiciclina suprime la función mitocondrial[129].

---


[124] Ana Filipa Brito *et al*. «New Approach for Treatment of Primary Liver Tumors: The Role of Quercetin». *Nutrition and Cancer:* volumen 68, 2016.

[125] Antonina I. Frolova, Kathleen O'Neill y Kelle H. Moley. «Dehydroepiandrosterone Inhibits Glucose Flux Through the Pentose Phosphate Pathway in Human and Mouse Endometrial Stromal Cells, Preventing Decidualization and Implantation». *Molecular Endocrinology*, volumen 25, N°. 8, [01/08/11], págs. 1444-1455, <https://doi.org/10.1210/me.2011-0026>

[126] Owen MR., Doran E. y Halestrap AP. «Evidence that metformin exerts its anti-diabetic effects through inhibition of complex 1 of the mitochondrial respiratory chain». *Biochemical Journal*. [15/06/00]; 348 Pt 3(): 607-14.

[127] Pereira. GC *et al*. «Mitochondrially targeted effects of berberine on K1735-M2 mouse melanoma cells: Comparison with direct effects on isolated mitochondrial fractions».

[128] Cláudia V., Pereira Nuno G., Machado Paulo J. y Oliveira. «Mechanisms of Berberine –Induced Mitochondrial Dysfunction: Interaction with the Adenine Nucleotide Translocator». *Toxicological Sciences*, volumen 105, N°. 2, [01/10/08], págs. 408-41.

[129] Lamb, R. *et al*. «Antibiotics that target mitochondria effectively eradicate cancer stem cells, across multiple tumor types: treating cancer like an infectious disease». *Oncotarget* 6, 4569-4584 (2015).

La niclosamida afecta al potencial de la membrana interna de las mitocondrias, lo que da como resultado el desacoplamiento de la *fosforilación oxidativa* del transporte de electrones, que inhibe la producción de ATP.

Existe un temor infundado a interrumpir el exceso de producción de ATP, la gente cree que esto provocará la muerte instantánea, pero esto es lo que sucede cuando las personas toman antibióticos y estos tienen una larga historia de seguridad.

**Glucólisis aeróbica**: se puede bloquear en varios puntos:

- **La vitamina C intravenosa** detiene el paso 6 de la vía glucolítica G6PDH[130]

- **El ayuno a corto plazo**[131,132] ralentizará la glucólisis. A menudo se considera «peligroso» para los pacientes con cáncer, pero ¿qué es más peligroso? ¿Cáncer terminal o no comer dos días a la semana? ¿O dejar de comer a las tres de la tarde y no nada comer hasta el día siguiente? Yo diría que el aceite de oliva con todas sus propiedades beneficiosas, incluidas las calorías, se puede consumir con seguridad incluso durante un «ayuno».

- **La 2-desoxi-D-glucosa (2-DG)** tiene una estructura similar a la glucosa, por lo que impide que la célula absorba moléculas normales de glucosa, es como echar agua en el depósito de gasolina de un coche. Ha demostrado funcionar de forma sinérgica con la metformina. La 2-DG está siendo utilizada por el profesor Thomas Seyfried y la clínica *ChemoThermia* en Estambul[133].

---


[130] Jihye Yun, Lewis C. Cantley *et al*. «Vitamin C selectively kills KRAS and BRAF mutant colorectal cancer cells by targeting GAPDH». *Science*. [11/12/16].

[131] Marini C., Bianchi G., Buschiazzo A. *et al*. «Divergent targets of glycolysis and oxidative phosphorylation result in additive effects of metformin and starvation in colon and breast cancer». *Scientific Reports*. 2016;6: 19569. doi: 10.1038/srep19569.

[132] Raffaghello L., Lee C., Safdie F.M., Wei M., Madia F., Bianchi G. y Longo V.D. «Starvationdependent differential stress resistance protects normal but not cancer cells against high-dose chemotherapy». *Proceedings of the National Academy of Sciences*. [17/06/08]; 105(24): 8215-20.

[133] Ben Sahra I., Laurent K., Giuliano S., Larbret F., Ponzio G., Gounon P., Le Marchand-Brustel Y. Giorgetti-Peraldi S., Cormont M., Bertolotto C. *et al*. «Targeting cancer cell metabolism: the combination of metformin and 2-deoxyglucose induces

- **El dicloroacetato (DCA)**, un inhibidor de la piruvato deshidrogenasa quinasa, (PDK) mejora la actividad oxidativa de las células activando la piruvato deshidrogenasa (PDH), la enzima de oxidación de la glucosa en las mitocondrias. En dosis elevadas provoca neuropatía e inflamación. Debido a que fomenta la conversión de piruvato en acetil-CoA y activa la OXPHOS mitocondrial, es mejor evitarlo, especialmente en cánceres avanzados que utilizan la respiración mitocondrial.
- **La metformina** prácticamente anula la función del complejo I de la cadena transportadora de electrones[134] e inhibe la hexoquinasa 2[135]
- **3-Bromopiruvato (3-BrPA):** un potente inhibidor de la glucólisis que puede ser demasiado extremo. Actualmente hay mucha controversia sobre los derechos de patente, y no está exento de efectos secundarios. Creo que hay cócteles menos agresivos que son igual de eficaces.

Recuerda que la inhibición glucolítica extrema (incluidas las dietas cetogénicas) si no se bloquean otras rutas al mismo tiempo puede causar un efecto rebote a través de una ruta diferente y un fenotipo tumoral más agresivo en el futuro.

## Cómo matar de hambre al cáncer que se alimenta de grasa

Mucha gente en el ámbito del cáncer ignora la grasa[136]. Generalmente considerada como un macronutriente «seguro» para comer, no se ha reconocido adecuadamente como fuente de alimentación para el cáncer, especialmente las lipoproteínas de baja densidad. Los cánceres regulan al alza el receptor de LDL en su superficie para adquirir más lipoproteínas de baja

---

p53-dependent apoptosis in prostate cancer cells». *Cancer Research.* [15/03/10]; 70(6): 2465-75. Epub [09/03/10].

[134] Viollet B., Guigas B., Sanz Garcia N., Leclerc J., Foretz M. y Andreelli F. «Cellular and molecular mechanisms of metformin: an overview». *Clinical Science* (Londres, Inglaterra: 1979). 2012;122(6):253-270. doi:10.1042/CS20110386.

[135] Marini C., Salani B., Massollo M. *et al*. «Direct inhibition of hexokinase activity by metformin at least partially impairs glucose metabolism and tumor growth in experimental breast cancer». *Cell Cycle.* 2013;12(22): 3490-3499. doi: 10.4161/cc.26461.

[136] Currie E., Schulze A., Zechner R., Walther T.C. y Farese R.V. «Cellular Fatty Acid Metabolism and Cancer». *Cell metabolism.* 2013;18(2): 153-161. doi: 10.1016/j.cmet.2013.05.017.

densidad (LDL - colesterol malo) circulantes de la circulación. Las estatinas, al reducir la cantidad de LDL en circulación, ayudarán a prevenir esta absorción de nutrientes. Recuerda que cuantas más rutas puedas bloquear, con la menor cantidad de toxicidad, mejor. Necesitarás menos cantidad de los medicamentos que son realmente tóxicos, como la quimioterapia u otros medicamentos de terapia dirigida. Todas las células cancerosas regulan al alza el metabolismo de las grasas para la fabricación de nuevas membranas celulares, a través de la síntesis de ácidos grasos (SREBP-1 y S.A.G.) y las rutas del colesterol (mevalonato y SREBP-2). El bloqueo de todas estas rutas supone que la célula cancerosa tendrá dificultades para producir nuevas membranas celulares, lo cual puede ralentizar notablemente el crecimiento.

## Tratamientos

**SREBP-1** (proteína de unión terminal reguladora de esterol 1) El regulador maestro de la lipogénesis: berberina[137].

**SREBP-2** (proteína de unión terminal 2 que regula el esterol) (otra vía del colesterol): dipiridamol[138] y luteolina.

**ACL (ATP-Citrato liasa):** el hidroxicitrato de *Garcinia Cambogia* es muy eficaz para bloquear esta vía[139].

**S.A.G. (Síntesis de ácidos grasos)**[140]: Metformina/berberina + aspirina[141].

---

[137] Xia X., Yan J. y Shen Y. «Berberine improves glucose metabolism in diabetic rats by inhibition of hepatic gluconeogenesis» (2011) *PLOS ONE*, 6 (2), art. N°. e16556.

[138] Pandyra, Aleksandra & Z Penn, Linda. (2014). «Targeting tumor cell metabolism via the mevalonate pathway: Two hits are better than one». *Molecular & Cellular Oncology*. 1. e969133. 10.4161/23723548.2014.969133.

[139] La ACL es un enlace cruzado entre el metabolismo de la glucosa y las rutas de síntesis/metabolización de ácidos grasos controladas por la SREBP-1, potentemente inhibida por el hidroxicitrato. Xu-Yu Zu Qing- Hai Zhang, Jiang-Hua Liu *et al*; «ATP Citrate Lyase Inhibitors as Novel Cancer Therapeutic Agents Recent Patents on Anti-Cancer Drug». *Discovery*, 2012, 7, 154-167.

[140] Menendez JA. y Lupu R. «Fatty acid synthase and the lipogenic phenotype in cancer pathogenesis». *Nature Reviews Cancer*; octubre de 2007; 7(10): 763-77.

[141] Ford R.J., Fullerton M.D., Pinkosky SL. *et al*. «Metformin and salicylate synergistically activate liver AMPK, inhibit lipogenesis and improve insulin sensitivity». *The Biochemical journal*. 2015;468(1): 125-132. doi: 10.1042/BJ20150125.

La metformina o berberina reduce la disponibilidad de glucosa.

El grupo «acetilo» de la aspirina (ácido acetilsalicílico) se une al aminoácido serina.

La síntesis de ácidos grasos está hiperactiva en muchos cánceres y está fuertemente asociada con metástasis en el cáncer de mama, de próstata y de pulmón. Esta es en parte la razón por la que la aspirina se asocia con tasas de reaparición más bajas. La suma de metformina o berberina con dosis bajas de aspirina mejoraría significativamente las tasas de supervivencia, ya que es importante mantener juntas la captación de glucosa y serina. La aspirina no debe usarse al mismo tiempo que un AINE más fuerte porque esto aumenta significativamente el riesgo de problemas gástricos. Es la sobreactivación de esta vía S.A.G. lo que conduce a la activación de los receptores de tirosina quinasa HER1/HER2 en el cáncer de mama[142].

**Mevalonato**: las estatinas lipofílicas (amantes de las grasas), la lovastatina, la atorvastatina y la simvastatina bloquean la capacidad de las células de producir colesterol para nuevas paredes celulares. Las estatinas hidrofílicas (amantes del agua) pueden empeorar el cáncer ya que estas estatinas actúan sobre el hígado, provocando un aumento del mevalonato en otros tejidos del cuerpo para compensar. Se ha demostrado que la pravastatina (hidrofílica) empeora el cáncer de pulmón[143], mientras que la simvastatina (lipofílica) tiene potentes efectos beneficiosos[144].

**La oxidación de ácidos grasos** hiperactiva en muchos cánceres resistentes como el cáncer de próstata[145], el CMTN con implicación del MYC[146],

---

142 «Overexpression of fatty acid synthase gene activates HER1/HER2 tyrosine kinase receptors in human breast epithelial cells». *Cell Proliferation*, 2008.

143 Seckl M.J., Hackshaw A. *et al.* «Multicenter, Phase III, Randomized, Double-Blind, Placebo-Controlled Trial of Pravastatin Added to First-Line Standard Chemotherapy in Small-Cell Lung Cancer (LUNGSTAR)». *Journal of Clinical Oncology* 2017 DOI: 10.1200/JCO.2016.69.7391. *Journal of Clinical Oncology* 35, N°. 14 (mayo de 2017) 1506-1514.

144 Seckl M.J., Hackshaw A. *et al.* «Potent inhibition of small-cell lung cancer cell growth by simvastatin reveals selective functions of Ras isoforms in growth factor signalling». *Oncogene*; volumen 25, págs. 877-887. [09/02/06].

145 Liu Y. «Fatty acid oxidation is a dominant bioenergetic pathway in prostate cancer». (2006) *Prostate Cancer and Prostatic Diseases*, 9 (3), págs. 230-234.

146 Camarda R., Zhou Z., Kohnz R.A. *et al.* «Inhibition of fatty acid oxidation as a therapy for MYC-overexpressing triple-negative breast cancer». *Nature medicine*. 2016;22(4): 427-432. doi: 10.1038/nm.4055.

el melanoma o el GBM, es fundamental para la renovación de células madre y la resistencia a la quimioterapia[147].

- **Doxiciclina**[148]: altera la oxidación de los ácidos grasos.
- **Mildronato:** un fármaco utilizado por muchos deportistas para «hacer trampas» y mejorar su metabolismo (Maria Sharapova fue sancionada debido al uso de este fármaco). También se utiliza en Silicon Valley como «nootrópico» para mejorar las capacidades cognitivas. Este es un antiguo inhibidor de la O.A.G olvidado. No hay estudios sobre si esto sería beneficioso, por lo que su uso sería altamente experimental, pero tiene pocos o ningún efecto secundario. Se demostró que el etomoxir, un inhibidor de la O.A.G., más tóxico, reduce el ATP, reduce el glutatión y aumenta las ROS en las células del glioblastoma y causa la muerte de las células cancerosas[149].

## Cómo matar de hambre al cáncer que se alimenta de glutamina y otros aminoácidos

Los inhibidores directos de la glutamina causan rápidamente la necrosis (muerte celular programada) de la mucosa intestinal y problemas en el sistema nervioso, por lo que la inhibición de la glutamina debe abordarse indirectamente, y evitar fármacos inhibidores potentes como la acivicina o el DON (6-Diazo-5-oxo-L-norleucina).

Todas las células cancerosas necesitan glutamina para crecer, y las células cancerosas parecen ser particularmente adictas a la glutamina si tienen

---

[147] Wang, Tianyi *et al.* «JAK/STAT3-Regulated Fatty Acid β-Oxidation Is Critical for Breast Cancer Stem Cell Self-Renewal and Chemoresistance». *Cell Metabolism*, volumen 27, Nº. 1, 136-150.e5.

[148] De Francesco E.M., Maggiolini M., Tanowitz H.B., Sotgia F. y Lisanti M.P. «Targeting hypoxic cancer stem cells (CSCs) with Doxycycline: Implications for optimizing anti-angiogenic therapy». *Oncotarget*. 2017;8(34): 56126-56142. doi: 10.18632/oncotarget.18445.

[149] Lisa S. Pike, Amy L. Smift, Nicole J. Croteau, David A. Ferrick y MinWu. «Inhibition of fatty acid oxidation by etomoxir impairs NADPH production and increases reactive oxygen species resulting in ATP depletion and cell death in human glioblastoma cells». *Biochimica et Biophysica Acta (BBA) – Bioenergetics;* volumen 1807, Nº. 6, junio de 2011, págs. 726-734.

una mutación del gen MYC. La glutamina es el aminoácido más abundante en el torrente sanguíneo humano, los niveles se mantienen mediante una combinación de absorción dietética, síntesis *de novo* y degradación de proteínas musculares (catabolismo). La glutamina es necesaria para la fabricación de ADN, orgánulos, ácidos grasos, enzimas, así como para la producción de glutatión.

Una vez que la glutamina entra en la célula cancerosa, la glutaminasa la descompone para formar glutamato. A continuación, el glutamato se convierte en glutatión o se descompone en alfa cetoglutarato, que luego pasa al ciclo de Krebs para la OXPHOS. Las mitocondrias pueden convertir la glutamina descompuesta en lactato muy rápidamente para apoyar la síntesis de ácidos grasos. Al producir simultáneamente glutatión (el antioxidante maestro), el tumor puede neutralizar el exceso de ácido láctico producido durante este proceso.

**IGF-1:** detener esto es fundamental. Si tienes alguna al respecto, investiga el síndrome de Laron. Este síndrome afecta a una pequeña población de Ecuador. Estas personas tienen un defecto genético en el hígado que les impide retener la hormona IGF-1. Esto significa que no crecen más de allá de un metro y veinte centímetros, pero en compensación, están protegidos contra el cáncer, la diabetes y el Alzheimer. Los métodos para reducir IGF-1 son:

- **Metformina**[150]
- **Restricción dietética de proteínas y lácteos**[151].
- **Tamoxifeno y raloxifeno**

**mTOR** (diana de rapamicina en células de mamífero, según sus siglas en inglés)

---

[150] Sarfstein R., Friedman Y., Attias-Geva Z., Fishman A., Bruchim I. y Werner H. «Metformin Downregulates the Insulin/IGF-I Signaling Pathway and Inhibits Different Uterine Serous Carcinoma (USC) Cells Proliferation and Migration in p53-Dependent or -Independent Manners». Nadal A., ed. *PLOS ONE*. 2013;8(4): e61537. doi: 10.1371/journal.pone.0061537.

[151] Fontana L., Adelaiye R.M., Rastelli A.L. *et al.* «Dietary protein restriction inhibits tumor growth in human xenograft models of prostate and breast cancer». *Oncotarget*. 2013;4(12): 2451-2461.

- **Metformina/Berberina**: ambas aumentan la enzima reguladora metabólica maestra AMPK, que a su vez reduce la mTOR[152]
AMPK es un complejo enzimático antienvejecimiento presente en todas las células. La mTOR es una enzima que reúne proteínas justo antes de la división celular. La reducción del número de divisiones celulares retrasa tanto el cáncer como el envejecimiento. De ahí los efectos antienvejecimiento de la metformina y la berberina.

**Serina:** un aminoácido utilizado como combustible por algunos tipos de cáncer de mama, que también se utiliza para producir ácidos grasos con glucosa y serina.

- **Aspirina**[153]

**Recuperación de nucleósidos** (autofagia)

- **Dipiridamol:** La célula cancerosa tomará nucleósidos (que le son difíciles de producir), ácidos grasos y otras proteínas del microambiente circundante en lugar de producirlos de la nada (*de novo*). Después de la quimioterapia, cuando quedan muchos fragmentos de células muertas en el microambiente del tumor, la célula cancerosa aprende rápidamente a reciclarlos y reutilizarlos, volviéndose más agresiva en el proceso. La quimioterapia es más eficaz (citotóxica) cuando se combina con dipiridamol[154]. Es probable que esto se deba a la capacidad del dipiridamol para detener la recuperación de nucleósidos[155].

---

[152] Ming Ming, James Sinnett-Smith, Jia Wang, Heloisa P. Soares, Steven H. Young y Guido Eibl Enrique. «Dose-Dependent AMPK-Dependent and Independent Mechanisms of Berberine and Metformin Inhibition of mTORC1, ERK, DNA Synthesis and Proliferation in Pancreatic Cancer Cells». *PLOS ONE*; [10/12/14].

[153] Tóth L., Muszbek L. y Komáromi I. (2013). «Mechanism of the irreversible inhibition of human cyclooxygenase-1 by aspirin as predicted by QM/MM calculations». *Journal of Molecular Graphics and Modelling*. 40: 99-109. doi: 10.1016/j.jmgm.2012.12.013. PMID 23384979.

[154] Jean L. Grem y Paul H. Fischer. «Augmentation of 5-Fluorouracil Cytotoxicity in Human Colon Cancer Cells by Dipyridamole». *Cancer Research*; [01/06/85]; (45) (7) 2967-2972.

[155] Weber G., Lui M.S., Natsumeda Y. y Faderan M.A. «Salvage capacity of hepatoma 3924A and action of dipyridamole». *Advances in Enzyme Regulation*. 1983;21: 53-69.

### Macropinocitosis (autofagia)

- **Cloroquina o loratadina:** Este mecanismo permite que las células cancerosas eliminen los nutrientes extracelulares si escasean o si la demanda es alta. La macropinocitosis es un proceso en el que la membrana celular «se pliega» y envuelve el líquido extracelular, atrayendo proteínas y grasas del exterior de la célula para abastecerse. La cloroquina antimalárica y el antihistamínico loratadina (*Claritin*) actúan alterando el pH de los lisosomas que descomponen la grasa y la proteína extracelular engullidas[156]. En fases posteriores, el cáncer puede hacer que los adipocitos cercanos liberen su grasa almacenada en la circulación (esta es una causa de caquexia), dejándola disponible para que el lisosoma en la superficie de la célula cancerosa la engulla. Afortunadamente, los lisosomas del cáncer son frágiles, por lo que esto los convierte en un objetivo atractivo. Los lisosomas del cáncer están implicados en la metástasis y en la progresión de la mayoría de los tumores, por ejemplo, mama, pulmón, cerebro, cabeza y cuello, ovario, melanoma, uterino, colorrectal o próstata. Los lisosomas son las partes más ácidas de una célula y las enzimas en el interior de estos orgánulos se vuelven aún más ácidas a medida que el cáncer progresa, lo que favorece que se produzcan más cambios oncogénicos.

  Actuar sobre la alteración de su pH es uno de los puntos débiles del metabolismo anormal del cáncer. Se ha demostrado que tanto la loratadina como la cloroquina alteran el pH y la función del lisosoma del cáncer, lo que pone palos en la rueda de la maquinaria metabólica. La loratadina puede aumentar la supervivencia en el CNCNP y cánceres de mama positivos para ER, especialmente en combinación con la quimioterapia[157], al mismo tiempo que estimula el sistema

---

[156] «Chloroquine inhibits lysosomal enzyme pinocytosis and enhances lysosomal enzyme secretion by impairing receptor recycling». *The Journal of Cell Biology*. 1980;85(3): 839-852.

[157] Ellegaard A-M., Dehlendorff C., Vind A.C. *et al*. «Repurposing Cationic Amphiphilic Antihistamines for Cancer Treatment». *EBioMedicine*. 16;9:130-139. doi:10.1016/j.ebiom.2016.06.013.

inmunológico al atacar las células supresoras mieloides. Sin embargo, la loratadina no atraviesa la barrera hematoencefálica, por lo que en los casos en que está involucrado el cerebro, la cloroquina sería una opción mejor.

La macropinocitosis se produce cuando los niveles de glutamina y colesterol son insuficientes para satisfacer la demanda, se produce en una fase temprana en algunos cánceres fuertemente dependientes del gen Ras[158] como el cáncer de páncreas[159], el melanoma[160], el cáncer de vejiga, el cáncer de colon, la leucemia y casi un tercio de los adenocarcinomas de pulmón. Aproximadamente el treinta por ciento de todos los cánceres contienen una mutación en la familia de genes Ras. Commisso *et al* demostraron que privar de glutamina a un tumor estimula (regula al alza) la macropinocitosis. Este proceso de depuración podría ser utilizado por una gran cantidad de cánceres dependientes de Ras, regulando al alza esta vía a medida que avanza el tumor. El glioblastoma (GBM), el más letal de los tumores primarios, utiliza esta vía. El profesor Thomas Seyfried, Ahmed Alsekka y otros han estado empleando sulfato de cloroquina con éxito como parte de una combinación para matar de hambre al cáncer para tratar el GBM[161]. La cloroquina (o la hidroxicloroquina, más segura), en mi opinión, debería formar parte de muchos tratamientos de cáncer desde el diagnóstico. También se halló que el bloqueo de la macropinocitosis con cloroquina supera la resistencia a los inhibidores de

---

[158] Commisso C. *et al*. «Macropinocytosis of protein is an amino acid supply route in Rastransformed cells». *Nature*. 2013;497: 633-637.

[159] Kamphorst J.J., Nofal M., Commisso C. *et al*. «Human pancreatic cancer tumors are nutrient poor and tumor cells actively scavenge extracellular protein». *Cancer research*. 2015;75(3): 544-553. doi: 10.1158/0008-5472.CAN-14-2211.

[160] Egger M.E., Huang J.S., Yin W., McMasters K.M. y McNally L.R. «Inhibition of autophagy with chloroquine is effective in melanoma». *Journal of Surgical Research*, (2013) 184 (1), págs. 274-281.

[161] Ahmed M. A. Elsakka, Mohamed Abdel Bary, Eman Abdelzaher, Mostafa Elnaggar, Miriam Kalamian, Purna Mukherjee y Thomas N. Seyfried. «Management of Glioblastoma Multiforme in a Patient Treated With Ketogenic Metabolic Therapy and Modified Standard of Care: A 24-Month Follow-Up Front». *Nutrition*, [29/03/18].

EGFR[162] (por ejemplo, erlotinib) y a los inhibidores de HER2[163] (*Herceptin*), lo que hace que la incorporación de la cloroquina sea esencial para todos los cánceres que podrían expresarlos. La desventaja de la cloroquina es que inhibe un gen llamado Bcl-xl y caspasa-3, ambos importantes para desencadenar la apoptosis, por lo que tal vez sea mejor usarlo cíclicamente y detenerse justo antes (24 horas) de una «fase letal» si no basta únicamente con matar de hambre al cáncer. La loratadina en combinación con una estatina también puede aumentar la posibilidad de dolor muscular. Esto debes siempre consultarlo con tu médico, que puede ajustar las dosis.

La combinación de cloroquina y dipiridamol aún no se ha investigado, pero tengo el presentimiento de que juntos mejorarían su eficacia de manera sinérgica. Si es así, esta combinación puede ser extremadamente útil para cánceres más agresivos dependientes de Ras como el cáncer de páncreas, donde se ha demostrado que el dipiridamol inhibe entre el setenta y el noventa por ciento de las metástasis hepáticas en el hígado como parte de un cóctel de fármacos multimodal[164].

**Glutaminólisis:** Esta importante ruta descompone la glutamina, un aminoácido que puede utilizarse para producir nuevas proteínas, enzimas y nucleótidos. Al igual que la ruta de la glucólisis, la ruta de la glutaminólisis

---

[162] Zou Y., Ling Y-H., Sironi J., Schwartz E.L., Perez-Soler R. y Piperdi B. «The autophagy inhibitor chloroquine overcomes the innate resistance to erlotinib of non-small cell lung cancer cells with wild-type EGFR». *Journal of thoracic oncology: official publication of the International Association for the Study of Lung Cancer*. 2013;8(6): 10.1097/ JTO.0b013e31828c7210. doi: 10.1097/JTO.0b013e31828c7210.

[163] Masuelli L., Granato M., Benvenuto M., Mattera R., Bernardini R., Mattei M., d'Amati G., D'Orazi G., Faggioni A., Bei R. y Cirone M. «Chloroquine supplementation increases the cytotoxic effect of curcumin against HER2/neu overexpressing breast cancer cells in vitro and in vivo in nude mice while counteracts it in immune competent mice». *Oncoimmunology*. 2017; 6(11): e1356151. Publicado *online* [17/06/17]. doi :10.1080/2162402X.2017.1356151.

[164] George N. Tzanakakis M.D., Kailash C. Agarwal Ph.D. y Michael P. Vezeridis M.D. «Prevention of human pancreatic cancer cell-induced hepatic metastasis in nude mice by dipyridamole and its analog RA-233». *Cancer*, volumen 71, N°. 8, [15/04/93]; págs. 2466-2471.

también implica varios pasos que pueden abordarse. La glutaminólisis es muy activa en muchas formas agresivas de cánceres humanos, incluido el cáncer de mama triple negativo (CMTN), el cáncer de páncreas, el cáncer de pulmón, el linfoma, el glioblastoma y también es una característica del cáncer de próstata. Se trata de una característica general del cáncer metastásico, ya que son más agresivos que el primario.

- **Glutamato deshidrogenasa/cetoglutarato deshidrogenasa**: EGCG (té verde)
- **Transporte de glutamina:** una combinación de ácido ursólico y resveratrol o ácido ursólico y curcumina previene la absorción de glutamina por la célula cancerosa[165].
- **Inhibidores de la glutaminasa:** cuanto más difícil sea de tratar un cáncer, más habrá que añadir. Los cánceres especialmente agresivos pueden necesitar los siguientes inhibidores de la glutaminasa:
- **BPTES:** clínicamente no se demostró que fuera tan eficaz hasta hace poco, se desarrolló una nueva versión que emulsiona el fármaco en nanopartículas para ayudar a la absorción. Esto ha mejorado su eficacia y, lo que es más importante, no tuvo ningún efecto sobre los niveles plasmáticos de enzimas hepáticas. Al tiempo que priva de glutamina, estimula la glucólisis, por lo que, si se usa en combinación con un inhibidor de glucólisis y glucógeno, se vuelve aún más eficaz. Se ha probado en pacientes con cáncer de páncreas en combinación con metformina y esta combinación ha mostrado resultados significativamente mejores que cualquier tratamiento solo. Cuantas más rutas se bloqueen, más eficaz será la combinación.
- **L-asparaginasa:** este medicamento, que se usa para la leucemia infantil (LLA), es descrito en los libros como «quimioterapia» antimetabolitos, pero ¡esto no es cierto! De hecho, es una enzima metabólica que priva no solo del aminoácido asparagina sino también de la glutamina. La leucemia linfoblástica aguda infantil es un cáncer que,

---

[165] Stefano Tiziani *et al*. «Combinatorial treatment with natural compounds in prostate cancer inhibits prostate tumor growth and leads to key modulations of cancer cell metabolism». *Precision Oncology*, volumen 1, N°. del artículo: 18(2017).

según la profesión médica, se puede curar por completo. De modo que, si necesitabas alguna prueba de que matar de hambre al cáncer es la respuesta, ¡aquí la tienes! ¡Ha estado ahí todo este tiempo! La tasa de curación de la leucemia linfoblástica aguda ha pasado del cinco por ciento en la década de 1950 al noventa por ciento actual desde que los médicos han comenzado a usar regímenes de quimioterapia multimodal que contienen L-asparaginasa. No es de extrañar entonces que se esté «redescubriendo» ahora después de haber existido durante casi sesenta años, y que esté volviendo como tratamiento para otros cánceres dependientes de la glutamina, como el cáncer de mama triple negativo o el cáncer de páncreas. Este fármaco también se está reformulando para que sea menos tóxico (entre los efectos secundarios están: hepatitis, pancreatitis, coagulopatía y neurotoxicidad que pueden ocurrir a dosis altas). La nueva versión se encapsula dentro de los glóbulos rojos para evitar las reacciones alérgicas y evitar que las enzimas la descompongan para extender su acción.

Restricción dietética de asparagina: si tienes uno de estos cánceres agresivos, es buena idea eliminar la asparagina de tu dieta. Esta se encuentra en muchos alimentos, entre ellos los espárragos, la carne de ternera, las aves y las patatas. Los espárragos también tienen altos niveles de glutatión, por lo que definitivamente evita este vegetal de aspecto inocuo. Se ha demostrado que eliminar estos alimentos reduce las metástasis[166].

---

[166] «60-Year-Old Drug May Hold Clues To Stopping Spread Of Breast Cancer». <https://www.forbes.com/sites/victoriaforster/2018/02/07/sixty-year-old-drug-may-hold-the-keyto-stopping-spread-of-breast-cancer/#7355a0d2423e>

# Capítulo 23
# CÓMO DETENER LA PELIGROSA METÁSTASIS

**M**atar de hambre al cáncer es bueno, pero evitar que se extienda es todavía mejor, ya que es la propagación del cáncer lo que casi siempre mata, no lo primero. Aquí tienes más elementos que añadir a tu cóctel para gestionar los factores de crecimiento. Afortunadamente, ya estás controlando algunos de estos con tu cóctel de medicamentos.

## Controlar los factores de crecimiento y las MMP (metaloproteasas de la matriz extracelular)

**VEGF, PDGF, TGF-β, bFGF, MMP**

Los cambios metabólicos en la célula desencadenan cambios en el microambiente del tumor circundante. La división celular rápida crea una gran cantidad de ácido láctico, el subproducto ácido de la glucólisis, que daña los tejidos circundantes. De modo que, para protegerse, el cuerpo intenta eliminar el ácido láctico creando nuevos vasos sanguíneos (angiogénesis), con un aumento del factor de crecimiento endotelial vascular. El aumento de vasos sanguíneos también tiene la desventaja de suministrar más nutrientes al tumor, por lo que el resultado es una cascada continua de crecimiento. Otros factores de crecimiento clave que se secretan son el factor de crecimiento derivado de plaquetas (PDGF), el factor de crecimiento transformante beta (TGF-β), y el factor de crecimiento de fibroblastos.

También hay un aumento en las enzimas llamadas metaloproteasas de la matriz (MMP) que descomponen el tejido estromal circundante (el andamiaje alrededor de la célula), lo que permite que las células cancerosas se desprendan y se propaguen. La metástasis, la propagación a órganos distantes puede producirse en una fase muy temprana del cáncer, contrariamente a lo que se pensaba. El bloqueo de las MMP y otros factores de crecimiento es una parte esencial del tratamiento, además de «matar de hambre al cáncer», y debe iniciarse desde el diagnóstico.

## Tratamientos para detener los factores de crecimiento anormales (FGF, VEGF, PDGF, MMP2/3/9)

Para transmitir la importancia de bloquear estos factores de crecimiento, sobre todo las MMP, les explico a mis pacientes con cáncer mi teoría del «Gran incendio de Londres».

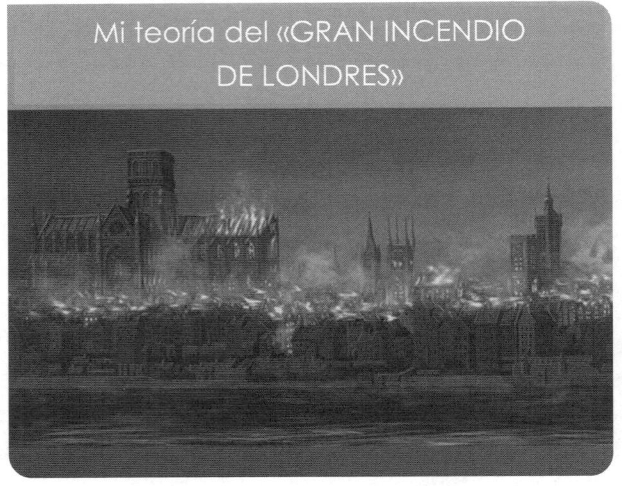


El cáncer en fase I es similar a un incendio en una casa. En la fase IV es más como el Gran Incendio de Londres. Devorará todo a su paso y es prácticamente imparable. Lanzar baldes de agua desde el Támesis no fue suficiente para apagar las llamas en el verano de 1666. Sin embargo, lo que al final funcionó fue destruir las casas a su paso, el uso de explosivos y zonas de limpieza, para crear «cortafuegos», y bloquear así su capacidad para saltar de casa en casa, privando al fuego de su combustible.

De la misma manera, es necesario evitar que el cáncer se propague mediante la creación de «cortafuegos». Las metástasis (cánceres secundarios) son la causa de más del ochenta por ciento de las muertes.

Para estimular su crecimiento, la célula cancerosa envía señales al área circundante (microambiente). Estas señales alteran tres estructuras principales:

- **Fibroblastos en el tejido conectivo**. Los fibroblastos comen sus propias mitocondrias (mitofagia) y pasan a usar la ruta glucolítica (efecto Warburg) para crear lactato. Se ha observado que las metástasis se comportan de una manera metabólicamente diferente al tumor primario, posiblemente porque pueden usar más fácilmente el lactato y los cuerpos cetónicos.
- **Células inmunes (macrófagos)** Las células inmunes se transforman en macrófagos asociados a tumores (TAM).
- **Vasos sanguíneos (angiogénesis)** La hipoxia, una falta de oxígeno, desencadena una proteína llamada HIF (factor inducible por hipoxia) que luego estimula la liberación del factor de crecimiento endotelial vascular (VEGF) que provoca a la proliferación de vasos sanguíneos.

La liberación de factores de crecimiento de los fibroblastos desencadena una descomposición de la matriz extracelular por enzimas llamadas metaloproteasas de la matriz (MMP) que permiten que el cáncer se propague. Actualmente, la oncología ignora por completo las MMP. Hace décadas estaban de moda en las investigaciones, pero al no encontrar medicamentos patentables, las grandes farmacéuticas decidieron probar nuevos enfoques, como dirigirse al factor de crecimiento endotelial vascular (VEGF), la señal de crecimiento para que el cáncer forme nuevos vasos sanguíneos para alimentarse. El avastin (*Bevacizumab*), un medicamento que detiene el VEGF, fue aclamado como un nuevo fármaco «revolucionario» cuando fue lanzado en 2004, pero, por sí solo, no alcanzó los resultados que todos esperaban y tenía efectos secundarios desagradables. Sin embargo, en combinación con otras modalidades, su valor puede resultar más beneficioso.

Sin saberlo, yo había inhibido el factor de crecimiento endotelial vascular (VEGF), el factor de crecimiento derivado de plaquetas (PDGF) y el factor de crecimiento transformador-beta (TFGβ) gracias a mi combinación de aspirina y dipiridamol, pero también detuve los cambios de la matriz extracelular. Mi cóctel había actuado sobre todos los factores de crecimiento y las MMP (¡toma ya!). Otros fármacos también actúan sobre estos factores de crecimiento, como el mebendazol, el propranolol y la doxiciclina:

- MMP-2: Quito-oligosacáridos (quitina)[167]- Mebendazol[168]- Propranolol[169]- THC[170]
- MMP-3: Sulfato de glucosamina[171]
- MMP-9: Dipiridamol[172] - Doxiciclina[173] - Propranolol[174]
- VEGF: Aspirina[175]- Propranolol
- PDGF: Dipiridamol[176]
- TGFβ: Dipiridamol[177]

---

[167] Moon-Moo Kim, Se-Kwon Kim. «Chitooligosaccharides inhibit activation and expression of matrix metalloproteinase-2 in human dermal fibroblasts». *FEBS Letters*.

[168] Pinto, Laine C., Soares, Bruno M., Pinheiro, João de J., Riggins, Gregory J., Assumpcao, Paulo P., Burbano, Rommel M. y Carvalho M, Raquel. (2015). «The anthelmintic drug mebendazole inhibits growth, migration and invasion in gastric cancer cell model». *Toxicology in vitro: an international journal published in association with BIBRA*. 29. 10.1016/j.tiv.2015.08.007.

[169] Pantziarka P., Bouche G., Sukhatme V., Meheus L., Rooman I. y Sukhatme V.P. «Repurposing Drugs in Oncology (ReDO) – Propranolol as an anti-cancer agent». *Ecancermedicalscience*. 2016;10: 680. doi: 10.3332/ecancer.2016.680.

[170] ¡Ahí lo tienes! Por eso el cannabis ayuda contra el cáncer.

[171] Pohlig F. *et al*. «Glucosamine sulfate suppresses the expression of matrix metalloproteinase-3 in osteosarcoma cells in vitro». *BMC Complementary and Alternative Medicine*. [25/08/26];16(1): 313.

[172] Massaro M. *et al*. «Dipyridamole decreases inflammatory metalloproteinase-9 expression and release by human monocytes». *Thromb Haemost*, febrero de 2013;109(2): 280-9.

[173] Zhang C., Gong W., Liu H., Guo Z. y Ge S. «Inhibition of matrix metalloproteinase-9 with low-dose doxycycline reduces acute lung injury induced by cardiopulmonary bypass». *International Journal of Clinical and Experimental Medicine*. 2014;7(12): 4975-4982.

[174] Guo K. *et al*. «Norepinephrine-induced invasion by pancreatic cancer cells is inhibited by propranolol». *Oncology Reports*. 2009;22(4): 825-30.

[175] Zhang X., Wang Z., Zhang Y., Jia Q., Wu L., y Zhang W. «Impact of acetylsalicylic acid on tumor angiogenesis and lymphangiogenesis through inhibition of VEGF signaling in a murine sarcoma model». *Oncology Reports*, volumen 29, N°. 5, págs. 1907-1913, 2013.

La quitina se encuentra en el exoesqueleto de mariscos como las gambas (que me encantan y siempre me como parte de la cáscara) y también se encuentra en abundancia en los hongos, que como todos los días. Creo que esta es una de las principales razones por las que los hongos son tan beneficiosos para la prevención y el tratamiento del cáncer, ya que mantienen intacta la matriz extracelular y, a su vez, detienen la transformación de los macrófagos.

Yo había tomado sulfato de glucosamina, no para el cáncer, sino para mi rodilla dañada, sin darme cuenta de que ayudaría a detener la propagación del cáncer, pero esto puede explicar en parte por qué tuve «suerte» y solo desarrollé una metástasis pulmonar, a pesar de seguir una dieta espantosa durante un par de años después de mi primer diagnóstico. Además, el dipiridamol es un potente inhibidor de MMP-9, por lo que es muy eficaz para detener la propagación del cáncer a otras partes del cuerpo. De vez en cuando, ahora tomo propranolol, un fármaco betabloqueante, que es un potente inhibidor de MMP-2 y MMP-9, pero no se puede tomar al mismo tiempo que el dipiridamol, ya que ambos pueden reducir la presión arterial. El propranolol también puede afectar a mi Raynaud (mala circulación en los dedos de las manos y los pies), así que evito tomarlo en climas fríos, mientras que la combinación de dipiridamol y una estatina lo mejora. La doxiciclina, que no solo es útil para el cáncer de hambre, es otro potente inhibidor de MMP-9.

---

176 Takehara K., Igarashi A. y Ishibashi Y. «Dipyridamole Specifically Decreases Platelet-Derived Growth Factor Release from Platelets». *Pharmacology* 1990;40: 150-156.

177 Tun-Jun Tsai *et al*. «Dipyridamole inhibits TGF-β – induced collagen gene expression in human peritoneal mesothelial cells». *Kidney International*, volumen 60, N°. 4, octubre de 2001, págs. 1249-1257.

# Capítulo 24

# CÓMO REINICIAR EL SISTEMA INMUNOLÓGICO

El cáncer es el resultado de anomalías en los glóbulos blancos (macrófagos), que se alteran. Debido a que estos son parte de «nosotros», el cuerpo no los reconoce como enemigos, lo que permite que el cáncer se propague sin control.

Los macrófagos se convierten en macrófagos asociados a tumores (TAM) debido a una combinación de condiciones hipóxicas (falta de oxígeno), la presencia del factor de crecimiento anormal «factor de crecimiento transformador-beta» (TGF-$\beta$), citocinas inflamatorias inmunosupresoras (IL- 1 e IL-10), PGE2 (prostaglandina mala) y exposición a Th2 (la respuesta inmune humoral)[178]. Estos factores convierten los macrófagos ordinarios en macrófagos asociados a tumores y son estos cabroncetes los que permiten que el cáncer crezca sin que nuestro sistema inmunológico lo controle. Estos macrófagos se separan del tumor original con la ayuda de las metaloproteasas de la matriz (MMP) y pueden viajar a través de la circulación para sembrar nuevos tumores.

Con los factores de crecimiento y las MMP inhibidas, la inflamación sofocada y la hipoxia mejorada, se puede reducir la transformación de los macrófagos asociados a tumores (TAM). Esos TAM traviesos en mi cuerpo habían encontrado la manera de evitar ser detectados y erradicados por lo que quedaba de mi sistema inmunológico viajando alrededor de la sangre escondidos en un grupo de plaquetas y grasas saturadas (otra razón para

---

[178] Quatromoni J.G. y Eruslanov E. «Tumor-associated macrophages: function, phenotype, and link to prognosis in human lung cancer». *American Journal of Translational Research*. 2012;4(4): 376-389.

evitar las grasas saturadas si tienes cáncer metastásico). La aspirina y el dipiridamol, ambos fármacos antiplaquetarios, actúan de manera sinérgica para descomponer los grupos de plaquetas y exponer los macrófagos anormales al resto del sistema inmunológico. Las estatinas ayudan a reducir la cantidad de grasa disponible para estos grupos metastásicos en la circulación, haciéndolos más vulnerables a la erradicación. La berberina también reduce los triglicéridos.

Mi cóctel mágico había tenido mucho éxito para vencer al cáncer, pero quedaba otro, todavía tenía una supresión de mi Th1 (respuesta patógena que incluye células NK) y una respuesta Th2 elevada (respuesta inmune humoral). En otras palabras, las pocas células NK que tenía en mi organismo fueron suprimidas, por lo que no pude armar el ataque necesario.

Me llevó hasta el año 2007 descubrir cómo solucionar esto usando el antihistamínico cimetidina, revirtiendo el desequilibrio Th1-Th2. Esto, creo, fue el mayor estímulo para mi sistema inmunológico. No obstante, otras «armas potentes» fueron el aceite de hígado de tiburón (alquilgliceroles), los hongos chinos (por ejemplo, el shitake, el maitake y la cola de pavo), el hecho de corregir mi microbioma intestinal, eliminando cualquier parásito, tomando pre y probióticos, sobre todo bifidobacterias, berberina y metformina, que alteran favorablemente la flora intestinal. Todos estos elementos fueron clave para mi mejora inmunológica durante esta «fase de recuperación» después de sufrir no solo el ataque del cáncer, sino también los efectos secundarios de todo el tratamiento. No tengo ninguna duda de que la vitamina C intravenosa le dio un gran impulso a mi sistema inmunológico, además de la irradiación de sangre con luz ultravioleta antes de que me administraran la vacuna dendrítica que, en realidad, puede haber tenido poco efecto; nunca lo sabré. Las vacunas eran vistas como el Santo Grial del tratamiento del cáncer, pero a pesar de todas las promesas, no tuvieron un éxito espectacular. Eso fue antes de darse cuenta de que la señalización celular anormal, los factores de crecimiento y el metabolismo anormal eran los culpables, y que las vacunas no funcionarían si antes no se inhibían estos. El éxito siempre sería difícil de alcanzar. Incluso entonces, estoy convencida de que el sistema inmunológico debe mejorarse y prepararse para la vacuna. Me pregunto si hubiera tenido una respuesta mejor de haber tomado cimetidina antes de mi vacuna dendrítica. Quizás, en el futuro, vuelvan a probar las vacunas con un enfoque más holístico.

También soy escéptica con respecto a los nuevos medicamentos de inmunoterapia por las mismas razones. Yo superé el cáncer en fase IV mucho antes de la invención de los nuevos tratamientos con «mAbs» o «NIB», o de cualquier nueva inmunoterapia inhibidora de PD-L1. Sin abordar ninguna de las razones anteriores por las que el sistema inmunológico está funcionando mal, el uso de estos nuevos medicamentos es, en mi opinión, inútil[179]. No es de extrañar que se esté demostrando que el uso de muchos de los medicamentos presentes en mi cóctel metabólico, unido a la corrección intestinal supera la resistencia a los fármacos de inmunoterapia. La reprogramación metabólica de la célula madre es tanto el problema como la respuesta. ¡Mata de hambre a tu cáncer![179].

---

[179] Los artículos siguientes apuntan a la importancia del equilibrio bacteriano correcto en el intestino. Si bien muchos pacientes se centran en estimular los lactobacilos con alimentos fermentados, es posible que aumenten los niveles de bifidobacterias que pueden ser más importantes.

«IMMUNOTHERAPY. Could microbial therapy boost cancer immunotherapy?» *Science*. 2015.

«Tumour immunology: Intestinal bacteria are in command». *Nature Reviews Immunology*. 2016.

«Immunotherapy Not Working? Check Your Microbiota». *Cancer Cell*. 2015.

# Capítulo 25
# CÓMO ACABAR CON EL CÁNCER

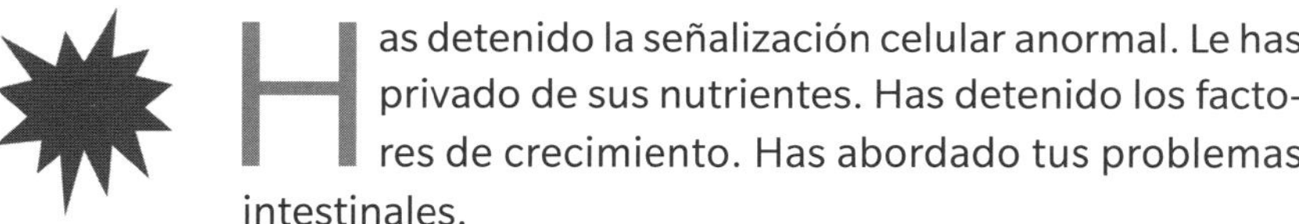

**H**as detenido la señalización celular anormal. Le has privado de sus nutrientes. Has detenido los factores de crecimiento. Has abordado tus problemas intestinales.

Esto puede ser suficiente para hacer desaparecer muchos cánceres en fase temprana o menos agresivos, aunque esta estrategia puede requerir más tiempo para lograrlo (pueden pasar hasta siete u ocho meses para que los medicamentos metabólicos muestren efectos). Sin embargo, ¿qué pasa si tu cáncer es agresivo, en fase III o IV, y no está bajo control? También es necesario reducir las células que se dividen rápidamente, no solo las células madre, desencadenando la «apoptosis» o el suicidio de las células cancerosas.

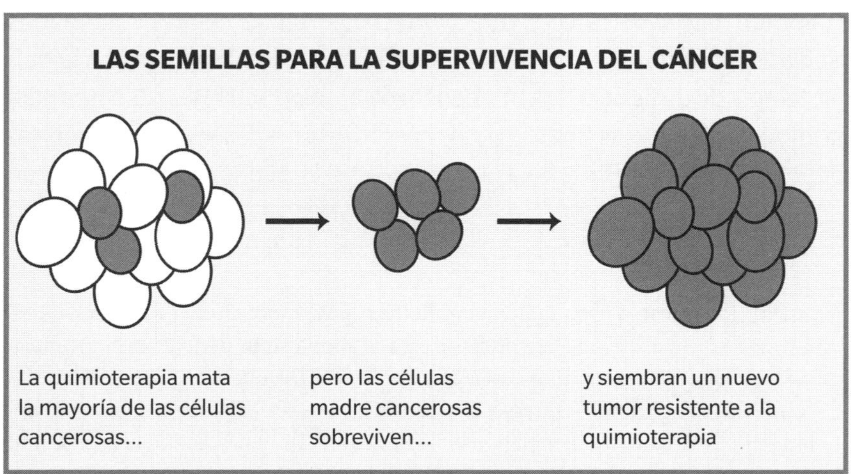



Fig. 25.1. *Las células madre sobreviven a la quimioterapia.*

Recuerda que los tumores contienen dos tipos diferentes de células cancerosas: células de división rápida y células madre. Este libro trata sobre las células madre. La medicina convencional se ocupa solo las células que se dividen rápidamente. Combina las dos y obtendrás más del doble de resultados (observa mis gráficos en las páginas siguientes).

La división rápida es el último de los pasos que llevan a la transformación. Estas células de división rápida son la progenie de las células madre, pero no las células madre en sí mismas.

Entonces, ¿qué medicamentos menos tóxicos detienen la división celular rápida?

Muchos de mis medicamentos y suplementos actúan sobre varios procesos al mismo tiempo, se denominan «pleiotrópicos». Cuanto más polivalente o pleiotrópico sea un fármaco o suplemento, más útil opino que será. El mebendazol, un fármaco antihelmíntico (desparasitante), puede actuar sobre múltiples objetivos y su principal beneficio en el cáncer es ralentizar la división celular rápida. Es un fármaco fantástico de baja toxicidad que funciona de la misma manera que el fármaco de quimioterapia vincristina, pero sin su toxicidad, lo que lo hace ideal para uso pediátrico. Del mismo modo que la vincristina, el mebendazol actúa interrumpiendo letalmente la formación de microtúbulos en las células cancerosas que se producen cuando la célula intenta dividirse, un proceso que experimentan todas las células cancerosas[180]. Sin embargo, el mebendazol también ayuda a reducir la señalización celular anormal (Hedgehog), es un inhibidor de MMP-2 y también hay evidencias de que ayuda a destruir las células macrófagas asociadas al tumor que inhiben la inmunidad, en combinación con la quimioterapia de dosis baja[181]. El mebendazol también activa las caspasas para promover la apoptosis a través de la «cascada de caspasas». ¡Es un medicamento maravilloso! Tiene baja absorción en el intestino, pero tomarlo con

---

[180] Sasaki J., Ramesh R., Chada S., Gomyo Y., Roth J.A. y Mukhopadhyay T. «The anthelmintic drug mebendazole induces mitotic arrest and apoptosis by depolymerizing tubulin in non-small cell lung cancer cells». *Molecular Cancer Therapeutics* 2002;1: 1201-9.

[181] Doudican N.A., Pennell R., Byron S., Pollock P., Liebes L., Osman I. *et al.* «Mebendazole in the treatment of melanoma: The role of Bcl-2 in predicting response and enhancing efficacy». Presentado en 2010 en el congreso anual de la *American Society of Clinical Oncology,* en Chicago, Estados Unidos.

algo de grasa ayudará. La piperina de la pimienta negra, que se puede comprar como suplemento, también ayuda a incrementar los niveles.

Para demostrar esta estrategia de enfoque dual, este cuadro muestra la tasa de destrucción del cáncer de la metformina (que se dirige a las células madre) y la temozolomida (un fármaco de quimioterapia que se dirige a la célula de división rápida) cuando se usan individualmente y luego cuando se usan conjuntamente:

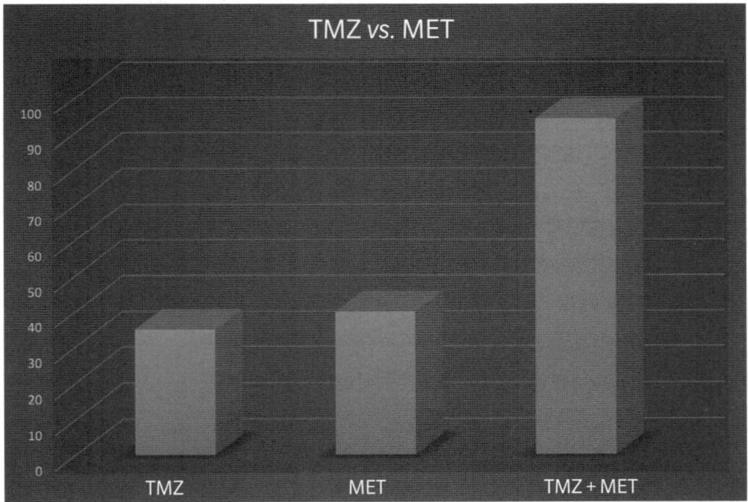


Fig. 25.2. *Comparación entre la temozolomida y la metformina para el cáncer de cerebro (datos de la* Care Oncology Clinic, *Reino Unido).*

Ten en cuenta que la metformina, un fármaco barato sin patente y con pocos efectos secundarios, tiene una mayor destrucción del cáncer (40%) que la quimioterapia con temozolomida (35%). Nótese el efecto sinérgico al sumar ambos: 35% y 40% frente a un 94% de eliminación del cáncer. Mayor que la suma de cada parte por separado. Eso es señal de que existe una poderosa sinergia[182]. Imagínate el potencial de agregar otros fármacos metabólicos sinérgicos de baja toxicidad que atraviesen la barrera hematoencefálica. ¿Quién dice que el cáncer de cerebro no se puede curar?

______________

182 YU Z., ZHAO G., LI P. *et al.* «Temozolomide in combination with metformin act synergistically to inhibit proliferation and expansion of glioma stem-like cells». *Oncology Letters.* 2016;11(4): 2792-2800. doi: 10.3892/ol.2016.4315.

El siguiente gráfico es una comparación de otro fármaco de quimioterapia para el cáncer de cerebro (esta vez la carmustina, también conocido como BCNU) que actúa sobre las células de división rápida, en comparación con la berberina:

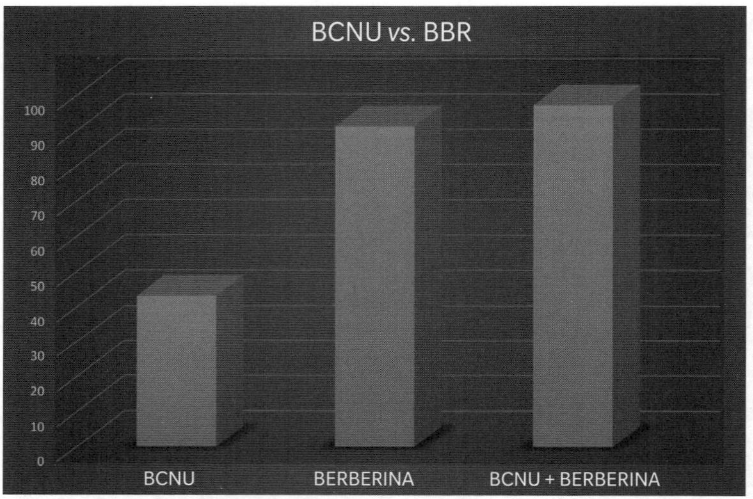


Fig. 25.3. *Comparativa entre la carmustina y la berberina para el cáncer de cerebro.*

Este estudio de 1990 demostró el efecto destructor de tumores de la berberina y la BCNU (carmustina) *in vitro* e *in vivo* (cultivo celular y en roedores). La berberina por sí sola arrojó una asombrosa tasa de mortalidad del noventa y uno por ciento en cultivos de células de glioma, más del doble del efecto de la metformina. ¡Un increíble 91%! Con esta tasa de mortalidad, la berberina seguramente debe actuar sobre ambos tipos de células, las células de división rápida y las células madre. Desgraciadamente, este gráfico no es el mismo para todos los cánceres, ya que cada uno tiene un perfil metabólico diferente. Aun así, ¡guau! ¡La combinación de berberina con BCNU arrojó una asombrosa tasa de mortalidad del 95%![183].

---

[183] Zhang, R.X. *et al.* «Laboratory studies of berberine used alone and in combination with 1,3-bis(2-chloroethyl)-1-nitrosourea to treat malignant brain tumors». *Chinese Medical Journal* (inglés) 1990 Aug;103(8): 658-65.

Dado que tanto la metformina como la berberina tienen diferentes objetivos de las células madre (por ejemplo, la metformina reduce IGF-1, algo que la berberina no puede hacer; la berberina se dirige a la SREBP-1), sería prudente no depender de la berberina y la quimioterapia únicamente. Dosis más bajas de quimioterapia reducirían los terribles efectos secundarios de estos duros tratamientos si se usaran en combinación con los cócteles adecuados, por ejemplo, el mebendazol como potenciador de la quimioterapia es muy prometedor, lo que podría ser especialmente útil para los cánceres cerebrales infantiles ya que prácticamente no tiene toxicidad[184]. La vitamina C intravenosa, en dosis suficientemente altas y utilizada con regularidad, también actúa como un fármaco de quimioterapia y también puede atravesar la barrera hematoencefálica.

## Combinación de quimioterapia con antiinflamatorios no esteroideos (AINE)

Los AINE son potentes medicamentos contra el cáncer, pero durante años los investigadores no lograron descifrar exactamente cómo funcionaban, ya que se sabía que tenían mayores efectos sobre las células cancerosas que la simple inhibición de la COX-2. Se ha descubierto que no «matan de hambre» al cáncer, sino que desencadenan la apoptosis cuando se utilizan en dosis suficientemente altas. Los AINE distintos de la aspirina interrumpen la fase «S» de la división celular, el punto en el que la célula fabrica nuevo ADN y replica su material genético. Esta es la fase de la división celular más receptiva a los medicamentos de quimioterapia convencionales y es la fase en la que las células cancerosas son más resistentes a la radioterapia[185]. Entonces, parece que tendría sentido sensibilizar estas células resistentes combinando los tratamientos. Sin embargo, esta no es

---

[184] Gregory Riggins, de la Universidad John Hopkins, está haciendo un excelente trabajo investigando el uso de mebendazol en el cáncer pediátrico. Recibe poca financiación y apoyo, lo que es trágico dado el potencial. Gregory es uno de mis héroes.
[185] Universidad de Iowa. «Combining NSAIDs With Chemotherapy, Radiation May Improve Cancer Treatment». *Science Daily*. [18/05/07]. <www.sciencedaily.com/releases/2007/05/070517101745.htm>

una práctica clínica actual, a pesar de que los estudios muestran que la irradiación combinada con dosis altas de AINE no se asoció con más efectos secundarios[186].

«El verdadero debate se reduce al uso de estos compuestos en dos situaciones: la prevención del cáncer, que implica el uso a largo plazo de un fármaco, y el tratamiento del cáncer que implica el uso focalizado a corto plazo del fármaco», dijo Douglas Trask, doctor en medicina y profesor de otorrinolaringología de la Universidad de Iowa, en un informe *on-line* en *Science Daily*. «Los estudios publicados muestran que los problemas cardíacos y renales aparecen con el uso prolongado, especialmente cuando se toma durante más de un año. Si bien parece haber efectos cardiorrenales de los AINE incluso con el uso a corto plazo, estos riesgos pueden ser menores en comparación con el beneficio potencial de tratar el cáncer de manera más eficaz».

El uso simultáneo de una estatina y el dipiridamol también ayudaría a mitigar los efectos cardiovasculares y mejorar su eficacia. Si estos y la vitamina C intravenosa, la berberina, el mebendazol, un AINE que no sea la aspirina (tomado durante un tiempo breve o en «pulsos») se usaran en un cóctel de forma conjunta con la quimioterapia, ¿podría reducirse drásticamente la dosis máxima tolerada? La quimioterapia es útil, de eso no hay duda, pero la dosis máxima tolerada es demasiado, especialmente para el paciente en fase IV cuando la toxicidad y el nivel de inmunosupresión a menudo matan al paciente más rápido que si no hubieran recibido quimioterapia. Mi insistencia en una dosis más baja, mientras también tomaba la berberina y otros medicamentos para combatir el cáncer, bajó mis marcadores hasta el rango normal rápidamente, pero hizo falta una actuación merecedora del Oscar para conseguirlo. En dosis bajas, administradas con criterio, la quimioterapia puede estimular el sistema inmunológico, un hecho que muchos defensores de las terapias naturales y alternativas negarán. Es una reacción instintiva eliminarla por completo debido a que no hay casos de su eficacia para pacientes en fase IV, pero

---

[186] Ganswindt U., Budach W., Jendrossek V., Becker G., Bamberg M. y Belka C. «Combination of celecoxib with percutaneous radiotherapy in patients with localised prostate cancer – a phase I study». *Radiation Oncology* (Londres, Inglaterra). 2006;1: 9.doi: 10.1186/1748- 717X-1-9.

no lo descartes automáticamente si tu oncólogo está dispuesto a administrarte una dosis baja.

Con el estándar de atención actual, solo entre el cincuenta y el sesenta por ciento de los pacientes sobrevivirán más de cinco años (y mucho menos si hablamos de diez años), y estas estadísticas se han mantenido iguales durante décadas. Además, para muchos pacientes la idea de librar una larga «batalla» o «guerra» con el armamento que actualmente se ofrece es demasiado duro. Muchos enarbolan la bandera blanca desde el principio y aceptan la derrota sin oponer apenas resistencia.

El uso de la palabra «guerra» o «batalla» equivale a un suicidio literario para un libro sobre el cáncer en la actualidad. A los terapeutas se les dice que nunca usen estas palabras u otras expresiones belicosas cuando hablen con pacientes con cáncer. Estas palabras, con toda razón, son rechazadas por los pacientes con cáncer cuando intentan comprender la enormidad de lo que les espera. Muchos libros se centran ahora en «hacer las paces» y «aprender» del cáncer. Naturalmente, haz eso si crees que te va a ayudar, pero eso por sí solo no te va a curar. Así que yo voy a ir a contracorriente. Sí, necesitas librar una guerra, pero de otro tipo. Se inteligente; se astuto; se más listo que él. No creo que tengas que sufrir para matarlo.

Cuando observamos la historia, tenemos mucho que aprender de los antiguos griegos y de cómo libraron muchas de sus guerras. Empleaban una técnica muy simple, muy efectiva y sufrían pocas bajas. Si tuviéramos que emplear un enfoque similar, nuestros cuerpos se ahorrarían las altas dosis tremendamente tóxicas de la quimioterapia y este tratamiento tan terriblemente dañino sería enviado al basurero de la historia, donde pertenece. Como resultado, «hacer las paces» con el cáncer (mientras lo matas) sería algo más fácil de lograr. ¿Alguna vez hice yo «las paces» con mi cáncer? ¿Aprendí «lecciones» o sentí que era un «regalo»? Supongo que no le tengo miedo, si es que a eso se le puede llamar hacer las paces. Aprendí a vivir con ello. He aprendido mucho sobre el cuerpo humano, sobre todo el mío, y los diversos aspectos de la enfermedad, pero ¿hacerme amiga de él? ¿Estarle agradecida? No, nunca. El cáncer siempre fue el enemigo. No obstante, la forma en que elijas abordar tu enfermedad depende exclusivamente de ti.

Dejando a un lado el aspecto psicológicamente aterrador de la enfermedad por un momento, a nivel celular es, de hecho, una batalla, independientemente de cómo elijas verlo en tu cabeza. Mientras «haces las paces» con él, debes comprender que se está produciendo una lucha de poder muy real, una guerra territorial entre tus células sanas y las células cancerosas, no solo por el territorio, sino por los nutrientes. El cáncer se comporta como un parásito, ocupando los suministros de tu cuerpo, tu inmunidad y creciendo progresivamente hasta que invade tus propios sistemas vitales. Por muy aterrador que suene, creo que existe una estrategia fácil y mucho menos dañina para derrotarlo.

Para ilustrar esta estrategia, permitidme llevaros atrás en el tiempo hasta una ciudad llamada Platea, ubicada al sur de la ciudad de Tebas, en una región controlada por los espartanos llamada Beocia, situada en la Antigua Grecia en el año 431 a. C.

Platea era una pequeña ciudad bien defendida que, de alguna manera, había logrado resistir a las fuerzas lideradas por los espartanos, y constituía uno de los últimos bastiones en el sur de Beocia que aún juraba lealtad a Atenas. Desgraciadamente, su ubicación la hacía increíblemente vulnerable. Sabiendo que serían atacados, los plateos habían construido defensas increíblemente fuertes. A pesar de ser vulnerables, los ciudadanos de Platea estaban seguros de que en tiempos de dificultad podían confiar en que Atenas, su antigua aliada, acudiera en su ayuda.

Los ciudadanos de la cercana ciudad de Tebas estaban bajo el control de Esparta. Se estaban hartando de esta molesta ciudad controlada por los vecinos atenienses y decidieron que ya habían tenido suficiente. Sabiendo que estaba ferozmente defendida con muros muy fuertes y altos, muchas armas y muchos soldados jóvenes y en forma, tramaron un plan para tomarla de manera diferente. La idea era usar el sigilo y la astucia y así, con suerte, evitar un gran enfrentamiento y, por tanto, un derramamiento de sangre.

Los tebanos habían escuchado que había algunos ciudadanos plateos en la ciudad que, conociendo su posición vulnerable, se sentían muy inseguros. Sabían que tarde o temprano Tebas atacaría la ciudad. Algunos de los habitantes de Platea decidieron que preferían rendirse y vivir para luchar otro día que arriesgarse a que se desencadenara una guerra.

Los tebanos convencieron a uno de estos ciudadanos para que traicionara a su ciudad y los ayudara a llevar a cabo su vil plan.

Una noche, hacia las tres de la madrugada, el traidor abrió una de las puertas de Platea a una avanzadilla de unos trescientos soldados del ejército tebano. No encontraron resistencia y marcharon directamente a la plaza del mercado de Platea, tomando a la ciudad por sorpresa. El plan era que esta tropa más pequeña ocupara la ciudad hasta que la principal fuerza de ataque llegara más tarde esa mañana. Casi les funcionó, como el Caballo de Troya.

Los plateos quedaron tan conmocionados por esta inesperada invasión que se rindieron de inmediato. Sin embargo, durante la noche, quedó claro para los plateos que el ejército tebano era pequeño, por lo que hombres, mujeres e incluso esclavos se reunieron e iniciaron una lucha feroz en medio de la noche. Algunos tebanos escaparon, otros murieron, pero los plateos tomaron como rehenes a ciento ochenta soldados del ejército invasor y recuperaron el control de su ciudad.

Cuando la gran fuerza de ataque de los tebanos llegó conforme al plan original, estaban disgustados porque su plan original hubiera sido frustrado y pidieron la liberación inmediata de los rehenes. Prometieron retirarse a cambio de su liberación, a lo que los plateos accedieron. Pero tan pronto como el ejército tebano se marchó, los plateos rompieron su palabra y ejecutaron a todos y cada uno de los rehenes.

Esto, por supuesto, no fue bien recibido. Los tebanos estaban más que furiosos. Indignados, lanzaron un ataque a gran escala contra la ciudad con armas de asedio y arietes. Los plateos esperaban esta reacción y estaban bien preparados, por lo que lucharon contra ellos, y cada uno de los ataques fue repelido de manera eficaz. Durante dos años, los tebanos lucharon en vano tratando de tomar la ciudad.

Después de todo este tiempo sin señales de éxito, pero sin querer darse por vencidos, los espartanos entraron en escena para ayudar a sus aliados tebanos (miembros de la Confederación). Los espartanos sugirieron otra estrategia.

Primero, construyeron una empalizada alrededor de la ciudad para protegerse de los ejércitos atenienses que pudieran llegar para ayudar a los plateos.

A continuación, construyeron una rampa gigante desde la cual planeaban montar un ataque entrando por la parte superior de la muralla. Sin embargo, conforme los espartanos construían la rampa, los plateos dentro de la ciudad levantaron una empalizada sobre el muro defensivo. Los plateos se rieron de su patético intento. Esto enfureció aún más a los tebanos y espartanos.

Acto seguido, los tebanos y espartanos trajeron sus grandes arietes, pero los plateos los inutilizaron empleando lazos corredizos y pesados troncos colgados de las murallas tan efectivos que rompían los arietes. De nuevo, los plateos se burlaron e insultaron a los atacantes desde lo alto de las murallas de la ciudad.

Llenos de rabia y sin inmutarse, los tebanos intentaron quemarlos y ahumarlos.

Esperaron hasta que el viento soplara en la dirección correcta, luego llevaron enormes fardos de heno hasta la cima de la rampa que habían construido antes y los arrojaron. Los plateos vieron lo que estaban haciendo y se prepararon con baldes y batefuegos para apagar las llamas. Una gran parte de la ciudad fue destruida, pero sus ciudadanos no se rindieron. Los plateos parecían capaces de burlar cada uno de los intentos. Los tebanos y los espartanos, ya cansados, habían usado sus mejores armas y no habían conseguido nada. No obstante, todavía estaban furiosos por la masacre de los rehenes, y estaban decididos a acabar con los plateos de alguna manera. No se rendirían.

Sin armas eficaces a su disposición, tomaron la decisión de sentarse y esperar, para someterlos de hambre. El plan era mantenerlos cautivos. No se permitiría la entrada de alimentos y nadie debía escapar de la ciudad.

Esta era una estrategia que requería mucha paciencia, pero las tropas de Tebas acamparon a las puertas de las murallas de la ciudad durante dos años más y, simplemente, permanecieron allí preparadas para detener a cualquiera que intentara huir.

Finalmente, en el año 427 a. C., cuatro años después del comienzo de esta batalla, los plateos, débiles, hambrientos y reducidos en número, decidieron rendirse con la promesa de que se les hiciera un juicio justo. Los espartanos accedieron.

¿Se les mostró la misericordia prometida? ¿O un juicio justo? ¿Después de que hubieran masacrado brutalmente a los rehenes tebanos? ¡Desde luego que no!

En un juicio simulado, cinco jueces espartanos les hicieron una sola pregunta:

«¿Has hecho algo para ayudar a los espartanos y a sus aliados en la actual guerra?».

Como cada soldado solo podía responder «no», inevitablemente fueron ejecutados. Horrorizadas, las mujeres supervivientes vieron cómo asesinaban a sus hombres, antes de que ellas mismos fueran llevadas y vendidas como esclavas.

La ciudad de Platea, una vez fuerte e indestructible, fue arrasada.

## Lecciones

### 1. Debilitar al enemigo

Atacar a un enemigo cuando está en una posición de fuerza es una pérdida de recursos y esfuerzo. Te arriesgas a perder tropas y aliados en la lucha y habrá muchos daños colaterales. Cuando se trata de un enemigo difícil y aparentemente invencible, uno que se adapta rápidamente, es más fácil matarlo cuando está débil e indefenso.

### 2. Matar de hambre al enemigo

Es una táctica simple y eficaz que todavía hoy utilizan las facciones en guerra.

Una célula cancerosa necesita fuentes constantes de energía, principalmente glucosa y acceso a proteínas y grasa, para seguir haciendo más copias de sí misma. Piensa en ello como si se tratase de construir una casa nueva. No se puede crear un hogar solo con herramientas y mano de obra. Necesitas los ladrillos y el mortero. De igual forma, el cáncer necesita proteínas y grasa, como biomasa, y glucosa, como energía, para construir nuevas células. Si privas a una célula cancerosa de la energía que obtiene solo de la glucosa, se redirige a otras fuentes de energía como la glutamina y la grasa. El truco consiste en privarlo de sus principales nutrientes.

### 3. Paciencia

Es posible que el debilitamiento y el hambre no encojan los tumores de la noche a la mañana, esta estrategia puede llevar muchos meses, pero una vez que el cáncer se debilita, otros tratamientos como la quimioterapia, la radioterapia, la vitamina C intravenosa y otros medicamentos como los AINE y las estatinas pueden ser empleados de manera mucho más eficaz, y lo que es más importante, a niveles menos tóxicos para eliminar las células cancerosas restantes desencadenando la apoptosis.

### 4. Combinar fuerzas

Hacer pasar hambre al cáncer manteniendo una dieta muy estricta por sí solo no es una opción factible ni realista para la mayoría de los pacientes. Por lo tanto, la combinación de otros enfoques como el uso de medicamentos *off-label* de baja toxicidad, una dieta personalizada (pero no extrema), suplementos específicos y ejercicio físico adecuado funcionará de manera sinérgica. Una vez muerto de hambre, desencadenando la apoptosis por métodos menos tóxicos, la cascada de caspasas y la quimioterapia de dosis baja, serán mucho más efectivas si el cáncer ya está débil y vulnerable. Si solo te centras en las células de división rápida, como dictan los protocolos de cáncer convencionales actuales, pero ignoras las células madre, permitirás que el cáncer siga floreciendo y se vuelva más agresivo.

Se ha demostrado que la quimioterapia metronómica (intervalos pulsados cortos) de dosis baja administrada cada cuatro u ocho días, en comparación con la dosis máxima tolerada cada veintiún días, estimula la inmunidad de las células T antitumorales[187].

## Desencadenar la apoptosis de las células cancerosas más allá de la quimioterapia

Este es, en pocas palabras, mi protocolo para matar de hambre al cáncer y vencerlo:

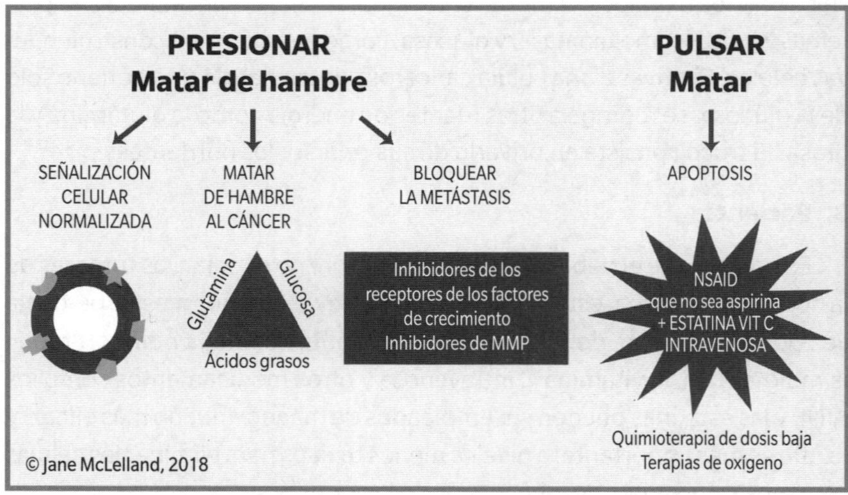


Fig. 25.4. *Mi estrategia «presionar y pulsar» para destruir las células madre y las células de división rápida.*

---

[187] Miki Tongu, Nanae Harashima, Hiroyuki Monma, Touko Inao, Takaya Yamada, Hideyuki Kawauchi y Mamoru Harada. «Metronomic chemotherapy with low-dose cyclophosphamide plus gemcitabine can induce anti-tumor T cell immunity in vivo». *Cancer Immunology Immunotherapy* (2013) 62: 383-391.

La apoptosis hace referencia a la muerte unicelular activa y programada, diferente a la necrosis, que es un proceso pasivo. En el cáncer, el proceso apoptótico está regulado por:

1. Las caspasas (proteasas dirigidas por aspartato dependientes de cisteína). Estas realizan tareas de muerte celular con un efecto mínimo sobre los tejidos circundantes. Se activan en las mitocondrias.
2. Las proteínas Bcl-2/bax regulan la apoptosis y pueden favorecer la apoptosis o rescatar la función metabólica de las mitocondrias y prevenir la apoptosis.
3. El Fas (primer receptor de señal de apoptosis) es un receptor de muerte en la superficie de las células que desencadena la muerte celular programada (apoptosis) que lleva a la activación de la caspasa-8. La metformina utiliza esta ruta para causar la apoptosis[188].

## Muerte por caspasas

La activación de caspasas es una opción infrautilizada y muy segura para promover la muerte de las células cancerosas, aunque podría llevar más tiempo lograrlo. La «cascada de caspasas» natural se activa cuando el estado antioxidante (redox) (glutatión: equilibrio oxidante) de la célula cancerosa se altera en la membrana mitocondrial. La activación de «caspasas» apoptóticas da como resultado la generación de una cascada de procesos de señalización y la demolición *controlada* de los componentes celulares, un enfoque menos dañino que el uso exclusivo de quimioterapia, que provoca la liberación de radicales libres por daño puro al ADN. El mebendazol, que actúa como el fármaco de quimioterapia vincristina (pero de forma mucho más segura), destruye las células de división rápida al interrumpir la colocación de las hebras de las células cancerosas en división. También desencadena la cascada de caspasas al inactivar la Bcl-2 y la liberación del citocromo C. Todos estos procesos fomentan la apoptosis en las células

---

[188] GAO Z-Y., LIU Z., BI M-H. *et al.* «Metformin induces apoptosis via a mitochondriamediated pathway in human breast cancer cells in vitro». *Experimental and Therapeutic Medicine.* 2016;11(5): 1700-1706. doi: 10.3892/etm.2016.3143.

cancerosas[189]. Al comienzo de la transformación celular, un aumento en los niveles de amoníaco y ácido láctico estimula un mayor crecimiento, pero después de esto, el cáncer necesita controlar estrictamente su estado redox, o la regulación homeostática de su nivel oxidante, para asegurar su inmortalidad.

Las células cancerosas sobreviven manteniendo el glutatión, el antioxidante principal, en un nivel lo suficientemente alto como para evitar que las células cancerosas se autodestruyan. La reducción de los niveles deja indefensas a estas células que se dividen rápidamente. Si el glutatión se reduce y los niveles de ROS o especies reactivas de oxígeno aumentan, la célula cancerosa se vuelve inestable e incapaz de sostenerse por sí misma, y se produce la apoptosis.

## Cómo aumentar las ROS (radicales libres de oxígeno)

### 1. Vitamina C intravenosa

He sido testigo de personas que se quejan de que la vitamina C intravenosa los empeoraba. De hecho, es probable que esto sea cierto en algunos cánceres, ya que la vitamina C intravenosa bloquea la glucólisis (glucosa), por lo que hará que los cánceres impulsados por la glutamina sean aún más agresivos si no se han logrado bloquear primero otras rutas de la glutamina[190]. Esto fue demostrado por el profesor Michael Lisanti de la Universidad de Salford, Manchester. El bloqueo de las rutas de la glutamina (OXPHOS alimentada por glutamina y oxidación de ácidos grasos) con doxiciclina antes de administrar la vitamina C intravenosa con berberina, fue mucho más eficaz y una «combinación sintéticamente letal» en muchas líneas celulares. Por sí sola, la vitamina C intravenosa es diez veces más letal para

---

[189] Doudican N.A., Pennell R., Byron S., Pollock P., Liebes L., Osman I. *et al*. «Mebendazole in the treatment of melanoma: The role of Bcl-2 in predicting response and enhancing efficacy». Presentado en 2010 el congreso anual de la *American Society of Clinical Oncology*, en Chicago, Estados Unidos.

[190] De Francesco E.M., Bonuccelli G., Maggiolini M., Sotgia F. y Lisanti M.P. «Vitamin C and Doxycycline: A synthetic lethal combination therapy targeting metabolic flexibility in cancer stem cells (CSCs)». *Oncotarget*. 2017;8(40): 67269-67286. doi: 10.18632/oncotarget.18428.

las células madre cancerosas que la quimioterapia. Cuando se combina con doxiciclina, la sinergia se multiplica hasta ser cien veces más eficaz.

Administrar vitamina C intravenosa por sí solo es una estrategia arriesgada a menos que tengas un tumor fuertemente glucolítico como el cáncer de endometrio. En el año 2000, yo tomé aspirina, berberina y vitamina C intravenosa juntas, lo que bloqueó muchas rutas (ahora puedes averiguar cuáles consultando mi plano de metro). Fue durante este período cuando mis marcadores de antígeno cayeron a un nivel de tan solo 40, el más bajo que jamás alcanzaron. Yo sería prudente al tomar doxiciclina o niclosamida junto con la vitamina C intravenosa para evitar que la OXPHOS impulsada por glutamina se regule al alza.

Otro error es que la vitamina C intravenosa no se administre en una dosis lo suficientemente alta o no se administra con la frecuencia suficiente para producir peróxido de hidrógeno y reducir la glucólisis. A muchos médicos complementarios les gusta administrarla al menos tres veces por semana. Una vez a la semana no es suficiente, como demuestra el estudio danés sobre el cáncer de próstata[191] en el que se utilizó vitamina C intravenosa solo una vez a la semana como monoterapia a 60 g y probablemente llevó al cáncer a un fenotipo más agresivo impulsado por la glutamina/grasa. Como el cáncer de próstata es el que menos utiliza la glucólisis, no sorprende que este estudio no haya mostrado ningún beneficio.

## 2. Otros métodos de oxigenación

Investiga la terapia de ozono (que yo seguí al tiempo que mis infusiones intravenosas de vitamina C), la terapia con oxígeno hiperbárico (TOHB) y el DMSO. Algunas personas incluso hacen ejercicio con tanques de oxígeno portátiles. La TOHB puede ser útil para ayudar a prevenir la neuropatía durante ciertas infusiones de quimioterapia.

## 3. Artemesinina

A pesar de ser «natural», puede ser bastante tóxica y solo debe tomarse bajo la supervisión de un médico cualificado.

---

[191] Nielsen T.K., Højgaard M., Andersen J.T. *et al.* «Weekly ascorbic acid infusion in castrationresistant prostate cancer patients: a single-arm phase II trial». *Translational Andrology and Urology*. 2017;6(3): 517-528. doi: 10.21037/tau.2017.04.42.

## 4. Niclosamida

El pretratamiento con niclosamida, sensibiliza las células a la apoptosis con peróxido de hidrógeno (vitamina C intravenosa)[192]. Dados sus muchos otros objetivos (STAT3, Notch, OXPHOS, NF-κB, Wnt/β-catenina, mTOR), este antiguo fármaco antiparasitario se ha convertido en una de mis principales opciones de fármacos, especialmente para los cánceres de glutamina más agresivos, si puedes, hazte con él.

## Cómo bajar el glutatión

El glutatión está hecho de glutamato (de glutamina), glicina y cisteína. El truco consiste en reducir la cisteína, ya que el cuerpo tiene fácil acceso a la glicina y al glutamato. Para reducir la cisteína, evita los suplementos de L-cisteína y NAC, la proteína de suero y los espárragos. Evita incluso el caldo de huesos durante una «fase letal». También deben evitarse ciertos antioxidantes, la CoQ10, la vitamina C en dosis bajas y la vitamina E neutralizarán los radicales libres que necesitas. El sulforafano, a pesar de sus otros efectos beneficiosos sobre el cáncer, reduce la actividad de la caspasa-3 mientras regula al alza la Bcl-2, lo que frena la apoptosis, por lo que debe detenerse durante una «fase letal»[193], al igual que la luteolina. Sin embargo, el pretratamiento con cloroquina (interrumpido entre doce y veinticuatro horas antes de la quimioterapia) mostró que sensibilizaba a las células a la apoptosis a través de las caspasas mitocondriales[194]. El sulforafano y la luteolina también pueden sensibilizar las células a las caspasas.

---

192 Saelooom Lee, A-Rang Son, Jiyeon Ahn y Jie-Young Song. «Niclosamide enhances ROS-mediated cell death through c-Jun activation». *Biomedicine & Pharmacotherapy*, volumen 68, N°. 5, junio de 2014, págs. 619-624. Kai Yu *et al.* «Niclosamide induces apoptosis through mitochondrial intrinsic pathway and inhibits migration and invasion in human thyroid cancer in vitro». *Biomedicine & Pharmacotherapy*, volumen 92, 2017, págs. 403-41.

193 An-Shi Wang, Yan Xu, Xiao-Hong Zhang *et al.* «Sulforaphane protects MLE-12 lung epithelial cells against oxidative damage caused by ambient air particulate matter». *Food and Function*, N°. 12, 2017

194 Arnab Ganguli, Diptiman Choudhury, Satabdi Datta, Surela Bhattacharya y Gopal Chakrabarti. «Inhibition of autophagy by chloroquine potentiates synergistically anticancer property of artemisinin by promoting ROS dependent apoptosis». *Biochemie* [19/06/14].

1. **Las estatinas** tienen mala reputación por su efecto reductor del glutatión en otras enfermedades (por ejemplo, cardiovasculares), pero esto es un gran beneficio para los pacientes con cáncer[195], como descubrí en 2003. Las estatinas aumentan cinco veces la destrucción por cáncer de los medicamentos antiinflamatorios no esteroides. Lamentablemente, los «peligros» de la terapia con estatinas están en todas partes hoy en día con sombrías predicciones de demencia, dolores musculares y un aumento de la diabetes tipo 2. Estos efectos suelen tardar años en desarrollarse, si es que tienen algún efecto (yo no tuve ninguno). Además, estos efectos secundarios pueden detenerse o reducirse mediante la adición de resveratrol, metformina, berberina y algunos suplementos como aceites omega-3, escualeno (aceite de hígado de tiburón o aceite de oliva) y vitamina D (evita la CoQ10, ya que esto ayudaría a las células cancerosas a reciclar el glutatión, y eso no es bueno si lo que deseamos es provocar la apoptosis a través de la cascada de caspasas). Es un hecho que muchos pacientes con cáncer rechazan una estatina debido a la gran cantidad de efectos secundarios, pero acceden a someterse a altas dosis de quimioterapia. Se trata de mundos aparte cuando hablamos de toxicidad. Tratar el cáncer es algo completamente diferente a tratar las enfermedades cardiovasculares, y me doy cuenta de que muchos pacientes no logran entender el miedo irreal a las estatinas en comparación con la naturaleza y el pronóstico de su enfermedad, tal es el nivel de alarmismo en los medios.

2. **La matricaria** (partenolida)[196], un botánico natural, reduce el glutatión, genera especies reactivas de oxígeno y activa las caspasas-7/8/9.

3. **Sulfasalazina**. Algunos cánceres como el de páncreas son muy difíciles de tratar con quimioterapia. Es una masa de células extremadamente resistentes y adaptadas metabólicamente. Se ha demostrado que redu-

---

[195] Chapman-Shimshoni D., Yuklea M., Radnay J., Shapiro H. y Lishner M. «Simvastatin induces apoptosis of B-CLL cells by activation of mitochondrial caspase 9». *Experiemntal Hematolology*, septiembre de 2003; 31(9): 779-83.

[196] Oxidative Stress-mediated Apoptosis. «The anticancer effect of the sesquiterpene lactone parthenolide». *The Journal of Biological Chemistry*; 277, 38954-38964. [11/10/02].

cir el glutatión y volver a sensibilizar el cáncer a la quimioterapia con sulfasalazina es eficaz[197], lo que podría suponer el empujón extra que necesitas para enviarlo a una espiral de muerte.

## La estrategia «presionar-pulsar»

Al profesor Thomas Seyfried, autor de *Cancer as a Metabolic Disease*, le gusta la estrategia de presionar-pulsar. Él cree que hay que estresar el entorno del cáncer reduciendo la disponibilidad de nutrientes, usando la dieta cetogénica y un inhibidor de la glucólisis (2-desoxiglucosa) combinados con EGCG, la terapia de oxígeno hiperbárico (TOHB) y el inhibidor de macropinocitosis sulfato de cloroquina[198].

Él está logrando éxito en pacientes con glioblastoma mediante este cóctel, lo que demuestra la eficacia del enfoque múltiple de «matar de hambre» al cancer[199]. Si observas mi plano de metro, puedes ver qué rutas están bloqueadas con esta combinación. Él probó a pulsar el DON, el poderoso inhibidor de la glutamina en animales, pero descubrió que era demasiado tóxico y había riesgo de daño intestinal y cerebral grave. Es un firme defensor de las dietas cetogénicas, que parecen funcionar mejor para los tumores cerebrales, lo cual es un misterio para mí ya que estos tumores parecen tener un apetito por las cetonas[200], pero tal vez el cóctel sea la respuesta. Si pruebas esta dieta, que beneficia a algunos pacientes, en mi opinión, sería inteligente añadir otros elementos (como la berberina, que actúa sobre la ruta acetato/cetona al bloquear la SREBP-1), así como estrategias de blo-

---

[197] Lo M., Ling V., Low C., Wang YZ. y Gout PW. «Potential use of the anti-inflammatory drug, sulfasalazine, for targeted therapy of pancreatic cancer». *Current Oncology*. 2010;17(3): 9-16.

[198] Kazuhito Sasaki, Nelson H. Tsuno, Eiji Sunami *et al*. «Chloroquine potentiates the anticancer effect of 5-fluorouracil on colon cancer cells». *BMC Cancer*, 2010, volumen 10, Nº. 1, pág. 1.

[199] Ahmed M. A. Elsakka, Mohamed Abdel Bary, Eman Abdelzaher, Mostafa Elnaggar, Miriam Kalamian, Purna Mukherjee y Thomas N. Seyfried. «Management of Glioblastoma Multiforme in a Patient Treated With Ketogenic Metabolic Therapy and Modified Standard of Care: A 24-Month Follow-Up Front». *Nutrition*, [29/03/18].

[200] Tomoyuki Mashimo *et al*. «Acetate Is a Bioenergetic Substrate for Human Glioblastoma and Brain Metastases». *Cell*, volumen 159, Nº. 7, [18/12/14], págs. 1603-1614.

queo de glutamina, incluidos los agentes lisosomales loratadina o cloroquina[201] para evitar que el cáncer se vuelva más agresivo y más difícil de tratar a largo plazo. Por mi experiencia sé que a muchos pacientes que prueban esta dieta para tratar su cáncer les cuesta lograr la cetosis durante períodos prolongados. Aun así, esta dieta al menos fomenta una ingesta glucémica baja. Podría ser mejor «pulsar» la cetosis (uno o dos días) si eliges esta dieta en lugar de seguirla estrictamente durante períodos prolongados. No obstante, si tienes epilepsia como resultado de un tumor cerebral, la dieta cetogénica puede ser muy beneficiosa para reducir las convulsiones, aunque tal vez la berberina pueda lograr el mismo efecto[202].

Valter Longo, gerontólogo de la Universidad del Sur de California y autor de *La dieta de la longevidad*, también ha demostrado el principio de «matar de hambre al cáncer». Se ha demostrado una mayor eliminación del cáncer mediante una «dieta que imita el ayuno» de cinco días en la que se retienen alimentos y calorías específicos, seguida después de quimioterapia de dosis baja. No solo mostró una mayor destrucción del cáncer, sino también un aumento de los linfocitos que se infiltran en el tumor (los glóbulos blancos que matan al cáncer) y, por lo tanto, un aumento de la respuesta inmune[203]. Lamentablemente, Longo parece tener la impresión de que las estatinas reducen la esperanza de vida y desaconseja su uso. Solo puedo suponer que ha estado observando los efectos cardiovasculares, sin tener en cuenta la sinergia y el potencial de la combinación de las estatinas y el dipiridamol o los beneficios de las estatinas para los pacientes con cáncer ya que estas son espectacularmente eficaces para aumentar el tiempo de supervivencia[204].

---


[201] Schug Z.T., Peck B., Jones D.T. *et al.* «Acetyl-CoA Synthetase 2 Promotes Acetate Utilization and Maintains Cancer Cell Growth under Metabolic Stress». *Cancer Cell.* 2015;27(1):57-71. doi:10.1016/j.ccell.2014.12.002.

[202] Tzu-Yu Lin, Yu-Wan Lin, Cheng-Wei Lu, Shu-Kuei Huang y Su-Jane Wang. «Berberine Inhibits the Release of Glutamate in Nerve Terminals from Rat Cerebral Cortex».

[203] Di Biase, Stefano *et al.* «Fasting-Mimicking Diet Reduces HO-1 to Promote T Cell-Mediated Tumor Cytotoxicity». *Cancer Cell*, volumen 30, N°. 1, 136-146.

[204] Wang A., Aragaki A.K., Tang J.Y. *et al.* «Statin use and all-cancer mortality: Prospective results from the Women's Health Intiative». Presentado en 2015 en el congreso anual de la *American Society of Clinical Oncology*, en Chicago. [02/05/15].

# Mi protocolo en pocas palabras:

Mátalo de hambre. Impide que se extienda. Acaba con él

1.  Mata de hambre al cáncer empleando las cuatro modalidades: ejercicio físico, dieta, suplementos y medicamentos *off-label*. Cambiar el estilo de vida es tan importante como los medicamentos.

    a)  *Sigue una dieta de bajo índice glucémico en todo momento.* ¡No hagas trampas! Evita todos los azúcares simples. Busca en el método Montignac una lista de los índices glucémicos aproximados de los alimentos, pero recuerda que esta dieta para la pérdida de peso/salud cardiovascular y no para el cáncer. Montignac murió a los 63 años de cáncer de próstata alimentado por grasas y proteínas. Elimina más alimentos de tu dieta que estos, pero considera los cambios en la dieta como un tratamiento. Con suerte, podrás volver a darte algún capricho ocasional en el futuro. Si tu cáncer se nutre de glutamina, elimine la carne roja, incluso las aves de corral (asparagina) y reduce otras proteínas (incluso los frijoles contienen glutamato) y sigue una dieta principalmente pescetariana. Todos los cánceres necesitan grasas, así que elimina también las grasas saturadas y toma aceite de espino amarillo y complementa con aceites omega-3 por sus efectos antiinflamatorios y moduladores de lípidos. Evita una dieta realmente «extrema». Se sensato.

    b)  *Incluye el ayuno intermitente* a tu estrategia, pero no durante períodos prolongados mientras tengas cáncer. Ayuna uno o dos días a la semana o deja de comer después de las seis de la tarde hasta las once o doce de la mañana del día siguiente. Reduce el tamaño de las porciones, sobre todo por la noche. Establece objetivos alcanzables, pero intenta ser firme con tu cáncer y «hazlo» durante tres meses.

    c)  *Ejercicio físico.* Quince minutos después de cada comida, ¡sal a caminar y aprieta los glúteos! Haz más ejercicio si puedes. Evita el ejercicio «extremo», que lo único que hará es mermar tu inmunidad. Salir a caminar quince minutos después de la cena en lugar de ver la televisión en el sofá dará sus frutos.

De lo contrario, las cosas malas simplemente permanecen en el organismo para que el cáncer las use como combustible durante la noche.

d) *Infórmate sobre los medicamentos* off-label *(en mi grupo de Facebook).* Los medicamentos que más recomiendo para matar de hambre al cáncer son: aspirina, metformina, estatinas lipofílicas, dipiridamol, mebendazol, doxicicli-na y niclosamida. Se selectivo. Todos estos fármacos tienen «efectos pleiotró-picos» (muchos objetivos). Utiliza los de bajo riesgo de efectos secundarios. Combina medicamentos y suplementos que actúen sobre diferentes rutas en lugar de una sola, o no habrá sinergia. No te boicotees ni te recetes a ti mis-mo, cuidadosa y gradual. Vigila las interacciones medicamentosas y siempre consulta con un profesional de la salud antes de tomar cualquiera de estos fármacos.

2. Añade suplementos. Incluye berberina, *gymnema sylvestre*, picolinato de cromo, hidroxicitrato, luteolina, vitaminas A, B, D, K, magnesio, ácido ursólico, curcu-mina, EGCG, resveratrol, sulfato de glucosamina, niacina, omega-3 y omega-7. Controla los niveles de glucosa en sangre con un glucómetro. Para la mayoría de las personas sanas, los niveles normales de azúcar en sangre se estable-cen actualmente entre 4.0 a 5.4 mmol/L (72 a 99 mg/dL) en ayunas. Hasta 7,8 mmol/ L (140 mg/dL) dos horas después de comer se considera normal, pero no ideal cuando se tiene cáncer. Debe ser menor. Los niveles postpran-diales no deben caer por debajo de 4. Este tipo de dieta es peligrosa para los diabéticos tipo 1.

3. Toma un AINE fuerte (etodolaco, celecoxib, diclofenaco o la versión liposomal del ibuprofeno) en «pulsos» junto con una estatina para desencadenar la apoptosis. Para un mejor efecto de eliminación del cáncer, esta estrategia ha de combinarse con quimioterapia metronómica de dosis baja y vitamina C intravenosa. Agrega otros medicamentos para reducir el glutatión y terapias de oxígeno si esto no es suficiente para reducir (matar) los tumores.

4. *Se proactivo.* No esperes a que tu cáncer esté progresando para tomar medidas, porque será más difícil de contener. Muy a mi pesar, veo con regularidad a per-sonas que esperan que el cáncer reaparezca antes de hacer nada. Prevención, prevención y prevención.

5. *Descubre los impulsores metabólicos individuales* de tu cáncer investigando en *Pubmed* en busca de pistas. Escribe «Fenotipo metabólico» y, a continuación, tu cáncer (por ejemplo, melanoma) en *Google*. Busca palabras en los artículos que se correspondan con palabras de mi plano de metro para determinar si tu cáncer se nutre de glucosa, glutamina, lactato, cetona (SREBP-1), por grasas o por todos ellos. El cáncer de próstata, por ejemplo, utiliza glutaminólisis, arginina y lipogénesis (síntesis de ácidos grasos), pero no la glucólisis hasta sus últimas fases, por lo que la vitamina C intravenosa y 2-DG o DCA, por ejemplo, no serían una prioridad. Todavía vale la pena bloquear la ruta de la glucólisis (con VCI) para evitar que se desvíe una vez la ruta OXPHOS se haya bloqueado. Los medicamen-tos que actúan sobre más de un lado del triángulo deben incluirse en todos los programas.

**6.** *Descubre los cambios genéticos en tu tumor (la histología).* Las mutaciones y los genes sobreexpresados hacen que la célula cancerosa tenga más hambre que nunca de ciertos nutrientes y cada uno de ellos afecta el metabolismo de diferentes maneras. Los oncogenes se activan y los genes supresores desactivan las células cancerosas. Cuando los oncogenes se activan en el cáncer, es como tener el acelerador del coche pisado permanentemente, lo que permite que el cáncer progrese. Si los genes supresores están desactivados, es como quitar los frenos del coche, permite que el cáncer progrese sin control. Tanto los oncogenes como los genes supresores se pueden cambiar «epigenéticamente», en otras palabras, cambiando los estímulos ambientales alrededor de la célula. Pequeñas hebras de «microARN» transportan información desde el exterior de la célula a la célula para influir en los genes y en su comportamiento. La dieta, los suplementos, el ejercicio físico y los medicamentos afectan la actividad de los genes y pueden apagarlos o encenderlos. Tener una mutación del gen BRCA no significa que debas someterse automáticamente a una cirugía.

Si bien todos los cánceres comparten algunas propiedades metabólicas comunes, también tienen sensibilidades distintas según sus perfiles de mutación oncogénica. Saber esto es importante para personalizar tu dieta, así como tu tratamiento:

- P13K/Akt aumenta el transporte de glucosa (receptores GLUT), la glucólisis y la lipogénesis.

- El gen p53, un supresor de tumores, protege la fosforilación oxidativa mitocondrial normal. Cuando se elimina o muta, frecuente en muchos cánceres, promueve el cambio a la glucólisis, la fermentación de la glucosa en el citoplasma.

- El gen MYC estimula la glutaminólisis mitocondrial y la adicción a la glutamina, así como la glucólisis y la oxidación de ácidos grasos[205].

- El gen Src regula la glucólisis. El Src-3 aumenta el metabolismo de los estrógenos[206].

- El gen HER2 y el receptor EGFR aumentan la glucólisis, la glutaminólisis y el metabolismo de las grasas.

- A las mutaciones del gen Braf le encantan las cetonas[207].

---

[205] Camarda R, Zhou Z, Kohnz RA, *et al*. «Inhibition of fatty acid oxidation as a therapy for MYC-overexpressing triple-negative breast cancer». *Nature medicine*. 2016;22(4): 427- 432. doi: 10.1038/nm.4055.

[206] Subhamoy Dasgupta *et al*. «Metabolic enzyme PFKFB4 activates transcriptional coactivator SRC-3 to drive breast cancer». *Nature*; [03/04/18].

[207] Kang H-B, Fan J, Lin R, *et al*. «Metabolic rewiring by oncogenic BRAF V600E links ketogenesis pathway to BRAF-MEK1 signaling». *Molecular cell*. 2015;59(3): 345-358. doi:10.1016/j.molcel.2015.05.037.

- El gen Ras activa un mayor consumo de glucosa, la acumulación de lactato y una menor actividad mitocondrial (menos OXPHOS)[208].
- El gen Kras, un oncogén Ras más agresivo, hace que la célula sea más dependiente de la glucosa y la glutamina. Esta mutación está presente en la mayoría de los cánceres de páncreas, y estos cánceres utilizan un proceso llamado «macropinocitosis» para obtener nutrientes de su entorno. Es probable que este proceso se regule al alza en muchos cánceres avanzados (fase IV) a medida que se vuelven más agresivos. (Lee la acción del dipiridamol y la cloroquina que ayudarán a bloquear esto).

7. Lleva un seguimiento de los marcadores metabólicos de tu enfermedad para que puedas registrar su progreso.
   - Marcadores de antígeno (CA15-3 es un marcador de cáncer de mama, el antígeno CA19-9 puede estar elevado en la sangre de algunas pacientes con tumores gastrointestinales. El CA-125 es un marcador para monitorizar el cáncer de ovario, CEA, SCC, etc.)
   - Test TM2PK (también conocido como PKM2)
   - Niveles de lactato deshidrogenasa (LDH).
   - Una exploración por PET mostrará la captación de glucosa. Otros trazadores pueden rastrear la captación de glutamina (proteína), fosfocolina (grasa) y cetonas en las tomografías por emisión de positrones, pero desafortunadamente estos aún se están introduciendo. Algún día estas pruebas serán habituales.
   - La medición de la relación entre el lactato producido y la glucosa consumida (mol/mol) determinará la eficiencia glucolítica de tu tumor.
   - Las exploraciones para detectar el consumo de oxígeno revelarán el «efecto Warburg inverso», un aumento en la fosforilación oxidativa (mitocondrias sobrealimentadas) con un aumento en la absorción de lactato. Esto es visible en resonancias magnéticas especiales que rastrean la tasa de consumo de oxígeno sensible a la oligomicina (mitoOCR)
   - La presencia de lo siguiente en tu tumor sugiere que está usando cetonas (así que evita la dieta cetogénica):
     – Succinil 3-oxoácido CoA-transferasa 1 (OXCT1),
     – 3- hidroxibutirato deshidrogenasa 1 y 2 (BDH1 y BDH2)
     – Acetil-CoA acetiltransferasa 1 (ACAT1).

   Hasta la fecha, ninguna de estas pruebas, salvo la glucosa, PET, LDH y los marcadores de antígeno se realizan habitualmente. Depende de nosotros, los pacientes, exigir estas pruebas y fomentar mejores tratamientos y servicios.

8. Visita a un médico de medicina funcional. Hazte pruebas para saber el estado de los micronutrientes, controles de tiroides, niveles de DHEA y pruebas de heces

---

[208] Bos JL. «Ras oncogenes in human cancer: a review». *Cancer Research* (1989) 49: 4682-4689.

(para parásitos), así como pruebas genéticas. Aprende cómo funciona tu cuerpo y tu cáncer, lo que le falta a tu cuerpo o lo que le sobra. Todos somos diferentes.

9. Combina terapias.

- Toma medicamentos genéticos específicos, si están disponibles, para debilitar y reducir las células que de división rápida.

- Toma los medicamentos de inmunoterapia con precaución, sabiendo que funcionan mejor solo cuando tu microbioma está sano[209] (sobre todo con niveles suficientes de bifidobacterias) y cuando el metabolismo anormal y los factores de crecimiento se han normalizado. De lo contrario, puedes terminar tomando cantidades cada vez mayores, volviéndose cada vez más tóxico, para tratar de superar el cáncer, y al final llega un punto en el que el sistema inmunológico, simplemente, falla. Los efectos secundarios de los medicamentos de inmunoterapia son una inflamación abrumadora y la autoinmunidad[210].

10. Puedes incorporar otros tratamientos a tu protocolo para aumentar las posibilidades de librarte del cáncer (por ejemplo, terapia fotodinámica, ultrasonido de frecuencia de alta intensidad, radioterapia estereotáctica [*Cyberknife o Proton Beams*], hipertermia).

11. Actúa sobre los factores de crecimiento y las MMP con suplementos y medicamentos. El papel de la matriz extracelular y el bloqueo de las metaloproteasas de la matriz (MMP), así como el de FGF, VEGF y PDGF no se valoran todo lo debido. Bloquearlos es fundamental para detener el crecimiento. Recuerda que generalmente es la diseminación metastásica la que mata al paciente.

12. Bloquea el estrógeno que potencia ciertos cánceres, sobre todo los de cuello uterino, mama, próstata, pulmón y cerebro. Indol-3-carbinol o DIM, melatonina, metformina y, por supuesto, tamoxifeno. Los dos últimos también bloquean IGF-1[211].

13. Investiga medicamentos/suplementos para actuar sobre las rutas de señalización anormales que revela tu tumor (Hedgehog, Wnt, Notch). Tu oncólogo debería proporcionarte esta información, sino también puedes consultar revistas médicas *on-line*.

---

[209] «Gut bacteria can dramatically amplify cancer immunotherapy». *University of Chicago News*, [06/11/15].

[210] Kroschinsky F, Stölzel F, von Bonin S. *et al*. «New drugs, new toxicities: severe side effects of modern targeted and immunotherapy of cancer and their management». *Critical Care*. 2017; 21:89. doi: 10.1186/s13054-017-1678-1.

[211] El profesor Ben Williams curó su cáncer de cerebro utilizando tamoxifeno como parte de su cóctel (también es un inhibidor de IGF-1). El tamoxifeno puede a la larga causar cáncer de endometrio, al regular al alza las rutas glucolíticas, pero el profesor Williams no tiene endometrio. Estas rutas glucolíticas pueden bloquearse de otras formas para prevenir este cambio, por ejemplo, usando berberina y metformina.

14. Aumenta la inmunidad. Considera la posibilidad de tomar cimetidina durante tres meses después del tratamiento si tu respuesta inmune Th2 ha aumentado, como en mi caso (prueba las respuestas de la IL5 e IL12 y TNF-β). Varios hongos chinos (por ejemplo, el maitake o la cola de pavo) ayudan a estimular una mejor respuesta inmune. La melatonina funciona especialmente bien con la IL2 (interleucina 2) para el tratamiento de algunos cánceres, por ejemplo, de riñón.

15. Oxigena con vitamina C intravenosa o C liposomal (ascorbato) en dosis altas, al menos tres veces por semana, asegurándote de bloquear también las rutas de la grasa y la glutamina. Por sí solo, o usado solo con inhibidores de glucólisis, este tratamiento fallará. Considere la posibilidad de incluir TOHB (terapia de oxígeno hiperbárico) o infusiones de ozono.

16. Evita el estrés siempre que sea posible. Meditación, visualizaciones, yoga, pilates, baños relajantes, ¡haz lo que sea necesario! Si te sientes particularmente estresado, el propranolol puede ser una buena opción para ayudar a bloquear la propagación del cáncer (inhibidor de MMP-2/9, inhibidor del VEGF) y relajarte (recuerda que no se puede tomar con dipiridamol). Los niveles de cortisol son más altos por la mañana. (Yo a veces tomo propranolol por la mañana, dipiridamol por la noche; consulta siempre con un médico).

17. Debes entender tu enfermedad e investigar por tu cuenta. Los oncólogos toman decisiones en tu nombre. ¿Esperan que te recuperes o te están ofreciendo cuidados paliativos bajo el nombre de «tratamiento curativo»? Toma las riendas de tu tratamiento. Averigua lo que realmente están pensando, necesitas conocer la verdad para poder tomar las mejores decisiones, no las trivialidades tranquilizadoras. Recuerda que las estadísticas no se aplican a ti. ¡Haz preguntas, se molesto! Comprende lo que el oncólogo espera lograr de manera realista con el tratamiento. ¿Está trabajando para que te cures o crees que simplemente está viendo venir el «choque» a cámara lenta, y trata de minimizar el impacto? Si te ves con valor, pídele una idea aproximada del pronóstico (esto es más para medir sus expectativas, no las tuyas) pero recuerda que será totalmente erróneo y estará desactualizado. No te desanimes, pero deja que esto guíe tu grado de acción. Cuanto peor sea el pronóstico, más acciones deberás tomar.

18. Organízate. Visita mi web *www.howtostarvecancer.com* para descargar una tabla o utiliza una aplicación para tomar medicamentos y seguir según lo programado. Haz una lista de lo que estás tomando y cuándo deberías tomarlo. Toma nota de las páginas web y los números de teléfono de los proveedores para volver a realizar pedidos. Dedica una hora a la semana a asegurarte de que las píldoras estén organizadas para la próxima semana.

19. Confía en tu intuición, pero no «sigas siempre tu instinto». ¡Es posible que tu intestino te esté diciendo que comas azúcar! (Esas criaturas traviesas en sus intestinos envían mensajes suplicantes a tu cerebro), especialmente cuando, de repente, adoptas una dieta baja en azúcar y le añades medicamentos y suplementos para combatir el cáncer.

20. ¡Mantén la mente abierta! Habrá muchas personas que te dirán que evites la quimioterapia a toda costa y que evites todos los medicamentos. Ambos tienen

beneficios. Evita los puntos de vista polarizados sobre esto, ya que puedes pasar por alto algo importante. Recuerda que la quimioterapia metronómica de dosis baja es completamente diferente a la dosis máxima tolerada de quimioterapia que generalmente se administra.

El cáncer es complicado, pero no tan complicado como la industria farmacéutica quiere hacernos creer. Tendrás que leer este libro con atención varias veces comprender la magnitud de la tarea que tienes por delante, y soy consciente de que es una gran cantidad de información para asimilar si acabas de recibir el diagnóstico. Te animo a que consultes con un número cada vez mayor de profesionales de la medicina funcional, únete a mi grupo de Facebook: (www.facebook.com/groups/off.label.drugsforcancer) y visita mi web (*www.howtostarvecancer.com*) para obtener más ayuda si todo esto te resulta demasiado abrumador.

Vencer el cáncer requiere dedicación y, con compromiso, creo firmemente que casi todos los cánceres, incluso en fase IV (a menos que el daño orgánico sea demasiado severo), se pueden revertir y que es posible lograr una remisión a largo plazo (una «cura») sin las enormes dosis tóxicas de quimioterapia y radioterapia según el estándar actual de atención. El sistema inmunológico se dañará menos y será mucho más fácil recuperar la salud completa si se adopta este enfoque, sin duda el objetivo final de cada paciente.

Los oncólogos están obligados a prescribir solo medicamentos «aprobados», pero imagínate si se les permitiera utilizar su formación, experiencia y conocimientos para orientar y personalizar tratamientos utilizando también medicamentos *off-label* seguros. Al fin y al cabo, el objetivo es salvar vidas, ¿no? En cambio, los pacientes continúan muriendo en masa, y los oncólogos se ven obligados a seguir regímenes obsoletos de medicamentos y esperar a que el colegio de médicos británico y el NICE aprueben el uso de combinaciones de medicamentos *off-label*. ¿Alguna vez se les quitarán los grilletes?

El mundo necesita desesperadamente más médicos «rebeldes» dispuestos a tratar el cuerpo de manera holística, médicos más integradores que puedan proporcionar vitamina C intravenosa, ozono, radiación sangre con luz ultravioleta, hipertermia, oxígeno hiperbárico e incluso ofrecer trasplantes fecales a los muy enfermos. Una clínica que proporcione la nutrición adecuada al paciente para que aprenda qué evitar y qué comer durante su período de curación. Sueño con tener mi propia clínica de salud algún día, donde poder ofrecer todo lo que un paciente con cáncer necesita para ayudarlo a recuperarse.

En la actualidad sigo tomando berberina y/o metformina y media aspirina al día, y sigo traqueteando por ahí (maracas) con unos quince suplementos clave. Cuido mi intestino con una buena dieta, tomo probióticos y prebióticos de vez en cuando para mantener mi sistema inmunológico funcionando de manera óptima. Hago ayuno intermitente con regularidad, sin comer durante dieciséis o dieciocho horas entre comidas, luego un par de veces al año ayuno durante unos días para regenerar las células madre inmunes. Cuando me preocupa que mi inmunidad pueda estar bajando, tomo inyecciones de cimetidina durante un breve tiempo (un par de semanas) y reservo para algunas sesiones de vitamina C intravenosa. Si me entra el pánico porque el cáncer pueda estar regresando, lo cual sucede (al fin y al cabo, solo soy humana), aunque toco madera de que hasta ahora hayan sido todo falsas alarmas, tomo mi cóctel de dipiridamol, estatina, un AINE fuerte, metformina y berberina durante unas semanas. Y he seguido manteniéndome saludable.

Espero que después de leer este libro no te sientas intimidado por la tarea que tienes por delante. Hay muchos medicamentos y suplementos en mi protocolo, pero te acostumbrarás a tomarlos. Siempre, por supuesto, bajo asesoramiento médico. No te rindas, ya que inclinar la balanza entre que el cáncer acabe contigo o que seas tú quien acabe con él puede depender únicamente de añadir uno o dos medicamentos más de baja toxicidad. Date tiempo para que funcione, puede llevar varios meses, pero haz el esfuerzo y las recompensas serán inmensas. Mi cuerpo está rejuvenecido; ¡Me siento mejor, más en forma y más fuerte que nunca, y más joven que hace quince años! Cree en ti mismo. Tú también puedes lograr esto. ¡Vamos! ¡Adelante!

Puedes hallar ánimo y solidaridad a través de mi grupo de Facebook. Juntos podemos iniciar una revolución global, algo que se debía haber hecho hace mucho tiempo.

# BIBLIOGRAFÍA ÚTIL Y OTRAS LECTURAS

nvitados por la *George Yu Foundation for Nutrition & Health* y la familia Reichhart, expertos en el metabolismo del cáncer de todo el mundo se reunieron en Baltimore para la conferencia *Tripping Over the Truth Retreat* (2017). Sus charlas ahora están disponibles en Internet. Entre los oradores se encontraban el doctor George Yu, Jane McLelland, Travis Christofferson, el profesor Thomas Seyfried, el doctor Young Hee Ko, el doctor Gregory Riggins, el doctor Akbar Khan, el doctor Nasha Winters, Miriam Kalamian, el doctor Laurent Schwartz y muchos otros.

Visita *www.howtostarvecancer.com* o *YuFoundation.org* para obtener más detalles.

Las discusiones e interpretaciones de los artículos de investigación relacionados con los medicamentos y suplementos mencionados en mi libro se pueden encontrar en mi grupo de Facebook y en mi web *www.howtostarvecancer.com*.

Las siguientes referencias están tomadas de la página web de la Care Oncology Clinic:


1. Hanahan D. y Weinberg R.A. «The hallmarks of cancer». *Cell* 100(1), 57-70 (2000). [Crossref], *Medline*, CAS.
2. Hanahan D. y Weinberg R.A. «Hallmarks of cancer: the next generation». *Cell* 144(5), 646-674 (2011). [Crossref], *Medline*, CAS.
3. Warburg O., Wind F. y Negelein E. «The metabolism of tumors in the body». *Journal of General Physiology* 8, 519-530 (1927). [Crossref], *Medline*, CAS..
4. Warburg O. «On the origin of cancer cells». *Science* 123(3191), 309-314 (1956). [Crossref], *Medline*, CAS.
5. De Berardinis R.J. y Chandel N.S. «Fundamentals of cancer metabolism». *Science Advances* 2(5), e1600200 (2016). [Crossref], *Medline* .
6. Vander Heiden M.G., Cantley L.C. y Thompson C.B. «Understanding the Warburg effect: the metabolic requirements of cell proliferation». *Science* 324(5930), 1029-1033 (2009). [Crossref], *Medline*, CAS.
7. Koppenol W.H., Bounds P.L. y Dang C.V. «Otto Warburg's contributions to current concepts of cancer metabolism». *Nature Reviews Cancer* 11(5), 325-337 (2011). [Crossref], *Medline*, CAS.

8. Pearce E.L. «Metabolism in T cell activation and differentiation». *Current Opinion in Immunology* 22(3), 314-320 (2010). [Crossref], *Medline*, CAS.

9. Pearce E.L., Poffenberger M.C., Chang C.H. y Jones RG. «Fueling immunity: insights into metabolism and lymphocyte function». *Science* 342(6155), 1242454 (2013). [Crossref], *Medline*.

10. Rathmell J.C. «Metabolism and autophagy in the immune system: immunometabolism comes of age». *Immunological Reviews* 249(1), 5-13 (2012). [Crossref], *Medline*, CAS.

11. Le A., Lane A.N., Hamaker M. *et al.* «Glucose-independent glutamine metabolism via TCA cycling for proliferation and survival in B cells». *Cell Metabolism* 15(1), 110-121 (2012). [Crossref], *Medline*, CAS.

12. Fan J., Kamphorst J.J., Mathew R. *et al.* «Glutamine-driven oxidative phosphorylation is a major ATP source in transformed mammalian cells in both normoxia and hypoxia». *Molecular Systems Biology* 9(1), 712 (2013). [Crossref], *Medline*, CAS.

13. Krebs H.A. «Metabolism of amino-acids». *Biochemical Journal* 29(8), 1951-1969 (1935). [Crossref], *Medline*, CAS.

14. Geddes W.F. y Hunter A. «Observations upon the enzyme asparaginase». *Journal of Biological Chemistry* 77(1), 197-229 (1928). CAS.

15. Greenstein J.P. y Price V.E. «α-Keto acid-activated glutaminase and asparaginase». *Journal of Biological Chemistry* 178(2), 695-705 (1949). *Medline*, CAS.

16. Greenstein J.P. y Leuthardt F.M. «Effect of added phosphate on glutamine desamidation in tumors». *Journal of the National Cancer Institute.* 8(4), 161-162 (1948). *Medline*, CAS.

17. Svenneby G., Torgner I.A. y Kvamme E. «Purification of phosphatedependent pig brain glutaminase». *Journal of Neurochemistry.* 20(4), 1217-1224 (1973). [Crossref], *Medline*, CAS.

18. Curthoys N.P., Kuhlenschmidt T. y Godfrey S.S. «Regulation of renal ammoniagenesis». *Archives of Biochemistry and Biophysics* 174(1), 82-89 (1976). [Crossref], *Medline*, CAS.

19. Haser W.G., Shapiro R.A. y Curthoys N.P. «Comparison of the phosphate-dependent glutaminase obtained from rat brain and kidney». *Biochemical Journal* 229(2), 399-408 (1985). [Crossref], *Medline*, CAS.

20. Chiu J.F. y Boeker E.A. «Cow brain glutaminase: partial purification and mechanism of action». *Archives of Biochemistry and Biophysics* 196(2), 493-500 (1979). [Crossref], *Medline*, CAS.

21. Archibald R.M. «Preparation and assay of glutaminase for glutamine determinations». *Journal of Biological Chemistry* 154(3), 657-667 (1944). CAS.

22. Heini H.G., Gebhardt R., Brecht A. y Mecke D. «Purification and characterization of rat liver glutaminase». *European Journal of Biochemistry* 162(3), 541-546 (1987). [Crossref], *Medline*, CAS.

23. Smith E.M. y Watford M. «Rat hepatic glutaminase: purification and immunochemical characterization». *Archives of Biochemistry and Biophysics* 260(2), 740-751 (1988). [Crossref], *Medline*, CAS.

24. Nagase T., Ishikawa K., Suyama M. *et al.* «Prediction of the coding sequences of unidentified human genes. XII. The complete sequences of 100 new cDNA clones from brain which code for large proteins in vitro». *DNA Research* 5(6), 355-364 (1998). [Crossref], *Medline*, CAS.

25. Elgadi K.M., Meguid R.A., Qian M., Souba W.W. y Abcouwer S.F. «Cloning and analysis of unique human glutaminase isoforms generated by tissue-specific alternative splicing. *Physiological Genomics* 1(2), 51-62 (1999). *Medline*, CAS.

26. Porter L.D., Ibrahim H., Taylor L. y Curthoys N.P. «Complexity and species variation of the kidney-type glutaminase gene». *Physiological Genomics* 9(3), 157-166 (2002). [Crossref], *Medline*, CAS.

27. Sammeth M., Foissac S. y Guigó R. «A general definition and nomenclature for alternative splicing events». *PLOS Computational Biology* 4(8). e1000147 (2008). [Crossref], *Medline*.

28. Brosnan J.T., Ewart H.S. y Squires S.A. «Hormonal control of hepatic glutaminase». *Advances in Enzyme Regulation*. 35, 131-146 (1995). [Crossref], *Medline*, CAS.

29. Kalra J. y Brosnan J.T. «The subcellular localization of glutaminase isoenzymes in rat kidney cortex». *Journal of Biological Chemistry*, 249(10), 3255-3260 (1974). *Medline*, CAS.

30. Aledo J.C., de Pedro E., Gomez-Fabre P.M., Nunez de Castro I. y Marquez J. «Submitochondrial localization and membrane topography of Ehrlich ascitic tumour cell glutaminase». *Biochimica et Biophysica Acta* 1323(2), 173-184 (1997). [Crossref], *Medline*, CAS.

31. Cassago A., Ferreira A.P.S., Ferreira I.M. *et al*. «Mitochondrial localization and structure-based phosphate activation mechanism of Glutaminase C with implications for cancer metabolism». *Proceedings of the National Academy of Sciences USA* 109(4), 1092-1097 (2012). [Crossref], *Medline*, CAS.

32. Kvamme E., Torgner I.A. y Roberg B. «Kinetics and localization of brain phosphate activated glutaminase». *Journal of Neuroscience Research* 66(5), 951-958 (2001). [Crossref], *Medline*, CAS.

33. Shapiro R.A., Haser W.G. y Curthoys N.P. «The orientation of phosphate-dependent glutaminase on the inner membrane of rat renal mitochondria». *Archives of Biochemistry and Biophysics* 243(1), 1-7 (1985). [Crossref], *Medline*, CAS.

34. Olalla L., Gutiérrez A., Campos J.A. *et al*. «Nuclear localization of L-type glutaminase in mammalian brain». *Journal of Biological Chemistry*. 277(41), 38939-38944 (2002). [Crossref], *Medline*, CAS.

35. Shen H.B. y Chou K.C. «A top-down approach to enhance the power of predicting human protein subcellular localization: HummPLoc 2. 0». *Analytical Biochemistry*, 394(2), 269-274 (2009). [Crossref], *Medline*, CAS.

36. Emanuelsson O., Nielsen H., Brunak S. y von Heijne G. «Predicting subcellular localization of proteins based on their N-terminal amino acid sequence». *Journal of Molecular Biology* 300(4), 1005-1016 (2000). [Crossref], *Medline*, CAS.

37. Blum T., Briesemeister S. y Kohlbacher O. «MultiLoc2: integrating phylogeny and gene ontology terms improves subcellular protein localization prediction». *BMC Bioinformatics* 10(1), 1-11 (2009). [Crossref], *Medline*.

38. Mooney C., Wang Y. y Pollastri G. «SCLpred: protein subcellular localization prediction by N-to-1 neural networks». *BMC Bioinformatics* 27(20), 2812-2819 (2011). [Crossref], *Medline*, CAS.

39. Lin W.Z., Fang J.A., Xiao X. y Chou K.C. «iLoc-Animal: a multilabel learning classifier for predicting subcellular localization of animal proteins». *Molecular BioSystems* 9(4), 634-644 (2013). [Crossref], *Medline*, CAS.

40. Shapiro R.A., Farrell L., Srinivasan M. y Curthoys N.P. «Isolation, characterization, and in vitro expression of a cDNA that encodes the kidney isoenzyme of the mitochondrial glutaminase». *Journal of Biological Chemistry*. 266(28), 18792-18796 (1991). *Medline*, CAS.

41. Srinivasan M., Kalousek F. y Curthoys N.P. «In vitro characterization of the mitochondrial processing and the potential function of the 68-kDa subunit of renal glutaminase». *Journal of Biological Chemistry*. 270(3), 1185-1190 (1995). [Crossref], *Medline*, CAS.

42. Vaca Jacome A.S., Rabilloud T., Schaeffer-Reiss C. *et al*. «N-terminome analysis of the human mitochondrial proteome». *Proteomics* 15(14), 2519-2524 (2015). [Crossref], *Medline*, CAS.

43. Chung-Bok M.I., Vincent N., Jhala U. y Watford M. «Rat hepatic glutaminase: identification of the full coding sequence and characterization of a functional promoter». *Biochemical Journal* 324(1), 193-200 (1997). [Crossref], *Medline*, CAS.

44. Gómez-Fabre P.M., Aledo J.C., Del Castillo-Olivares A. *et al*. «Molecular cloning, sequencing and expression studies of the human breast cancer cell glutaminase». *Biochemical Journal* 345(2), 365-375 (2000). [Crossref], *Medline*, CAS.

45. Campos-Sandoval J.A., López de la Oliva A.R., Lobo C. *et al.* «Expression of functional human glutaminase in baculovirus system: affinity purification, kinetic and molecular characterization». *International Journal of Biochemistry & Cell Biology* 39(4), 765-773 (2007). [Crossref], *Medline*, CAS.

46. de la Rosa V., Campos-Sandoval J.A., Martín-Rufián M. *et al.* «A novel glutaminase isoform in mammalian tissues». *Neurochemistry International* 55(1-3), 76-84 (2009). [Crossref], *Medline*, CAS.

47. Martín-Rufián M., Tosina M., Campos-Sandoval J.A. *et al.* «Mammalian glutaminase Gls2 gene encodes two functional alternative transcripts by a surrogate promoter usage mechanism». *PLOS ONE* 7(6), e38380 (2012). [Crossref], *Medline*, CAS.

48. Ota T., Suzuki Y., Nishikawa T. *et al.* «Complete sequencing and characterization of 21, 243 full-length human cDNAs». *Nature Genetics* 36(1), 40-45 (2004). [Crossref], *Medline*.

49. Häussinger D., Gerok W. y Sies H. «Regulation of flux through glutaminase and glutamine synthetase in isolated perfused rat liver». *Biochimica et Biophysica Acta* 755(2), 272-278 (1983). [Crossref], *Medline*, CAS.

50. Meijer A.J. «Channeling of ammonia from glutaminase to carbamoylphosphate synthetase in liver mitochondria». *FEBS Letters* 191(2), 249-251 (1985). [Crossref], *Medline*, CAS.

51. McGivan J.D., Lacey J.H. y Joseph S.K. «Localization and some properties of phosphate-dependent glutaminase in disrupted liver mitochondria». *Biochemical Journal* 192(2), 537-542 (1980). [Crossref], *Medline*, CAS.

52. Aunque los compuestos pueden tener objetivos sustancialmente fuera de objetivo, los productos naturales investigados en este manuscrito por Lee y sus colaboradores siguen siendo las únicas moléculas pequeñas hasta ahora reportadas que tienen una potente selectividad para la glutaminasa de tipo hepático sobre la glutaminasa de tipo renal. Lee Y.Z., Yang C.W., Chang H.Y. *et al.* «Discovery of selective inhibitors of glutaminase-2, which inhibit mTORC1, activate autophagy and inhibit proliferation in cancer cells». *Oncotarget* 5(15), 6087-6101 (2014). [Crossref], *Medline*.

53. Curthoys N.P. y Watford M. «Regulation of glutaminase activity and glutamine metabolism». *Annual Review of Nutrition* 15, 133-159 (1995). [Crossref], *Medline*, CAS.

54. Se describen una serie de características estructurales clave de GLS que impactan significativamente sus actividades catalíticas. Li Y., Erickson J.W., Stalnecker C.A. *et al.* «Mechanistic basis of glutaminase activation: a key enzyme that promotes glutamine metabolism in cancer cells». *Journal of Biological Chemistry,* 291(40), 20900-20910 (2016). [Crossref], *Medline*, CAS.

55. El descubrimiento inicial del compuesto 968 por Wang y otros introdujo uno de los dos importantes inhibidores en el campo. Wang J.B., Erickson J.W., Fuji R. *et al.* «Targeting mitochondrial glutaminase activity inhibits oncogenic transformation». *Cancer Cell* 18(3), 207-219 (2010). [Crossref], *Medline*, CAS.

56. Hu W., Zhang C., Wu R., Sun Y., Levine A. y Feng Z. «Glutaminase 2, a novel p53 target gene regulating energy metabolism and antioxidant function». *Proceedings of the National Academy of Sciences USA* 107(16), 7455-7460 (2010). [Crossref], *Medline*, CAS.

57. Ramachandran S., Pan C.Q., Zimmermann S.C. *et al.* «Structural basis for exploring the allosteric inhibition of human kidney type glutaminase». *Oncotarget* 7(36), 57943-57954 (2016). *Medline*.

58. McDermott *et al.* designed heterocyclic derivatives of bis-2-(5-phenylacetamido-1, 2, 4-thiadiazol-2-yl) ethyl sulfide (BPTES) with superior pharmacological properties relative to CB-839. Esta es la única publicación actual sin patente que describe un gran número de dichos compuestos. McDermott L.A., Iyer P., Vernetti L. *et al.* «Design and evaluation of novel glutaminase inhibitors». *Bioorganic & Medicinal Chemistry* 24(8), 1819-1839 (2016). [Crossref], *Medline*, CAS.

59. Thangavelu K., Chong Q.Y., Low B.C. y Sivaraman J. «Structural basis for the active site inhibition mechanism of human kidneytype glutaminase (KGA)». *Scientific Reports* 4, 3827 (2014). [Crossref], *Medline*, CAS.

60. Ferreira A.P., Cassago A., Goncalves K. de A. *et al.* «Active glutaminase C self-assembles into a supratetrameric oligomer that can be disrupted by an allosteric inhibitor». *Journal of Biological Chemistry.* 288(39), 28009-28020 (2013). [Crossref], *Medline*, CAS.

61. Thangavelu K., Pan C.Q., Karlberg T. *et al.* «Structural basis for the allosteric inhibitory mechanism of human kidney-type glutaminase (KGA) and its regulation by Raf-Mek-Erk signaling in cancer cell metabolism». *Proceedings of the National Academy of Sciences USA* 109(20), 7705-7710 (2012). [Crossref], *Medline*, CAS.

62. DeLaBarre B., Gross S., Fang C. *et al.* «Full-length human glutaminase in complex with an allosteric inhibitor». *Biochemistry* 50(50), 10764-10770 (2011). [Crossref], *Medline*, CAS.

63. Patel M. y McGivan J.D. «Partial purification and properties of rat liver glutaminase». *Biochemical Journal* 220(2), 583-590 (1984). [Crossref], *Medline*, CAS.

64. Møller M., Nielsen S.S., Ramachandran S. *et al.* «Small angle x-ray scattering studies of mitochondrial glutaminase C reveal extended flexible regions, and link oligomeric state with enzyme activity». *PLOS ONE* 8(9), e74783 (2013). [Crossref], *Medline*.

65. Katt W.P. y Cerione R.A. «Glutaminase regulation in cancer cells: a druggable chain of events». *Drug Discovery Today.* 19(4), 450-457 (2014). [Crossref], *Medline*, CAS.

66. Lukey M.J., Wilson K.F. y Cerione R.A. «Therapeutic strategies impacting cancer cell glutamine metabolism». *Future Medicinal Chemistry* 5(14), 1685-1700 (2013). Link, CAS.

67. DeBerardinis R.J. y Cheng T. «Q's next: the diverse functions of glutamine in metabolism, cell biology and cancer». *Oncogene* 29(3), 313-324 (2010). [Crossref], *Medline*, CAS.

68. Tennant D.A., Duran R.V. y Gottlieb E. «Targeting metabolic transformation for cancer therapy». *Nature Reviews Cancer* 10(4), 267-277 (2010). [Crossref], *Medline*, CAS.

69. Cairns R.A., Harris I.S. y Mak T.W. «Regulation of cancer cell metabolism». *Nature Reviews Cancer* 11(2), 85-95 (2011). [Crossref], *Medline*, CAS.

70. Hensley C.T., Wasti A.T. y DeBerardinis R.J. «Glutamine and cancer: cell biology, physiology, and clinical opportunities». *Journal of Clinical Investigation* 123(9), 3678-3684 (2013). [Crossref], *Medline*, CAS.

71. Erickson J.W. y Cerione R.A. «Glutaminase: a hot spot for regulation of cancer cell metabolism?» *Oncotarget* 1(8), 734-740 (2010). [Crossref], *Medline*.

72. Cline M.S., Craft B., Swatloski T. *et al.* «Exploring TCGA pan-cancer data at the UCSC Cancer Genomics Browser». *Scientific Reports* 3, 2652 (2013). [Crossref], *Medline*.

73. *Cancer Genome Atlas Research Network*, Weinstein J.N., Collisson E.A. *et al.* «The cancer genome atlas pan-cancer analysis project». *Nature Genetics* 45(10), 1113-1120 (2013). [Crossref], *Medline*.

74. Seltzer M.J., Bennett B.D., Joshi A.D. *et al.* «Inhibition of glutaminase preferentially slows growth of glioma cells with mutant IDH1». *Cancer Research* 70(22), 8981-8987 (2010). [Crossref], *Medline*, CAS.

75. Emadi A., Jun S.A., Tsukamoto T., Fathi A.T., Minden M.D. y Dang CV. «Inhibition of glutaminase selectively suppresses the growth of primary acute myeloid leukemia cells with IDH mutations». *Experimental Hematology* 42(4), 247-251 (2014). [Crossref], *Medline*, CAS.

76. Willems L., Jacque N., Jacquel A. *et al.* «Inhibiting glutamine uptake represents an attractive new strategy for treating acute myeloid leukemia». *Blood* 122(20), 3521-3532 (2013). [Crossref], *Medline*, CAS.

77. Katt W.P., Ramachandran S., Erickson J.W. y Cerione R.A. «Dibenzophenanthridines as inhibitors of glutaminase C and cancer cell proliferation». *Molecular Cancer Therapeutics* 11(6), 1269-1278 (2012). [Crossref], *Medline*, CAS.

78. Presenta CB-839, un potente derivado de BPTES considerado actualmente como la mejor molécula de su clase para inhibir GLS. Gross M.I., Demo S.D., Dennison J.B. *et al.* «Antitumor activity of the glutaminase inhibitor CB-839 in triple-negative breast cancer». *Molecular Cancer Therapeutics* 13(4), 890-901 (2014). [Crossref], *Medline*, CAS.

79. Huang F., Zhang Q., Ma H., Lv Q. y Zhang T. «Expression of glutaminase is upregulated in colorectal cancer and of clinical significance». *International Journal of Clinical and Experimental Pathology* 7(3), 1093-1100 (2014). *Medline*.

80. Gameiro P.A., Yang J., Metelo A.M. *et al.* «In vivo HIF-mediated reductive carboxylation is regulated by citrate levels and sensitizes VHL-deficient cells to glutamine deprivation». *Cell Metabolism* 17(3), 372-385 (2013). [Crossref], *Medline*, CAS.

81. Shroff E.H., Eberlin L.S., Dang V.M. *et al.* «MYC oncogene overexpression drives renal cell carcinoma in a mouse model through glutamine metabolism». *Proceedings of the National Academy of Sciences USA*, 112(21), 6539-6544 (2015). [Crossref], *Medline*, CAS.

82. van den Heuvel A.P., Jing J., Wooster R.F. y Bachman K.E. «Analysis of glutamine dependency in non-small cell lung cancer». *Cancer Biology & Therapy* 13(12), 1185-1194 (2012). [Crossref], *Medline*, CAS.

83. Hernandez-Davies J.E., Tran T.Q., Reid M.A. *et al.* «Vemurafenib resistance reprograms melanoma cells towards glutamine dependence». *Journal of Translational Medicine* 13(1), 1-11 (2015). [Crossref], *Medline*, CAS.

84. Roy S. y Maity P. «Modulation of metastatic potential of B16F10 melanoma cells by acivicin: synergistic action of glutaminase and potentiation of cisplatin cytotoxicity». *Asian Pacific Journal of Cancer Prevention* 8(2), 301-306 (2007). *Medline*.

85. Son J., Lyssiotis C.A., Ying H. *et al.* «Glutamine supports pancreatic cancer growth through a KRAS-regulated metabolic pathway». *Nature* 496(7443), 101-105 (2013). [Crossref], *Medline*, CAS.

86. Cheng T., Sudderth J., Yang C. *et al.* «Pyruvate carboxylase is required for glutamine-independent growth of tumor cells». *Proceedings of the National Academy of Sciences USA* 108(21), 8674-8679 (2011). [Crossref], *Medline*, CAS.

87. Lu W., Pelicano H. y Huang P. «Cancer metabolism: is glutamine sweeter than glucose?» *Cancer Cell* 18(3), 199-200 (2010). [Crossref], *Medline*, CAS.

88. Yudkoff M., Pleasure D. y Cregar L. *et al.* «Glutathione turnover in cultured astrocytes: studies with [15N]glutamate». *Journal of Neurochemistry.* 55(1), 137-145 (1990). [Crossref], *Medline*, CAS.

89. Shanware N.P., Mullen A.R., DeBerardinis R.J. y Abraham R.T. «Glutamine: pleiotropic roles in tumor growth and stress resistance». *Journal of Molecular Medicine* 89(3), 229-236 (2011). [Crossref], *Medline*, CAS.

90. Gao P., Tchernyshyov I., Chang T.C. *et al.* «c-Myc suppression of miR-23a/b enhances mitochondrial glutaminase expression and glutamine metabolism». *Nature* 458(7239), 762-765 (2009). [Crossref], *Medline*, CAS.

91. Martín-Rufián M., Nascimento-Gomes R., Higuero A. *et al.* «Both GLS silencing and GLS2 overexpression synergize with oxidative stress against proliferation of glioma cells». *Journal of Molecular Medicine* 92(3), 277-290 (2014). [Crossref], *Medline*, CAS.

92. Antonyak M.A., Wilson K.F. y Cerione R.A. «R(h)oads to microvesicles». *Small GTPases* 3(4), 219-224 (2013). [Crossref].

93. Santana S.M., Antonyak M.A., Cerione R.A. y Kirby B.J. «Cancerous epithelial cell lines shed extracellular vesicles with a bimodal size distribution that is sensitive to glutamine inhibition». *Physical Biology* 11(6), 65001 (2014). [Crossref].

94. Gaglio D., Metallo C.M., Gameiro P.A. *et al.* «Oncogenic K-Ras decouples glucose and glutamine metabolism to support cancer cell growth». *Molecular Systems Biology* 7(1), 1-15 (2011).

95. Weinberg F., Hamanaka R., Wheaton W.W. *et al.* «Mitochondrial metabolism and ROS generation are essential for Kras-mediated tumorigenicity». *Proceedings of the National Academy of Sciences USA* 107(19), 87889-8793 (2010). [Crossref].

96. Davidson S.M., Papagiannakopoulos T., Olenchock B.A. *et al.* «Environment impacts the metabolic dependencies of Ras-driven non-small cell lung cancer». *Cell Metabolism* 23(3), 517-528 (2016). [Crossref], *Medline*, CAS.

97. Hensley C.T., Faubert B., Yuan Q. *et al.* «Metabolic heterogeneity in human lung tumors». *Cell* 164(4), 681-694 (2016). [Crossref], *Medline*, CAS.

98. Laterza O.F. y Curthoys N.P. «Effect of acidosis on the properties of the glutaminase mRNA pH-response element binding protein». *Journal of the American Society of Nephrology* 11(9), 1583-1588 (2000). *Medline*, CAS.

99. Katt W.P., Antonyak M.A. y Cerione R.A. «Simultaneously targeting tissue transglutaminase and kidney type glutaminase sensitizes cancer cells to acid toxicity and offers new opportunities for therapeutic intervention». *Molecular Pharmacology* 12(1), 46-55 (2015). [Crossref], *Medline*, CAS.

100. Huang W., Choi W., Chen Y. *et al.* «A proposed role for glutamine in cancer cell growth through acid resistance». *Cell Research* 23(5), 724-727 (2013). [Crossref], *Medline*, CAS.

101. Wise D.R., DeBerardinis R.J., Mancuso A. *et al.* «Myc regulates a transcriptional program that stimulates mitochondrial glutaminolysis and leads to glutamine addiction». *Proceedings of the National Academy of Sciences USA* 105(48), 18782-18787 (2008). [Crossref], *Medline*, CAS.

102. Rathore M.G., Saumet A., Rossi J.F. *et al.* «The NF-kappa B member p65 controls glutamine metabolism through miR-23a. Int. J. Biochem». *Cell Biology* 44(9), 1448-1456 (2012). [Crossref], *Medline*, CAS.

103. Reynolds M.R., Lane A.N., Robertson B. *et al.* «Control of glutamine metabolism by the tumor suppressor Rb». *Oncogene* 33(5), 556- 566 (2014). [Crossref], *Medline*, CAS.

104. McGuirk S., Gravel S.P., Deblois G. *et al.* «PGC-1α supports glutamine metabolism in breast cancer». *Cancer Metabolism* 1(1), 1-11 (2013). [Crossref], *Medline*.

105. Lukey M.J., Greene K.S., Erickson J.W., Wilson K.F. y Cerione R.A. «The oncogenic transcription factor c-Jun regulates glutaminase expression and sensitizes cells to glutaminase-targeted therapy». *Nature Communications* 7, 11321 (2016). [Crossref], *Medline*, CAS.

106. Sebastián C., Zwaans B.M., Silberman D.M. *et al.* «The histone deacetylase SIRT6 is a tumor suppressor that controls cancer metabolism». *Cell* 151(6), 1185-1199 (2012). [Crossref], *Medline*, CAS.

107. Polletta L., Vernucci E., Carnevale I. *et al.* «SIRT5 regulation of ammonia-induced autophagy and mitophagy». *Autophagy* 11(2), 253-270 (2015). [Crossref], *Medline*.

108. Redis R.S., Vela L.E., Lu W. *et al.* «Allele-specific reprogramming of cancer metabolism by the long non-coding RNA CCAT2». *Molecular Cell* 61(4), 520-534 (2016). [Crossref], *Medline*, CAS.

109. Szeliga M., Obara-Michlewska M., Matyja E. *et al.* «Transfection with liver-type glutaminase cDNA alters gene expression and reduces survival, migration and proliferation of T98G glioma cells». *Glia* 57(9), 1014-1023 (2009). [Crossref], *Medline*.

110. Szeliga M., Zgrzywa A., Obara-Michlewska M. y Albrecht J. «Transfection of a human glioblastoma cell line with livertype glutaminase (LGA) down-regulates the expression of DNA-repair gene MGMT and sensitizes the cells to alkylating agents». *Journal of Neurochemistry.* 123(3), 428-436 (2012). [Crossref], *Medline*, CAS.

111. Xiang L., Xie G., Liu C. *et al.* «Knock-down of glutaminase 2 expression decreases glutathione, NADH, and sensitizes cervical cancer to ionizing radiation». *Biochimica et Biophysica Acta* 1833(12), 2996-3005 (2013). [Crossref], *Medline*, CAS.

112. Suzuki S., Tanaka T., Poyurovsky M.V. *et al.* «Phosphate-activated glutaminase (GLS2), a p53-inducible regulator of glutamine metabolism and reactive oxygen species». *Proceedings*

*of the National Academy of Sciences USA* 107(16), 7461-7466 (2010). [Crossref], *Medline*, CAS.

113. Lamonte G., Tang X., Chen J.L. *et al.* «Acidosis induces reprogramming of cellular metabolism to mitigate oxidative stress». *Cancer Metabolism,* 1(1), 23 (2013). [Crossref], *Medline*.

114. Xiao D., Ren P., Su H. *et al.* «Myc promotes glutaminolysis in human neuroblastoma through direct activation of glutaminase 2». *Oncotarget* 6(38), 40655-40666 (2015). *Medline*.

115. Wang R., Dillon CP., Shi LZ. *et al.* «The transcription factor Myc controls metabolic reprogramming upon T lymphocyte activation». *Immunity* 35(6), 871-882 (2011). [Crossref], *Medline*, CAS.

116. Thomas A.G., O'Driscoll C.M., Bressler J., Kaufmann W., Rojas C.J. y Slusher B.S. «Small molecule glutaminase inhibitors block glutamate release from stimulated microglia». *Biochemical and Biophysical Research Communications* 443(1), 32-36 (2014). [Crossref], *Medline*, CAS.

117. Pinkus L.M. «Glutamine binding sites». *Methods in Enzymology* 46, 414-427 (1977). [Crossref], *Medline*, CAS.

118. El descubrimiento por Robinson y colaboradores del inhibidor de GLS BPTES, que posteriormente se ha utilizado en numerosos estudios preclínicos. Robinson M.M., McBryant S.J., Tsukamoto T. *et al.* «Novel mechanism of inhibition of rat kidney-type glutaminase by bis-2-(5-phenylacetamido-1, 2, 4-thiadiazol-2-yl)ethyl sulfide (BPTES)». *Biochemical Journal* 406(3), 407-414 (2007). [Crossref], *Medline*, CAS.

119. Shukla K., Ferraris D.V., Thomas A.G. *et al.* «Design, synthesis, and pharmacological evaluation of Bis-2-(5-phenylacetamido-1, 2, 4-thiadiazol-2-yl)ethyl sulfide 3 (BPTES) analogs as glutaminase inhibitors». *Journal of Medicinal Chemistry* 55(23), 10551-10563 (2012). [Crossref], *Medline*, CAS.

120. Bennett M.K., Gross M.I., Bromley S.D. *et al.* «Treatment of Cancer With Cancer With Heterocyclic Inhibitors of Glutaminase» (2014).

121. Zimmermann S.C., Wolf E.F., Luu A. *et al.* «Allosteric glutaminase inhibitors based on a 1, 4-di(5-amino-1, 3, 4-thiadiazol-2-yl) butane scaffold». *ACS Medicinal Chemistry Letters,* 7(5), 520-524 (2016). [Crossref], *Medline*, CAS.

122. Newcomb R., Newcomb M. «US20020115698A1» (2002).

123. Di Francesco M.E., Jones P., Heffernan T. *et al.* «WO2016004404A2» (2016).

124. Di Francesco M.E., Heffernan T., Soth M.J. *et al.* «US20160002248A1» (2016).

125. Di Francesco M.E., Jones P., Heffernan T. *et al.* «WO2016004417A1» (2016).

126. Lemieux R.M., Popovici-Muller J., Salituro F.G., Saunders J.O., Travins J. y Yan S. «US20140142146A154» (2014).

127. Lemieux RM., Popovici-Muller J., Salituro FG., Saunders JO., Travins J. y Chen Y. «US20140142081A1» (2014).

128. Bhavar P.K., Vakkalanka S.K.V.S., Viswanadha S., Swaroop M.G. y Babu G. «WO2015101958A2» (2015).

129. Finlay M.R.V., Ekwuru C.T., Charles M.D., Raubo P.A., Winter J.J.G. y Nissink J.W.M. «WO2015181539A1» (2015).

130. Cianchetta G., Lemieux R.M., Cao S., Ding Y. y Ye Z.«WO2015143340A1» (2015).

131. Mackinnon A.L. y Rodriguez M.L. «WO2016014890A1» (2016).

132. Stalnecker C.A., Ulrich S.M., Li Y. *et al.* «Mechanism by which a recently discovered allosteric inhibitor blocks glutamine metabolism in transformed cells». *Proceedings of the National Academy of Sciences USA* 112(2), 394-399 (2014). [Crossref], *Medline*.

133. Gao M., Monian P., Quadri N., Ramasamy R. y Jiang X. «Glutaminolysis and transferrin regulate ferroptosis». *Molecular Cell,* 59(2), 298-308 (2016). [Crossref]

- Seyfried T. «Cancer as a metabolic disease». *Nutrition and Metabolism,* 2010. Visitar la web.

- Davila D. «Mitochondria and the evolutionary roots of cancer». *Physical Biology*, 2013. Visitar la web.
- Muñoz-Pinedo C. «Cancer metabolism: current perspectives and future direction». *Cell Death and Disease,* 2012. Visitar la web.

## Metabolismo de los lípidos

- Hindler K. «The Role of Statins in Cancer Therapy» *The Oncologist*, 2006. Visitar la web.
- Sinh S. «Statin a day keeps the cancer at bay» *World Journal of Oncology*, 2013.Visitar la web.

## Metabolismo de la glucosa

- Ming Yin *et al.* «Metformin is Associated with Survival Benefit in Cancer Patients with Concurrent Type 2 Diabetes: A Systemic Review and Meta-Analysis». *The Oncologist,* noviembre 2013. Visitar la web.
- Gallagher E.J. «Diabetes, cancer, and metformin: connections of metabolism and cell proliferation». *Annals of the New York Academy of Sciences,* 2011. Visitar la web.
- Noto H. «Cancer Risk in Diabetic Patients Treated with Metformin: A systematic Review and Meta-analysis». *PLOS ONE*, 2012. Visitar la web.

## Inhibición de la glucólisis

- Dobrosotskaya I. «Mebendazole mono-therapy and long-term disease control in metastatic adrenocortical carcinoma». *Endocrine Practice*, 2011. Visitar la web.
- Roth J.A. «Mebendazole Elicits a potent anti-tumour Effect on Human Cancer Cell Lines Both in vitro and in Vivo». *Clinical Cancer Research*, 2002. Visitar la web.
- Wang C, Schwab L.P, Fan M, Seagroves T.N. y Buolamwini J.K. «Chemoprevention Activity of Dipyridamole in the MMTV-PyMT Transgenic Mouse Model of Breast Cancer». *Cancer prevention research* (Filadelfia, Pa). 2013;6(5): 10. 1158/1940-6207. CAPR-12-0345. doi: 10. 1158/1940-6207. CAPR-12-0345.